全国医药高职高专规划教材

（供护理及相关医学专业用）

护理礼仪与形体训练

HU LI LI YI YU XING TI XUN LIAN

主　编　位汶军　张庆霞
副主编　杨石麟　赵美芹

中国医药科技出版社

内容提要

本书是全国医药高职高专规划教材之一，依照教育部［2006］16号文件要求，结合我国高职教育的发展特点，根据《护理礼仪与形体训练》教学大纲的基本要求和课程特点编写而成。

全书共分十章，分别介绍了礼仪的发展简史、基本概念、护理职业人员的仪容、举止、服饰、言谈、交往、工作等方面的内容，并从理论和实践两方面系统地介绍了护理人员应当掌握的礼仪常识和形体美的训练方法。

本书适合医药高职教育及专科、函授及自学考试等相同层次不同办学形式教学使用，也可作为医药行业培训和自学用书。

图书在版编目（CIP）数据

护理礼仪与形体训练/位汶军，张庆霞主编．—北京：中国医药科技出版社，2009.8
全国医药高职高专规划教材．供护理及相关医学专业用
ISBN 978-7-5067-4244-3

Ⅰ．护…　Ⅱ．①位…　②张…　Ⅲ．①护理-礼仪-高等学校：技术学校-教材　②形态训练-高等学校：技术学校-教材　Ⅳ．R47　G831.3

中国版本图书馆CIP数据核字（2009）第085103号

美术编辑　陈君杞
版式设计　郭小平

出版　中国医药科技出版社
地址　北京市海淀区文慧园北路甲22号
邮编　100082
电话　发行：010-62227427　邮购：010-62236938
网址　www.cmstp.com
规格　787×1092mm 1/16
印张　13
字数　243千字
版次　2009年8月第1版
印次　2020年8月第8次印刷
印刷　三河市航远印刷有限公司
经销　全国各地新华书店
书号　ISBN 978-7-5067-4244-3
定价　24.00元

出版者的话

随着我国医药卫生职业教育的迅速发展，医药职业院校对具有职业教育特色医药卫生类教材的需求也日益迫切，根据国发［2005］35号《国务院关于大力发展职业教育的决定》文件和教育部［2006］16号文件精神，在教育部、国家食品药品监督管理局的指导之下，我们在对全国医药职业教育相关专业教学情况调研的基础上，于2008年12月组织成立了全国医药高职高专规划教材建设委员会，并开展了全国医药高职高专规划教材的组织、规划和编写工作。在全国20多所相关院校的大力支持和积极参与下，共确定25种教材作为首轮建设科目。

在百余位专家、教师和中国医药科技出版社的团结协作、共同努力之下，这套“以人才市场需求为导向，以技能培养为核心，以职业教育人才培养必需知识体系为要素、统一规范科学并符合我国医药卫生事业发展需要”的医药卫生职业教育规划教材终于面世了。

这套教材在调研和总结其他相关教材质量和使用情况的基础上，在编写过程中进一步突出了以下编写特点和原则：①确立了以通过相应执业资格考试为基础的编写原则；②确定了“市场需求→岗位特点→技能需求→课程体系→课程内容→知识模块构建”的指导思想；③树立了以培养能够适应医药卫生行业生产、建设、管理、服务第一线的应用型技术人才为根本任务的编写目标；④体现了理论知识适度、技术应用能力强、知识面宽、综合素质较高的编写特点；⑤具备了“以岗位群技能素质培养为基础，具备适度理论知识深度”的特点。

同时，由于我们组织了全国设有医药卫生职业教育的大多数院校的大批教师参加编写工作，强调精品课程带头人、教学一线骨干教师牵头参与编写工作，从而使这套教材能够在较短的时间内以较高的质量出版，以适应我国医药卫生职业教育发展的需要。

根据教育部、国家食品药品监督管理局的相关要求，我们还将组织开展这套教材的修订、评优及配套教材（习题集、学习指导）的编写工作，竭诚欢迎广大教师、学生对这套教材提出宝贵意见。

全国医药高职高专规划教材建设委员会

编　委　会

主　编　位汶军　张庆霞

副主编　杨石麟　赵美芹

编　委　（以姓氏笔画为序）

马京华（河北医科大学护理学院）

孙红华（黑龙江省大庆医学高等专科学校）

张庆霞（济南护理职业学院）

张晓霞（山东中医药高等专科学校）

赵秀珍（荷泽医学高等专科学校）

郭　飏（湘潭职业技术学院）

袁慧玲（菏泽家政学院）

前　言

随着社会经济的发展和医疗卫生服务改革的不断深入，对护理人才的数量、质量和结构提出更高的要求。为加强高职高专护理教学改革，提高护理教育的质量，培养具有扎实基础知识和较强实践能力的高素质、技能型护理人才，建设适用于高职高专护理专业的教材，是急待解决的问题。

礼仪是一个国家社会风气的反映，是一个民族精神文明和进步的重要标志。随着医学模式的转变和系统化整体护理的实施，医学已从单纯的生物医学领域向心理、社会领域扩展，医护人员的形象、言谈举止、音容笑貌，都可能对服务对象的身心健康产生直接或间接的影响，从而影响医疗和护理效果。因此，对护理工作者进行职业礼仪的教育，全面提高护生的整体综合素质，护士良好的礼仪修养、高雅的气质与风度，是自身综合素质的体现。护理工作者除了具备丰富的专业知识和熟练的操作技能外，还要具备良好的人文的道德修养。因此，医护人员学习必要的工作礼仪知识，培养优良的礼仪修养已是现代医学和社会进步的必然要求。

本教材着力反映当前护理专业最新进展的教育教学内容，注重基础知识的学习和技能的训练。在编写过程中，课程着力体现思想性、科学性、先进性、启发性、针对性、实用性。本教材是为了适应社会进步和现代医学模式转变的需要而编写的，可供全国高职高专护理学专业教学使用，也可作为临床护理工作人员素质教育培训的重要参考书。

本教材从理论和实践两方面全面系统地介绍了护理人员应当掌握的礼仪常识和形体美的训练方法。全书共分为十个部分，绪论部分主要介绍礼仪的发展简史、基本概念及护理礼仪的重要性等；第一章至第九章主要对护理职业人员的仪容、举止、服饰、言谈、交往、工作等方面的礼仪要求作了全面、详细的介绍，并辅以具体的行为模拟训练，注重职业礼仪的实用性和可操作性，使学习者能真正做到学以致用；第十章形体美的训练，从基本姿态控制训练、形体素质训练、形体综合训练、常见异常体型的矫正等方面循序渐进地介绍了培养高雅气质与风度、矫正和塑造优美形体的方法。本书结构完整，图文并茂，内容通俗易懂，理论与实际紧密结合，注重科学性、思想性、指导性和实用性，可供高职和中职护理、临床医学等相关医学专业使用，也可作为临床医护人员提高自身素质、加强人文修养的参考书。

本书编者均为活跃在护理教育第一线的工作者，他们查阅书籍和资料，结合护理礼仪教学的实际需要，以及社会各界对护理服务提出的种种意见、建议，几经研讨，数易其稿著成此书，位汶军编写绪论部分；杨石麟编写第二、三章；赵秀珍编写第四章；袁慧玲编写第五章；郭飚编写第六章；孙红华编写第七章；张晓霞编写第八章；马京华编写第九章；赵美芹编写第十章。

本教材在编撰过程中，得到了山东中医药高等专科学校有关领导的支持与鼓励，同时编者参考和引用了大量有关礼仪方面的书籍，在此一并致以诚挚的谢意。

由于编写时间仓促，限于编者的水平与能力，在书中难免存有错误和漏洞之处，恳请专家、同行以及广大师生和读者惠予指正。

编　者
2009 年 3 月

目　录

第一章　绪论 ……………………………………………… (1)
第一节　礼仪概述 ……………………………………………… (1)
一、礼仪发展简史 ……………………………………………… (1)
二、礼仪的基本概念 ……………………………………………… (3)
三、礼仪的特点 ……………………………………………… (4)
四、礼仪的作用 ……………………………………………… (5)
五、礼仪的基本原则 ……………………………………………… (5)
第二节　护理礼仪的修养 ……………………………………………… (7)
一、护理礼仪修养的重要性 ……………………………………………… (7)
二、护理礼仪的修养 ……………………………………………… (7)
三、学习礼仪的途径和方法 ……………………………………………… (9)
四、学校礼仪 ……………………………………………… (9)
第二章　护士仪容礼仪 ……………………………………………… (13)
第一节　头面仪容 ……………………………………………… (13)
一、脸型 ……………………………………………… (13)
二、发型 ……………………………………………… (14)
三、化妆 ……………………………………………… (17)
四、皮肤保养 ……………………………………………… (18)
五、护发与美发 ……………………………………………… (19)
第二节　表情仪容 ……………………………………………… (20)
一、眼神 ……………………………………………… (20)
二、笑容 ……………………………………………… (21)
三、表情与微笑练习 ……………………………………………… (21)
第三节　护理工作中的仪容礼仪 ……………………………………………… (22)
一、头面部的修饰 ……………………………………………… (22)
二、身体的修饰 ……………………………………………… (22)

第三章　护士服饰礼仪 ……（24）
第一节　着装 ……（24）
一、着装的基本原则 ……（24）
二、色彩的运用 ……（27）
三、西装的穿法 ……（29）
第二节　佩饰 ……（30）
一、气质与首饰相配原则 ……（30）
二、首饰佩戴方法 ……（31）
第三节　护理人员的服饰礼仪 ……（33）
一、护士着装的原则 ……（33）
二、护士着装具体要求 ……（34）
第四章　护士的言谈礼仪 ……（35）
第一节　言谈的基本礼仪 ……（35）
一、使用敬语、谦语、雅语 ……（35）
二、日常场合应对 ……（36）
第二节　言谈的艺术 ……（38）
一、言谈的艺术 ……（38）
二、言谈的技巧 ……（41）
第三节　护理工作中的言谈礼仪 ……（43）
一、护士语言应注意的原则 ……（44）
二、护士语言的要求 ……（45）
三、护士的态势语言 ……（46）
四、护士日常规范用语 ……（49）
五、行为模拟训练 ……（51）
第五章　护士举止礼仪 ……（52）
第一节　站姿 ……（52）
一、基本站姿 ……（52）
二、禁忌站姿 ……（52）
第二节　坐姿 ……（53）
一、基本坐姿 ……（53）
二、禁忌坐姿 ……（53）
三、入座与离座 ……（54）
第三节　行姿 ……（54）
一、基本行姿 ……（54）
二、禁忌行姿 ……（55）

三、行走中的礼仪 …… (55)
第四节　手姿 …… (57)
一、基本手姿 …… (57)
二、禁忌手姿 …… (58)
三、常见手势语 …… (58)
第五节　行礼 …… (59)
一、行礼的一般原则 …… (60)
二、行礼的形式 …… (60)
第六节　护理工作中的举止礼仪 …… (64)
一、站立有相 …… (64)
二、落座有姿 …… (65)
三、行走有态 …… (65)
四、举手有礼 …… (65)
五、行为模拟训练 …… (66)
第六章　护士交往礼仪 …… (71)
第一节　称谓礼仪与介绍礼仪 …… (71)
一、称谓礼仪 …… (71)
二、介绍礼仪 …… (74)
第二节　通讯礼仪与文书礼仪 …… (77)
一、通讯礼仪 …… (77)
二、文书礼仪 …… (80)
第三节　迎送礼仪与馈赠礼仪 …… (82)
一、迎送礼仪 …… (83)
二、馈赠礼仪 …… (83)
第四节　护理工作中的交往礼仪 …… (85)
一、迎送患者的礼仪 …… (85)
二、护理不同年龄患者的礼仪 …… (86)
三、同事间交往的礼仪 …… (87)
四、护患关系中的交往技巧 …… (88)
第七章　护士工作礼仪 …… (89)
第一节　门诊护士工作礼仪 …… (89)
一、接诊礼仪 …… (89)
二、护理治疗工作中的礼仪 …… (90)
第二节　急诊护士工作礼仪 …… (91)
一、急诊接待礼仪 …… (91)

二、急诊救护礼仪 …………………………………………………………… (92)

第三节 病房护士工作礼仪 …………………………………………………… (92)

一、患者入院时的护理礼仪 ………………………………………………… (93)

二、患者进入病区后的护理礼仪 …………………………………………… (93)

三、患者出院时的护理礼仪 ………………………………………………… (95)

第四节 手术室护士工作礼仪 ………………………………………………… (95)

一、术前工作礼仪 …………………………………………………………… (95)

二、术中工作礼仪 …………………………………………………………… (97)

三、术后工作礼仪 …………………………………………………………… (97)

第五节 护理操作中的工作礼仪 ……………………………………………… (98)

一、护理操作的礼仪要求 …………………………………………………… (98)

二、常用护理操作礼仪范例 ………………………………………………… (101)

三、行为模拟训练 …………………………………………………………… (106)

第八章 护士涉外礼仪 ……………………………………………………… (107)

第一节 涉外交往的基本原则 ………………………………………………… (107)

一、维护形象 ………………………………………………………………… (107)

二、不卑不亢 ………………………………………………………………… (108)

三、求同存异 ………………………………………………………………… (108)

四、入乡随俗 ………………………………………………………………… (108)

五、信守约定 ………………………………………………………………… (109)

六、热情有度 ………………………………………………………………… (109)

七、不必过谦 ………………………………………………………………… (110)

八、不宜先为 ………………………………………………………………… (110)

九、尊重个人隐私 …………………………………………………………… (110)

十、爱护环境 ………………………………………………………………… (110)

十一、以右为尊 ……………………………………………………………… (110)

第二节 涉外交往的基本礼仪 ………………………………………………… (111)

一、涉外国际常用礼仪 ……………………………………………………… (111)

二、涉外交往的着装礼仪 …………………………………………………… (113)

三、涉外交往的餐饮礼仪 …………………………………………………… (113)

四、涉外交往的参观礼仪 …………………………………………………… (114)

五、涉外交往的签约礼仪 …………………………………………………… (114)

六、涉外交往的庆典礼仪 …………………………………………………… (115)

七、涉外交往的出行礼仪 …………………………………………………… (116)

第三节 涉外交往的馈赠礼仪 ………………………………………………… (117)

一、馈赠礼品选择礼仪 …………………………………………………… (117)
二、馈赠礼品赠送礼仪 …………………………………………………… (118)
三、礼品接受礼仪 ………………………………………………………… (119)
第四节 涉外交往的禁忌 ………………………………………………… (120)
一、涉外活动言行禁忌 …………………………………………………… (120)
二、涉外活动拍照禁忌 …………………………………………………… (120)
三、涉外活动卫生禁忌 …………………………………………………… (120)
四、涉外活动体育禁忌 …………………………………………………… (120)
五、涉外活动婚礼禁忌 …………………………………………………… (121)
六、涉外活动丧礼禁忌 …………………………………………………… (122)
七、涉外交往中的数字、肢体和颜色禁忌 ……………………………… (122)
八、涉外交往中常见的宗教禁忌 ………………………………………… (122)
第五节 西方国家部分的传统节日习俗 ………………………………… (124)
一、复活节 ………………………………………………………………… (124)
二、圣诞节 ………………………………………………………………… (124)
三、母亲节 ………………………………………………………………… (125)
四、感恩节 ………………………………………………………………… (126)
第九章 其他礼仪 ……………………………………………………… (127)
第一节 求职上岗礼仪 …………………………………………………… (127)
一、求职礼仪的概述 ……………………………………………………… (127)
二、求职礼仪的特点 ……………………………………………………… (127)
三、求职礼仪的种类 ……………………………………………………… (128)
四、求职礼仪的具体要求 ………………………………………………… (128)
五、上岗礼仪 ……………………………………………………………… (132)
第二节 社交活动礼仪 …………………………………………………… (133)
一、社交礼仪的原则 ……………………………………………………… (133)
二、宴会礼仪 ……………………………………………………………… (133)
三、舞会礼仪 ……………………………………………………………… (136)
四、交通礼仪 ……………………………………………………………… (137)
五、文化场所礼仪 ………………………………………………………… (139)
第三节 行政工作礼仪 …………………………………………………… (140)
一、行政工作礼仪概述 …………………………………………………… (140)
二、办公礼仪 ……………………………………………………………… (141)
三、会议礼仪 ……………………………………………………………… (142)
第四节 中国部分习俗礼仪 ……………………………………………… (144)

一、部分传统节日礼仪 …… (144)
二、部分少数民族礼仪与风俗 …… (146)
第十章　形体训练 …… (153)
第一节　形体训练概述 …… (153)
一、形体训练的内容 …… (153)
二、形体训练的特点 …… (154)
三、形体训练的目的和意义 …… (154)
第二节　基本姿态训练 …… (155)
一、基本姿态练习 …… (155)
二、社交活动中几种常见姿态的训练 …… (155)
第三节　形体素质训练 …… (161)
一、柔韧素质练习 …… (161)
二、力量素质练习 …… (165)
三、发展平衡能力的练习 …… (170)
四、芭蕾的脚位与手位练习 …… (171)
第四节　有氧健美操 …… (174)
一、头部运动 …… (175)
二、肩部运动 …… (175)
三、手臂运动 …… (176)
四、胸部运动 …… (176)
五、腰部运动 …… (177)
第五节　交谊舞 …… (177)
一、交谊舞的基本知识 …… (178)
二、交谊舞的基本舞姿 …… (179)
三、交谊舞的礼仪 …… (180)
四、华尔兹 …… (180)
第六节　哑铃、杠铃练习 …… (182)
一、臂部肌肉练习 …… (182)
二、胸部肌肉练习 …… (185)
三、腿部肌肉练习 …… (186)
四、背部肌肉练习 …… (188)
第七节　常见不良形体姿态的矫正 …… (190)
一、斜肩的形成原因及矫正方法 …… (191)
二、溜肩的形成原因及矫正方法 …… (191)
三、弓背的形成的原因及矫正方法 …… (192)

四、“O”型腿的形成原因及矫正方法…………………………………………………（192）
五、“X”型腿的形成原因及矫正方法…………………………………………………（193）
六、“鸡胸”的形成原因及矫正方法 …………………………………………………（193）
参考文献…………………………………………………………………………（195）

CHAPTER 第一章

绪　论

中华民族悠悠五千年的文明史形成了高尚的道德准则和一套完整的礼仪思想和礼仪规范，自古享有“文明古国”、“礼仪之邦”的美誉。我国自古就十分重视社会的文明与道德，尤其注重其表现形式——礼仪。礼仪是一个国家社会风气的现实反映，是一个民族精神文明和进步的重要标志。礼仪的文化内涵需要美好的外在形象来表现，只有礼仪的内在美与外在的形体美和谐统一起来，才能充分展示出个人的高雅气质与风度，体现一个民族的精神风貌与文化追求。

党的“十七大”提出了“以人为本，构建和谐社会”的战略目标，各行各业掀起了“人性化管理”、“人性化服务”的热潮，礼仪正发挥着越来越重要的作用。

在现代社会，礼仪规范对现代人类生活的影响越来越大。服务业更是把礼仪修养培训和优美的形体训练作为本行业上岗培训的基本内容。医疗卫生服务作为一个特殊的服务行业，已意识到职业礼仪修养对提高行业服务质量的重要性。对医务人员，尤其是临床第一线与病人接触最多的护理人员加强礼仪修养教育，帮助她们塑造优美的体型，培养优雅的姿态，已成为现代护理教育不可或缺的重要课程。

第一节　礼仪概述

中华民族素有礼仪之邦的美誉，礼仪在中华文化的历史演进过程中，起着积极的推动作用。今天，经济的全球一体化和信息共享的网络化把现代人领到了一个无限伸展而又不断浓缩的空间，这就是地球村。在这个有着60亿居民的村庄里，交往和沟通日益频繁，说服和理解越发重要，其中，作为公关“第一印象”的礼仪就更显得不可或缺。礼仪修养，不仅是人们必备的基本素质，而且是社会交往、商务活动和其他各项事业成功的一个重要条件。

礼仪是伴随着我国的历史和文化同时产生并且同步发展的，经历了一个从无到有，从低级到高级的发展过程。不了解我国礼仪的起源与发展，没有对我国古代传统礼仪的继承和扬弃，就不可能有我国现代礼仪。

一、礼仪发展简史

古人有言：“中国有礼仪之大，故称夏，有服章之美，故称华。”古代华夏族正是以丰富的礼仪文化而受到周边其他民族的赞誉的。

礼仪是由习俗演变而来的。人类相袭成俗的各种惯例，渐渐演变成了后来的礼仪。

人类形成群体生活后，经过长期的朝夕共处，逐渐形成了共同生活的习惯，这种习惯就是习俗。习俗经长期使用并统一规范形成了后来的礼仪。例如，最初人类是赤身裸体的，为了保暖遮羞便以衣蔽体，继之形成了穿衣的习俗；而后随着社会的进步，对穿衣有了不同的要求，或男女有别，或场合有分，这就逐渐形成了穿衣的礼仪。其他各种不同形式的礼仪也都如此相袭而成。

不同时期的礼仪，有其不同的特点和社会意义。在原始社会，由于缺乏科学知识，人们处于愚昧、无知的状态，人们在自然灾害面前束手无策，他们猜想照耀大地的太阳是神，呼啸的风也是神，巍峨耸立的山中有山神，滔滔不绝的江河中有河神……认为一切成败得失皆神灵使然，因此，他们敬天畏神，形成了“图腾崇拜”的种种仪式，这种种仪式也就形成了最早的原始礼仪。可见，礼仪又是原始社会宗教的产物。正如《说文解字》所说“礼，履也，所以事神致福也”。

人类社会进人到奴隶社会，礼仪就被打上阶级的烙印，礼仪也从原始宗教仪式发展成为一整套的伦理道德观念。奴隶社会的礼，主体就是政治体制，就是刑典法律。正所谓“礼，国之大柄也”。

奴隶主用礼来维护自己在政治、经济、文化及社会各个方面的统治。西周时代就是我国古代历史的礼治时代，周公主持制定的《周礼》，除了有关政刑的各种制度外，就提出了一整套的礼制，他制礼作乐，将人们的行为举止、心理情操等统统纳入一个尊卑有序的模式之中，形成了我国奴隶社会最早的礼制。东周时期，王室衰落，诸侯纷起争霸，东周王朝已无力恪守传统礼制，出现了所谓“礼坏乐崩”的局面。礼仪也就被打上了阶级的烙印，成了统治阶级的工具。

春秋战国时期是我国的奴隶社会向封建社会转型的时期。此间，出现了以孔子、孟子、荀子为代表的一大批礼学家，他们系统地阐述了礼的起源、本质与功能，发展和革新了礼仪理论。形成了一套完整的礼仪制度，孔子是我国历史上第一位礼仪学专家，他把“礼”作为治国安邦的基础。他主张“为国以礼”，“克己复礼”，并积极倡导人们“约之以礼”，做“文质彬彬”的君子。孔子认为：“不学礼，无以立”。他要求人们用道德规范约束自己的行为，做到“非礼勿视，非礼勿听，非礼勿言，非礼勿动”，倡导“仁者爱人”，强调人与人之间要有同情心，要互相关心，彼此尊重等。孟子继承发扬了孔子的“仁学”，并把仁、义、礼、智作为基本道德规范，主张“以德服人”、“舍生取义”，讲究“修身”和培养“浩然正气”，他还认为“辞让之心”和“恭敬之心”是礼的发端和核心。荀子则比孟子更重视“礼”，他论证了礼的起源和社会作用。荀子主张“隆礼”、“重法”，提倡礼法并重，指出“礼之于正国家也，如权衡之于轻重也，如绳墨之于曲直也。故人无礼不生，事无礼不成，国无礼不宁。”更进一步指出了礼仪的重要性，也确定了我国“崇古重礼”的文化传统。

封建社会阶段，礼制的演变进入了礼仪时期，而且礼仪制度亦具有了新的特点，即被打上了严格的等级制度的烙印，其主要作用仍是维护封建社会的等级秩序，为统治阶级的利益服务。西汉初期，叔孙通协助高祖刘邦制定了朝廷礼仪，突出发展了礼仪的仪式和礼节。董仲舒把儒家礼仪概括为“三纲五常”（三纲即君为臣纲，父为子纲，夫为妻纲；五常即仁、仪、礼、智、信），他“罢黜百家，独尊儒术”的建议，使儒家礼教成为定制。宋代，礼制更进一步发展进入了“揭礼”盛行的阶段，提出了“三从四德”的道德礼仪标准（“三从”即“在家从父、出嫁从夫、夫死从子”；“四德”即妇德——一切言行都要符合忠、孝、节、义；妇言——说话要小心谨慎；妇容——容貌打扮要整齐美观；妇功——要把侍奉公婆和丈夫作为最重要的事情来做）。各代封建王朝都继承了上述礼制，且不断地深入发展，形成了一套完整的封建礼仪体制。封建礼仪集政治、法律、道德于一身，是封建统治阶级麻醉、统治人民的工具。

随着西方列强的入侵，中国沦为半殖民地半封建社会，中国的封建礼仪加上了西方资本主义的道德观，形成了礼仪道德的大杂烩。直到清王朝土崩瓦解，孙中山先生组建中华民国政府，开始了破旧立新、移风易俗、普及教育的改革，从而正式拉开了现代礼仪的帷幕。

社会主义社会，劳动人民成为国家的主人，礼仪不再具有特权性，人与人之间是平等的。“礼”成为避免冲突、维持社会秩序的行为规范，成为精神文明的重要组成部分。江泽民总书记曾经指出“弘扬中国古代优良道德传统和革命道德传统，吸取人类一切优秀道德成就，努力创建人类先进的精神文明。”并进一步提出了“以德治国”的治国安邦大法，道德礼仪教育已成为社会主义精神文明建设不可缺少的重要内容。改革开放以后，随着中国同世界各国交流的日益增多，西方的礼仪文化以更快的速度传入我国，使我国的礼仪规范又增加了许多新的内容，更加符合国际惯例的要求。

现代礼仪通常被人们认为是国家政府机构或社会团体在正式活动中所采取的一种行为规范。各个国家的礼仪礼节，与本国的社会制度、民族的风俗习惯、人民的文化素质以及社会的物质文明和精神文明的程度等是密切相关的，它应当符合特定历史条件下的社会道德规范。社会主义制度下的礼仪礼节属于道德范畴，是社会主义精神文明、社会主义公共道德中极其重要的组成部分。

现代礼仪是在中国传统礼仪的基础上，取其精华、去其糟粕，继承和发扬了中华民族在礼仪方面的优良传统；同时又要适应改革开放，在新的层次上同国际礼仪接轨，符合国际通行原则，具有时代特色的社会主义的礼仪规范。

随着社会的不断发展，随着社会生产方式和生活方式的不断变革，随着人们思想观念的不断变更，礼仪礼节也随之而变革和发展，从而更有效的约束人们的言行，成为新的礼仪形式。惟有如此才能真正使现代礼仪不但有所继承，而且还有所发展。

二、礼仪的基本概念

（一）礼仪的基本概念

1. 礼仪 在人际交往中约定俗成的行为规范与准则，是对礼貌、礼节、仪表、仪式等具体形式的统称。是个人内在修养和素质的外在表现。

2. 礼貌 在人际交往中通过仪表、语言、动作等表现出的对交往对象的谦虚、恭敬与友好。它主要表现出一个人的品质与素养。

3. 礼节 人们在社交场合表现尊重、友好、祝颂、哀悼等惯用的形式。礼节实际上是礼貌的具体表现，如行礼就是向人表示礼貌的一种具体表现形式。而这种礼貌的表现形式则反映了一个人良好的品质素养。

4. 仪表 人的外表，如容貌、服饰、姿态等等。

5. 仪式 在一定场合举行的，有专门程序规范的活动，如发奖仪式、开幕仪式、签字仪式等等。

礼貌、礼节、仪式等是礼仪的具体表现形式，没有礼节就谈不上礼貌，有了礼貌就必然伴有具体的礼节形式。礼仪是由一系列具体表现礼貌的礼节所构成，它不像礼节只是一种做法，而是表示礼貌的一个系统完整的过程。

（二）护理礼仪

护理礼仪属职业礼仪范畴，是护理工作者在进行医疗护理和健康服务过程中，形成的被大家公认的和自觉遵守的行为规范和准则。它既是护理工作者修养素质的外在表现，也是护理人员职业道德的具体表现。

礼仪所研究的领域是人类的行为，由于人类行为的可变性，所以这个领域中所研究的行为含义也将是可变的、发展的。

三、礼仪的特点

1. 共同与差异性 礼仪是全人类共同的需要，它早已跨越国家和民族的界限，不分国别、性别、年龄、阶层，只要人类存在着交往活动，人们就需要通过礼仪来表达彼此的情感和尊重。尽管不同的国家、不同的民族对于礼仪内容的理解不同、重视的程度不同、反映的形势也不同，但对礼仪的需要却是共同的。然而，由于民族信仰、习俗、地理环境和交通条件等因素的影响，不同国家、不同地区和不同民族有着不同的发展历史，各个国家、地区和民族都有一些自己的，区别于他域的礼仪表达方式。因此，礼仪也因区域、民族的不同而表现出形式上的差异性。

2. 时代与传承性 礼仪具有鲜明的时代特点，由于一个时代的社会风貌、政治背景、文化习俗等都会对礼仪的形成或流行产生影响。因此，礼仪也不是一成不变的。随着社会的进步、时代的发展，礼仪也随之变化，并在实践中不断完善，被赋予新的内容，形成一种具有时代特色的礼仪规范。任何国家的当代礼仪都是在本国古代礼仪的基础上传承、发展起来的。作为一种人类的文明积累，礼仪将人们在交际应酬中的习惯做法固定下来、流传下去，并逐渐形成自己的民族特色。一种礼仪一旦形成，便会被一代一代地继承下去，这就是礼仪的传承性。对于既往的礼仪文化遗产，正确的态度应当是有扬弃，有继承，也有发展的。

3. 公德与约束性 公德即社会公共道德。它是在一定社会范围内长期以来逐渐形成的一种被社会认可的行为规范。礼仪与公共道德不违背的特征称为礼仪的公德约束性。

礼仪虽然没有法律的强制力，但在人们生活中却具有一种无形的约束力，通过家族、邻里、亲友、社会的舆论监督，往往迫使人们自觉地遵守它。

4. 通俗与实用性 礼仪是由风俗习惯形成的，大多数没有明文规定，但又被社会生活中的每一个成员所认同、遵循。它简单明了，不需要高深的理论，人人都可通过耳闻目睹来掌握，这便是礼仪的通俗性。礼仪是一门实用性很强的学科，规则简明，实用易学，所以，随着国际交往、人际交往的发展，各种礼仪也在不断的被加以总结、提高并趋于系统化、规范化和理论化。

四、礼仪的作用

1. 沟通作用 礼仪是开启社交之门的“金钥匙”，人们交际生活中的礼节和仪式。热情的问候、友善的目光、亲切的微笑、文雅的谈吐、得体的举止等，可使人们成功的交流与沟通，有利扩大社会交往，进而取得事业成功。

2. 协调作用 礼仪是人们社会交际活动中的润滑剂，它对营造一个平等、团结、友爱、互助的新型人际关系起着不可忽视的作用。礼仪所表达的意义主要是尊重。尊重可以使对方在心理需要上感到满足、愉悦，进而产生好感和信任。通过完备的礼仪，人们可以联络感情、协调关系，使一切不快烟消云散、冰消雪融，减少社会交际中的矛盾。

3. 美化作用 礼仪是人类生活经验的总结。礼仪讲究和谐，重视内在美和外在美的统一，使美好心灵与美丽仪表、优美的举止形成一个有机的整体，使人们注意塑造良好的形象，充分展示个人的良好教养美好的风采。当个人重视了自身的美化，大家都能以礼相待时，人际关系会更加和睦，生活将变得更加温馨，这时，美化自身便会发展为美化生活。这也是礼仪所发挥美化的作用。

4. 维护作用 礼仪是整个社会文明发展程度的标志。从某种意义上说，在维护社会秩序方面，礼仪起着法律所起不到的作用。如果人们都能够知礼、守礼，讲文明，守纪律，将有助于家庭的和睦，有利于维护社会的稳定。

5. 教育作用 礼仪蕴含着丰富的文化内涵，是一种高尚、美好的行为方式。它潜移默化地熏陶着人们的心灵。它通过评价、劝阻、示范等教育形式纠正人们不正确的行为习惯，使人们成为通情达理的模范公民。另一方面遵守礼仪原则的人客观上起着榜样作用，无声地影响着和教育着周围的人，人们在耳濡目染之中接受教育、净化心灵、陶冶情操、匡正缺点、端正品行。大家相互影响，互相促进，就会共同加强社会主义精神文明建设。

五、礼仪的基本原则

礼仪的基本原则是对礼仪实践的高度概括，也是人们交际成功的关键和基础。人们只有熟悉和掌握了礼仪的原则，才能更好地运用礼仪，规范自己的言行，减少社交失误。

文明社会给人们创造出一种安定、和谐的气氛，使人们心情舒畅。这是因为人们都注意遵守交往的礼仪原则。在不同的时间和场合，针对不同的对象，人们采用的礼仪有所不同。但其所遵循的基本原则一致。

1. **遵守的原则** 在社会交际活动中，每一位参与者都必须自觉、自愿地遵守礼仪，以礼仪去规范自己在交际中的言行举止。对于礼仪，不仅要学习、了解，更重要的是学了就要用，要将其付诸实践。任何人，不论身份高低、职务大小、财富多少，都有自觉遵守、应用礼仪的义务，否则就会受到公众的谴责，交际就难以成功，这就是遵守的原则。

2. **自律的原则** 学习应用礼仪，最重要的是要自我约束、自我控制、自我反省、自我检点，这就是礼仪的自律原则。严于律己，就是要树立一种道德信念，规范行为准则，不断提高自我礼仪素养，自觉按礼仪规范去做。

3. **敬人的原则** 敬人的原则是人们在交际活动中，对交往对象既要互谦互让，互尊互敬，友好相待，和睦共处，更要将对交往对象的重视、恭敬、友好放在第一位。古人云："敬人者，人恒敬之"。要做到敬人之心常存，既不可伤害他人的尊严，更不能侮辱对方的人格。

4. **宽容的原则** 宽容的原则是要求人们在交际活动中运用礼仪时，既要严于律己，更要宽以待人，多容忍他人，多体谅他人，多理解他人，而不要求全责备，过分苛求，咄咄逼人。在社会人际交往中，每个人的思想、品格及认识问题的水平总是有差别的，我们不能用一个标准去要求所有的人，而应宽以待人，这样才能化解生活中的人际冲突。

5. **真诚的原则** 真诚是人与人相处的基本态度，是一个人外在行为与内在道德的统一。真诚的原则就是要求人们在人际交往中，务必待人以诚，表里如一、言行一致。缺乏真诚、口是心非的人，即使在礼仪方面做得无可指责，最终还是得不到别人的尊重和信任。在社会交际中，只要真诚以待，使每个人都能感受到你所做的一切都是真诚的，就同样能赢得他人的信任和礼遇。

6. **平等的原则** 平等是建立良好人际关系的基础，礼仪交往的核心是尊重交往对象、以礼相待，对任何交往对象都必须一视同仁，给予同等程度的礼遇。不允许因为交往对象之间在年龄、性别、种族、文化、职业、身份、地位、财富以及与自己的关系亲疏远近等方面的不同，就厚此薄彼，区别对待的方式，给予不平等的待遇。这便是社交礼仪中的平等原则。

7. **从俗的原则** 由于国情、民族、文化背景的不同，在人际交往中，实际上存在着"十里不同风，百里不同俗"的局面。对这一客观存在的现实要有正确的认识，不要自高自大，惟我独尊。必要时，应当入乡随俗，与绝大多数人的习惯做法保持一致，切勿自以为是，指手划脚，随意批评，否定他人的习惯性做法。

8. 适度的原则 适度的原则是要求应用礼仪时必须注意技巧，特别要注意做到把握分寸，合乎规范。这是因为凡事过犹不及，运用礼仪时，假如做得过了头或做得不到位，都不能正确地表达自己的自律、敬人之意。

遵循适度原则首先是要感情适度，在与人交往时，既要彬彬有礼，又不能低三下四，既要热情大方，又不能轻浮谄谀；其次是要谈吐适度，在与人交谈时，既要诚挚友好，又不能虚伪客套，既要坦率真诚，又不能言过其实；第三要举止适度，在与人相处时既要优雅得体，又不能夸张造作，既要尊重习俗，又不能粗俗无礼。

第二节 护理礼仪的修养

一、护理礼仪修养的重要性

世界卫生组织（WHO）给健康所下的正式定义是“健康是生理、心理及社会适应三个方面全部良好的一种状况，而不仅仅是没有生病或者体质健壮”。由于社会对健康标准的重新认识，导致了医学模式的再次变革，对疾病的认识已不限于生物医学模式，而发展成为生物－心理－社会医学模式。卫生服务范围随着医学模式的转变也进一步扩大：①由生理服务扩大到心理服务；②由医院内服务扩大到医院外服务；③由医疗服务扩大到预防服务；④由技术服务扩大到社会服务。

医学模式的转变，使人们对“护理”及护理模式的意义也有了新的认识。1980 年美国护理学会将护理定义为：护理是诊断和处理人类对存在的或潜在的健康问题的反应。护理模式也发生了相应的变化，系统化整体护理将护理的中心从“疾病”转向了“患者”，它是一种先进的护理模式，是医学模式转变的必然结果。

护理模式的转变，使护士的角色功能也发生了很大的变化，从过去单纯的“疾病照顾者”转变为多功能的“健康促进者”、“疾病照顾者”、“病人权益维护者”、“平等合作者”、“健康教育者”等等。这就要求护理人员要不断更新观念、加强学习，提高综合素质，重塑护理工作良好的职业形象。而礼仪教育实际上就是一种素质的养成教育，所以学习礼仪实际上就是培养人们养成良好的素质修养，成为树立良好的职业形象的重要手段。

护理工作者的言谈举止，一颦一笑都会给服务对象的心理和健康产生很大的影响，所以护理人员得体的举止，恰当的言谈等良好的礼仪行为对服务对象的身心健康将起到非医药所能及的效果。从某种意义上说护理人员学好礼仪，养成良好的职业修养，同样是我国卫生事业发展的需要，是为人类的健康事业做贡献。

二、护理礼仪的修养

礼仪修养不是先天具备的，而是后天培养的结果，每个人都可以通过自己的努力学习而具备良好的礼仪修养。护理人员良好礼仪修养的养成需要长期的知识积累、情操陶冶和实际锻炼，应当从道德修养、个性修养、心理素质、文化知识等方面进行全面的素质培养。

（一）加强道德修养

道德修养是礼仪修养的基础，有德才有礼，道德修养对一个人的行为有着十分重要的影响，礼仪是社会道德的一种载体，礼仪修养与道德修养是密不可分的。一个人礼仪修养水平的高低，是受其道德修养水平制约的。优良的道德品质本身就是一种魅力。有德才会有礼，无德必定无礼，修礼必先修德，大力加强道德修养对于提高礼仪修养水平是十分重要的。

护理人员高尚的职业道德、良好的礼仪修养对于改善护患关系，塑造良好职业形象，纠正行业不正之风，实现医疗卫生服务行风的根本好转起着重要的作用。因此，每个护理工作人员都应当严格遵守护理职业道德规范，注重礼仪，自觉维护“白衣天使”的崇高声望。

（二）注重个性修养

个性反映出一个人的修养，加强礼仪修养，必须注重个性的自我完善。礼仪修养应建立在健康、良好的个性的基础上。个性主要包括个人的气质、性格和能力。

1. 气质 气质是一个人真正魅力之所在。形体美融于气质的美之中，一个人的气质美总会在其言谈话语、举手投足、待人接物中表现出来。这种美是自然而然地流露，而不是刻意生硬地模仿。没有良好的气质，礼仪也就无从谈起。因此，加强礼仪修养必须从培养良好的气质做起。

2. 性格 健康的性格是完美个性形成的基础，健康的性格应具备以下特征：开朗、耐心、宽容；沉着、勇敢、顽强；富有幽默感。

3. 能力 交往的成功与否，关键在于人的能力。能力主要包括应变能力、自控能力、表达能力等。在与人交往中发生意想不到的事情时，要做到不失礼，就需要有较强的应变能力；就必须能够有效地调整和控制自己的情绪，具有较好的自控能力；就应注意多用敬语，委婉地去表达自己的观点，做到忠言也能“顺耳”，具备较好的协调能力。

个性修养需经过长期的努力，是一个不断完善的过程。护理职业的特殊性，要求护理工作者必须培养出一种富有爱心、耐心、细心和责任心的完美个性。

（三）提高心理素质

现代礼仪的运用，要求人们具有良好的心理素质，保持积极的心态。没有健康积极的心态，就很难在待人接物时表现出主动热情，也不可能做到彬彬有礼、自尊自信。

护理人员要想帮助“患者”在心理上战胜疾病，护理人员自身没有一种良好的心理素质和健康的心理状态，就很难为病人提供优质礼貌的服务了。

（四）丰富科学文化知识

注重礼仪还应当努力提高科学文化知识。在社交活动中，具有较高文化修养的人，往往容易成为别人的尊重、信任与欢迎。学习各种文化知识，不断充实自己，既是加强自身修养的需要，也是人际交往的要求。

整体护理体系的建立，对护士提出了更高的要求，要求护理工作者必需从社会科学、自然科学等方面全面地学习掌握新的科学文化知识，才能真正做到“知书识礼”，才能思考问题周到、处理问题妥当。

总之，学习礼仪，不是单纯的动作的表演、姿态的训练及语言的规范化，礼仪必须以良好的素质为基础。慧于中才能秀于外，一个人无论其具有多么优越的先天条件，无论经过多么精心的打扮，或受过再多严格的训练，如果不努力提高自己的内在素质，那么礼仪也只能是一种缺乏内涵的机械模仿。所以，加强礼仪修养必须把重点放在提高内在素质上。

三、学习礼仪的途径和方法

（一）学习礼仪的途径

首先，进行系统的理论学习，人们可通过正规教学、函授教学、图书数据、广播电视等全面、系统的学习礼仪的基础知识、基本理论和基本技能。

其次，从社会实践中学习与锻炼，实践是学习礼仪最好的老师。交际实践是学习礼仪的具体过程，只有通过实践，才能加深对礼仪的理解，强化对礼仪的印象，进而真正地掌握礼仪。

另外，向礼仪专家或专业教师学习，学习礼仪，可以向礼仪培训专家、礼仪教师、礼仪顾问或具有一定的礼仪实践经验的人求知问教，交流心得体会，使自己不断取长补短，完善自我。

（二）学习礼仪的方法

1. 反复实践 礼仪是人们长期生活实践的经验总结，是人类的文明积累。学习礼仪应本着“从实际中来，到实际中去”的方法，坚持理论与实践相统一，将知识运用到实践中，在实践中不断学习。时时进行自我监督与约束，处处注意自我检查，及时发现自己的缺点，在实践中不断改进。

2. 循序渐进 学习礼仪是一个渐进的过程，不可急于求成，应当有主有次，从与自己生活最密切的地方开始，对一些规范要求，必须反复体验和运用才能真正掌握。

3. 多头并进 礼仪是一个人的教养、风度与品质的综合反映，因此，礼仪的学习必须与其他科学文化知识的学习、体形美的训练结合起来。具有重视自身内在素质的提高和外在优美体形的塑造，才可能更好地掌握、运用礼仪。

四、学校礼仪

学校，作为教书育人的专门场所，礼仪教育是德育、美育的重要内容。

（一）学生礼仪

学生是学校工作的主体，因此，学生应具有的礼仪常识是学校礼仪教育重要的一部分。学生在课堂上，在活动中，在与教师和同学相处过程中都要遵守一定的礼仪。

1. 课堂礼仪 遵守课堂纪律是学生最基本的礼貌。

（1）上课：上课的铃声一响，学生应端坐在教室里，恭候老师上课，当教师宣布上课时，全班应迅速肃立，向老师问好，待老师答礼后，方可坐下。学生应当准时到校上课，若因特殊情况，不得已在教师上课后进入教室，应先得到教师允许后，方可进入教室。

（2）听讲：在课堂上，要认真听老师讲解，注意力集中，独立思考，重要的内容应做好笔记。当老师提问时，应该先举手，待老师点到你的名字时才可站起来回答，发言时，身体要立正，态度要落落大方，声音要清晰响亮，并且应当使用普通话。

（3）下课：听到下课铃响时，若老师还未宣布下课，学生应当安心听讲，不要忙着收拾书本，或把桌子弄得乒乓作响，这是对老师的不尊重。下课时，全体同学仍需起立，与老师互道“再见”。待老师离开教室后，学生方可离开。

2. 服饰仪表 穿着的基本要求是：合体；适时；整洁；大方；讲究场合。

3. 尊师礼仪 学生在校园内进出或上下楼梯与老师相遇时，应主动向老师行礼问好。学生进老师的办公室时，应先敲门，经老师允许后方可进入。在老师的工作、生活场所，不能随便翻动老师的物品。学生对老师的相貌和衣着不应指指点点，评头论足，要尊重老师的习惯和人格。

4. 同学间礼仪 同学之间的深厚友谊是生活中的一种团结友爱的力量。注意同学之间的礼仪礼貌，是你获得良好同学关系的基本要求。同学间可彼此直呼其名，但不能用“喂”、“哎”等不礼貌用语称呼同学。在有求于同学时，须用“请”、“谢谢”、“麻烦你”等礼貌用语。借用学习和生活用品时，应先征得同意后再拿，用后应及时归还，并要致谢。对于同学遭遇的不幸，偶尔的失败，学习上暂时的落后等，不应嘲笑、冷笑、歧视，而应该给予热情的帮助。对同学的相貌、体态、衣着不能评头论足，也不能给同学起带侮辱性的绰号，绝对不能嘲笑同学的生理缺陷。在这些事关自尊的问题上一定要细心加尊重，同学忌讳的话题不要去谈，不要随便议论同学的不是。

5. 集会礼仪 集会在学校是经常举行的活动。一般在操场或礼堂举行，由于参加者人数众多，又是正规场合，因此要格外注意集会中的礼仪。升国旗仪式：国旗是一个国家的象征，升降国旗是对青少年爱国主义教育的一种方式。无论中小学还是大学，都要定期举行升国旗的仪式。升旗时，全体学生应列队整齐排列，面向国旗，肃立致敬。当升国旗、奏国歌时，要立正，脱帽，行注目礼，直至升旗完毕。升旗是一种严肃、庄重的活动，一定要保持安静，切忌自由活动，嘻嘻哈哈或东张西望。神态要庄严，当五星红旗冉冉升起时，所有在场的人都应抬头注视。

6. 校内公共场所礼仪 应该自觉保持校园整洁，不在教室、楼道、操场乱扔纸屑、果皮、不随地吐痰、不乱倒垃圾。不在黑板、墙壁和课桌椅上乱涂、乱画、乱抹、乱刻，爱护学校公共财物、花草树木，节约用水用电。自觉将自行车存放在指定的车棚或地点，不乱停乱放，不在校内堵车。在食堂用餐时要排队礼让，不乱拥挤，要爱惜粮食，不乱倒剩菜剩饭。

（二）教师礼仪

教师是学校工作的主体，不仅是科学文化知识的传播者，而且是学生思想道德的教育者。老师在传播知识的同时，以自己的言行举止、礼仪礼貌对学生进行着潜移默化的影响，从而对学生的言行举止发生作用。因此，老师要十分注意自己给学生留下的印象，要使自己从各方面成为一个优秀的、学生能够仿效的榜样。

1. 教师的行为举止 一个人气质、自信、涵养往往从他的姿态中就能表现出来。作为塑造人类灵魂工程师的老师，更要注意自己在各种场合的行为举止，做到大方、得体、自然、不虚假。

（1）目光：在讲台上讲课时，教师的目光要柔和、亲切、有神，给人以平和、易接近、有主见之感。当讲话出现失误被学生打断，或学生中出现突发事情打断你的讲课时，不能投以鄙夷或不屑的目光，这样做有损于你在学生心目中的形象。

（2）站姿：老师站着讲课，既是对学生的重视，更有利于用身体语言强化教学效果。站着讲课时，应站稳站直，胸膛自然挺起，不要耸肩，或过于昂着头。需要在讲台上走动时，步幅不宜过大过急。

（3）手势：老师讲课时，一般都需要配以适度的手势来强化讲课效果。手势要得体、自然、恰如其分，要随着相关内容进行。讲课时忌讳敲击讲台或做其他过分的动作。

2. 教师的言谈 教师承担的主要任务离不开语言表达。因此，作为一名教师，要注意表达语言时应遵守的礼仪礼节。

（1）表达要准确：学校中设置的每一门课程都是一门科学，有其严谨性、科学性。老师在教授时应严格遵循学科的要求，不可庸俗化。

（2）音量要适当：讲课不是喊口号，声音不宜过大，否则，会给学生以声嘶力竭之感。如果声音太低又很难听清，也会影响教学效果。

（3）语言要精练：讲课要抓中心，不说废话和多余的话，给学生干净利索的感觉。

（4）讲课可以适时插入一些风趣、幽默的话，以活跃课堂气氛，提高学生学习的兴趣。

3. 与学生谈话

（1）提前通知，有所准备。谈话最好提前与学生打招呼，让学生有一个思想准备，这既是一种礼貌，又是对学生的尊重。

（2）热情迎候，设置平等气氛。举止端正，行为有度。谈话时，语气要平和，要有耐心，不要高音量、不反唇相讥，应表现出良好的道德修养。

（3）分清场合，入情入理。在与学生谈话时，老师的表情要和蔼，批评学生要分清场合，要动之以情，晓之以理。

思 考 题

1. 何谓礼仪、礼貌、礼节、仪表、仪式？
2. 礼仪有哪些特点和作用？
3. 礼仪有哪些基本原则？
4. 护理人员为什么要修学礼仪？
5. 如何学习礼仪？
6. 何谓护理礼仪？
7. 护理人员的礼仪修养应从哪些方面进行培养？
8. 学生应该注意哪些礼仪？

CHAPTER 第二章

护士仪容礼仪

仪容是指人的外表、容貌。其中容貌是接受外界信息的主要渠道，是内在情感流露的窗口，是人类个体识别的主要依据，是人的心理和社会状态的集中反映，也是人体审美的核心和主要目标。

仪容美有三层含义：其一是仪容的自然美，它是指仪容的先天条件好，天生丽质。其二是仪容的修饰美，它是指依照规范与个人条件，对仪容进行必要的修饰，扬长避短，设计、塑造出美好的个人形象。其三是仪容的内在美，它是通过不断地学习、提高个人的文化、艺术素养和思想、道德水平，培养出自己的高雅气质与美好心灵。

护士服务的对象是需要健康的人群，要使服务对象达到最佳身心状态，良好的仪表仪容是不可缺少的。因此，护士需要通过理论学习、实践探索，不断提高内在修养，掌握仪容修饰的技巧，充分展示护士的职业形象。

第一节 头面仪容

一、脸型

人的脸型各种各样，分类的方法很多，有图形分类法，即根据几何图形划分脸型；字型分类法，即根据汉字字型划分脸型；指数分类法，即根据形态面指数划分脸型。

（一）图形分类法

根据玻契分类法，将脸型分为 10 种形态。

1. 椭圆形 特征是脸呈椭圆，额部比颊部略宽，颏部圆润适中，骨骼结构匀称。总体印象是脸型轮廓线自然柔和，给人以文静、温柔、秀气的感觉，是东方女性理想的脸型。

2. 卵圆形 特征是额部较宽、圆钝，颏部较窄、带圆，颧颊饱满，面型轮廓不明显，比例协调，此种脸型对女性不失美感。

3. 倒卵圆形 特征是和卵圆形脸相反，额头稍小，下颌圆钝较大，此脸型不显秀气灵性，但显文静、老成。

4. 圆形 特征是上下颌骨较短，面颊圆而饱满，下颌下缘圆钝，五官较集中。总体印象是长宽比例接近1，轮廓由圆线条组成，给人温顺柔和的感觉，此种脸型年轻人或肥胖者多见。

5. 方形 特征是脸的长度与宽度相近，前额较宽，下颌角方正，面部短阔。总体印象是脸型轮廓线较平直，呈四方形，给人以刚强坚毅的感觉，多见于男性。

6. 长方形 特征是额骨有棱角，上颌骨长，外鼻也长，下颌角方正。总体印象是脸的轮廓线长度有余，而宽度不足，多见于身高体壮，膀大腰圆的人。

7. 菱形 特征是面颊清瘦，额线范围小，颧骨突出，尖下颏。上下有收拢趋势，呈枣核型。总体印象是脸的轮廓线中央宽，上下窄，有立体感，多见于身体瘦弱者。

8. 梯形 特征是额部窄，下颌骨宽，颊角窄，两眼距离较近。总体印象是脸型轮廓线下宽上窄，此脸型显得安静、呆板。

9. 倒梯形 特征是额宽，上颌骨窄，颧骨高，尖下颏，双眼距离较远。总体印象是脸型轮廓在线宽下尖，显得机敏，但清高、冷淡。

10. 五角形 特征是轮廓突出，尤其是下颌骨发育良好，下颌角外展，颏部突出，常见于咬肌发达的男性。

（二）字型分类法

根据汉字字型划分脸型，可分为8种。

1. 田字形 扁方而短，类似方形脸。

2. 由字型 上削下方，类似梯形脸。

3. 国字型 面型方正，类似长方形脸。

4. 用字型 额方，下颌宽扁。

5. 目字型 面部稍狭，类似长方形脸。

6. 甲字型 上方下削，类似倒梯形脸。

7. 风字型 额圆宽，腮及下颌宽大，类似五角形脸。

8. 申字型 上下尖削，类似菱形脸。

（三）指数分类法

采用形态面高（鼻根至颏下的距离）和面宽（左右颧点之间的距离）两种测量值，组成形态面指数（形态面高÷面宽×100），根据指数大小将面型分为5种。

1. 超阔面型 形态面指数小于78.9。

2. 阔面型 形态面指数于79.0～83.9之间。

3. 中面型 形态面指数于84.0～87.9之间。

4. 狭面型 形态面指数小于88.0～92.9之间。

5. 超狭面型 形态面指数大于93.0。

二、发型

头发被誉为“人的第二皮肤”，是容貌美的重要组成部分，健康亮泽的头发是容貌健美的象征，也是人们装扮修饰的重点。发型在某种程度上反映一个人的文化素养、审美情趣及精神追求。任何一个国家和民族都十分重视对发型的修饰。发型可以弥补人头面部的缺陷，头发的厚薄可以改变头部轮廓的大小，而不适当的发型则会破坏面部的协调。

（一）女性不同脸型、不同身材与发型的配合

1. 长脸型 可用优雅可爱的方式来缓解由于脸长而形成的严肃感。在发型的轮廓上，要压抑顶发的丰隆，前发宜下垂，以使脸部变得圆一些，同时，还要使两侧的发容量增加，以弥补两颊欠丰满的不足。对于脸型狭长的女性来说，将头发做成卷曲波浪式，可增加优雅的品位。在修剪和梳理的过程中，过于追求花巧发型反而会弄巧成拙。松动而飘逸，整齐中带点乱，则分外可爱。

2. 圆脸型 脸型近于孩童脸型，五官较集中，额部及下巴偏短，颧骨高，双颊饱满。这种脸型的梳妆要点是，应增加发顶的高度，使脸型稍稍拉长，给人以协调、自然的美感。在梳妆时要避免面颊两侧的头发隆起，否则会使颧骨部位显得更宽。宜侧分头缝，梳理垂直向下的发型，直发的纵向线条可以在视觉上减弱圆脸的宽度。

3. 方型脸 方型脸的特征是脸型短阔，两腮突出，轮廓线较平直。这种脸型的梳妆要点是以圆破方，以柔克刚，使脸型的不足得到弥补。可将头发编成发辫盘在脑后，使人们的视觉由于线条的圆润而减弱对脸部方正线条的注意。前额不宜留整齐的刘海，也不宜暴露额部，可以用不对称的刘海破掉宽直的前额边缘线，避免留齐至腮帮的直短发，这种发型只会使方型脸的特征更加明显。

4. 菱型脸 菱型脸的特征是两颧骨处突出，下巴显尖、显小。整个脸型的上半部为正三角脸型，下半部则为倒三角形形状。用发型矫正这种脸型时，上半部可按正三角脸型的方法处理，下半部则按倒三角脸型的方法处理。一般将额上部的头发拉宽，额下部的头发逐步紧缩，靠近颧骨处可设计一种大弯形的卷曲或波浪式的发束，以掩盖其凸出的缺点。

5. 三角形脸 三角形脸的特征是额宽、腮窄。根据发型与脸型的比例关系，梳理时要将耳朵以上部分的发丝蓬松起来，用发胶或定型剂可以达到这种效果，这样能增加额部的宽度，从而使两腮的宽度相应地减弱。对两耳以下的头发，不要制造大容量或烫卷得过于花哨，否则会将人们的视线引到腮部。

6. 倒三角形脸 倒三角形脸的特征是上宽下窄，即前额宽阔，下颌尖窄，是比较容易修饰的脸型。在梳妆时只要注意扬长避短，便可以达到整洁、美观大方的效果。梳理侧分头的不对称很合适，宜露出饱满的前额，这样能将年轻女性纯情、甜美、可爱等特点直率地表现出来。发稍处可略略粗乱一些，以增加丰满与动感。

7. 高瘦女性 一般高而瘦的身材大多是比较理想的身材。但高瘦身材者有时容易给人以眉目不清的感觉，或者是脸部缺乏丰满感，因而在梳妆时要注意增加发容量，稀少单薄的头发会令人乏味。适当地加强发型的装饰性，或在两侧进行卷烫，对于清瘦的身材有一定的协调作用，能显得活泼而有生气。

8. 矮胖女性 身材矮胖的女性应该通过正确的梳妆方法，使缺点变成特点，形成

一种与众不同的风格。在发型的梳理上宜用精致花巧的束发髻。整体的发式要向上伸展，亮出脖子，以增加一定的视觉身高。另外，这种身材的女性不宜留长波浪、长直发，最佳的选择是有层次的短发和前额翻翘式发型。

（二）职业、年龄、服装与发型的配合

发型能反映出一个人的文化修养、社会地位和精神状况，因此，在选择发型时，还要考虑职业、年龄、服装等重要因素。

1. 职业与发型的配合

（1）青少年学生的发型：青少年学生性格开朗活泼、富有朝气，适合简洁、流畅、充满活力的发型，如短发或脑后扎一马尾，不宜留长发或烫发。

（2）露天操作人员的发型：留发较短，线条简洁流畅，波纹平淡自然，发型持久，易于梳理；如运动员的发型。

（3）戴工作帽职业者的发型：既要简洁，又要美观，一般以中长发和短发为宜，戴帽时头发不外露，脱帽后又能保持优美的发型。如医务工作者、商业服务人员的发型。

（4）文艺工作者的发型：要求新颖多样，突出个性，富有艺术气息。

（5）接待服务人员的发型：发型应以整洁美观为主，既有民族特点，又有时代气息，给人以健康明朗、文明礼貌的良好印象。

（6）教师机关人员的发型：要求线条简单、波纹平淡自然，发型优美大方，朴实端庄。

2. 年龄与发型的配合

（1）少女的发型：处在少女阶段的女孩，正在发育和学习期间，其装束、打扮要体现自然美与天真、活泼的气质。发型以清爽、简便为原则。可梳短发，如童花式、三托式、运动式等等，给人文静、典雅的东方美感。也可梳长发，如将头发编成发辫，梳成马尾式的发束等等，给人以俏丽活泼的现代美感。这一时期的少女最好不要烫发，也不要刻意地做头发，使头发花样繁杂，这样不仅破坏了少女本身固有的自然美，而且还会显得老气和俗气。

（2）女青年的发型：青年女性发育成熟，越来越注重自己的衣着和发式，常选择新颖、美观、活泼的发型。如留直长发显得飘逸、大方；留层次分明的短发，显得充满青春活力；也可以选择多种烫发的花样，特别是近年来流行的麦妆、蛇妆、浪板、万能等发型，更受女青年的喜爱。

（3）中年妇女的发型：中年人多选择整洁、文雅、大方、线条柔和的发型，并注意弥补自己在某方面的不足，以突出自己的优点，起到保持青春不衰的作用。这一年龄阶段的妇女梳短发、中长发、长发或直发、挽发髻、烫发都可以，其中以美观、简便的发型最受欢迎，近年来流行一种简便的烫发发型，即烫发后将卷花略加修剪，使洗发后不用做头发，只需轻轻梳理就会恢复自然卷曲的发型，给肩挑生活、工作双重重担的中年妇女带来很大方便。

（4）老年妇女的发型：老年人的发型要结合自己的特点，保持庄重、整洁、简朴、大方。老年人宜采用短发式，前额不留刘海，发丝波浪柔和，样式不要太新潮。不论头发灰白或花白，只要整齐、清洁，一样有风度。老年人也可将头发留长，挽起发髻盘在脑后，根据自己的爱好，可盘成双元宝状、菊花状，罩上发网或别上饰物，更可平添几分雍容华贵的气质。头发较少的人，可将头发烫成爆炸式，使头发蓬松，显多。

3. 服装与发型的配合

发型除了应与脸型、体型、年龄相称外，与服装款式的协调也十分重要。一种合适的发型配以相应的服装。将会使您倍添风采；反之，即使您的服装和发型都是最流行、最时髦的，也会给人以不舒服的感觉。那么服装与发型应如何相配呢？

（1）适合于茄克衫类服装的发型：这类服装发型可自由一些。一般认为，女子应以松动、自如、轻盈的发型与服装相配，不必十分拘谨，如梳理自然的披肩发和蓬松轻盈的短烫发就很协调。

（2）适合于针织、编织类毛衣的发型：用款式新颖、色彩鲜艳的毛衣做外套，具有一种妩媚动人的美。直线条的短发、中长发、束发、自然弯曲的披肩发、偏披发、卷发，以及各种短发均易与服装协调。

（3）适合于西装的发型：穿西装有一种潇洒自然、风度翩翩的美感。女子不论卷发还是直发，均应使发型具有端庄、艳丽、大方的美，且头发不宜太蓬松。另外可适当地抹点油，使头发光泽柔润，更加美观。

（4）适合于滑雪衫的发型：这种服装轻盈保暖，使人显得格外精神。由于羽绒衣、滑雪衫色彩丰富，款式多样，所以发型也可尽情发挥，使之具有轻松、自由、洒脱的自然美。还可以配戴各种各样的呢帽、羽绒帽，因这些饰物能十分巧妙地与滑雪衫融为一体。

（5）适合于皮制服装的发型：穿上皮制的猎装、夹克，配以梳向一边的长发，漂亮的披肩发，活泼动人的短发，奇妙的束发、盘发、辫子，会使人显得更加豪放潇洒。

（6）适合于连衣裙的发型：连衣裙被称为夏装的“皇后”，最能显示女性的曲线美。为了突出女性婀娜多姿的体态，在发型上也应讲究一番，以便锦上添花。如果个子不高，脖子偏短，可将头发剪得短一些，或者盘在头顶上，这样可使身材显高些。如果身体纤长苗条，那么，侧披发、束发则更让人啧啧赞美。

（7）适合于衬衫的发型：年轻女子穿衬衫配裙，俊美而富有朝气，显示出一种天真活泼的学生味。与之相适应的发型，也应该是充满朝气的。若能梳理一种“学生式”、轻便式或“刘海式”的发型，效果则比较理想。直发、齐耳短发、削发均适宜。

三、化妆

化妆，是一种修饰仪容的方法。可以使人看到一个美好的自我，从而增强自信心，在人际交往中，进行适当地化妆是必要的，这既是自尊的表现，也意味着对交往对象的重视。护士在工作岗位上应该化妆，一是维护护士的自身形象，二是表示对患者的尊重，体现护士对工作的认真和爱岗敬业的精神。

护士化妆需要掌握以下原则。

（一）化妆的原则

1. 美观 化妆，意在使人变得更加美丽，因此在化妆时，不要自行其是，任意发挥，寻求新奇，将自己老化、丑化、怪异化。

2. 自然 通常化妆既要求美化、生动、具有生命力，更要求真实、自然、天衣无缝。化妆的最高境界是："妆成有却无"，没有人工美化的痕迹。

3. 得体 化妆要讲究个性和注意场合，比方说，工作时化妆宜淡，社交时化妆可稍浓，香水不宜涂在衣服上和容易出汗的地方，口红与指甲油最好为同一色系等。

4. 协调 高水平的化妆，强调的是其整体效果。所以在化妆时应努力使妆面协调、服装协调、场合协调，以体现出自己慧眼独具，品位不俗的气质。

（二）化妆的基本步骤

清洁面部→修眉→基础底色→定妆 → 修饰眼睛 → 描眉 → 腮红→ 唇膏→ 美化手部→ 去毛 → 去异味→ 有腋臭、脚臭者应适当处理。

不少人很注意化妆，对卸妆却十分随便，甚至还有人带妆过夜，这样会使皮肤受到伤害。

四、皮肤保养

（一）认识皮肤

1. 皮肤的构造 保养皮肤是美容的基础，天然的优良肤质，是任何化妆品修饰的皮肤所无法比拟的。要保养好皮肤，必须首先了解皮肤的构造。人的皮肤分为表皮、真皮和皮下组织三大部分，表皮位于最外层，下面是真皮和皮下组织。表皮与化妆美容的关系最为密切。表皮由外向内又可分为角质层、颗粒层、棘状层和基底层四层。表皮的四个层次不断地新陈代谢，由基底层向角质层生长转化，角质层不断地衰老并脱落。与真皮相接的基底层含有黑色素，形成皮肤的颜色。黑色素可保护深层组织免受紫外线强烈照射造成的伤害，但强烈的阳光可以使黑色素增加，从而使肤色变深。因此，要保护皮肤免受紫外线的过量照射。

2. 皮肤的健美 皮肤的健美，可以用以下四个标准来衡量：第一是皮肤的湿润。皮肤的含水量很高，就皮肤的本身来说，水分的质量是皮肤总质量的70%，因此，保持皮肤的水分是皮肤光滑的前提，是年轻美丽的象征。第二是皮肤的弹性。皮肤富有弹性，就会光泽平整；皮肤失去弹性，就会变得松弛，出现皱纹。第三是皮肤的色泽和细腻。皮肤白皙，通常都视为美丽的皮肤，俗称"一白遮百丑"，但是现代美要求白里透红为美，白，实为清洁、有光泽、红润的美白。其实，晒的黝黑的皮肤也是美丽的，有"黑牡丹"之称。而无论皮肤是黑是白，细腻、色泽均匀总是美丽的。第四是皮肤的健康。健康的皮肤能够抵御细菌的侵蚀，防止感染，皮肤的健康是皮肤美丽的基础。

3. 皮肤的性质　人的皮肤可以分为中性、油性和干性三种类型。不同性质的皮肤选择不同的化妆品并采用不同的保护方法。

（1）中性皮肤：也称正常皮肤，油脂分泌量适中，皮肤表面柔滑滋润，富有光泽，是比较理想的皮肤。

（2）干性皮肤：皮肤外观洁白细嫩，皮肤的表面油脂分泌少，毛孔不明显，不易长粉刺，但脸部无光泽，易起小皱纹。这类皮肤应选用含有保湿成分的化妆品，以保持皮肤的润泽。

（3）油性皮肤：皮肤的表面油脂分泌量多，面部油亮光泽，肌纹粗，毛孔明显，易生粉刺，但不易起皱纹。这类皮肤的护理，要注意皮肤表面的清洁。

此外，也有人是混合型皮肤，即额头、鼻子、下巴部位偏油性，其他部位偏中性。

（二）保养皮肤

随着年龄的增长，人的皮肤会逐渐老化并失去光泽和柔韧，产生皱纹，这种生理现象是不可避免的，但采用科学的方法保护皮肤，延缓皮肤的衰老却是可能的。

1. 保持乐观的情绪　乐观的情绪是最好的“润肤剂”，俗话说“笑一笑，十年少；愁一愁，白了头”，可见皮肤与精神状态有着非常密切的关系。

2. 保持充足睡眠　睡眠充足，会使人感到精神振奋，容光焕发，眼睛光亮有神。

3. 摄取足够的水分和营养　多喝水可以保持皮肤细嫩，滋润，还要注意室内空气的湿润。从食物中摄取各种营养成分，其美容功效非任何化妆品所能及，而且所获得的是一种健康的美。要求饮食多样化，摄取较丰富的蛋白质、维生素和矿物质，避免偏食。从民间食谱和宫廷药膳中可了解许多与皮肤美容有关的食品，如薏米、百合、黄豆芽、黑小豆、冬瓜、萝卜、豌豆、白瓜子等，这些食品有助于皮肤的白嫩，减少黑斑和白发等。在干果品中，大枣、菠萝蜜、樱桃、水蜜桃等能使人脸色红润，保持丰满。食物中盐分应少，勿饮过量的咖啡和浓茶。酒精和辛辣食物能扩张面部毛细血管，持久会损害其弹性。

4. 有效的皮肤护理　皮肤护理包括面部护理和浴身。保持皮肤清洁，可以促进皮肤血液循环，增强皮肤抵抗力，保持皮肤毛孔的通畅，减少粉刺等皮肤问题的出现，是保持皮肤健美的第一要素。①用正确的方法洗面；②蒸面；面部按摩。此外，还可以使用各种面膜或营养液敷面，进行皮肤的保养与护理。

五、护发与美发

（一）护发

人们都希望拥有一头乌黑、光亮、柔软的秀发，再配上端庄、美观的发型，可以增加仪表美。要使头发健康秀美，必须用科学的方法加以保护。

1. 清洗头发　洗发可以去除落在头发上的灰尘和头皮的分泌物，有助于头发的生长和健康，尤其是油性头发，更应勤洗。一般一周清洗两三次，自然风干，涂上护发素。

2. 梳理头发　梳理头发不仅能使头发整齐美观，而且也是一种健美运动。

3. 按摩头部　按摩头部是增进头发健康的重要手段，有利于促进头部的血液循环，促进头发生长，防止头发脱落。

4. 焗油与倒膜　日常要注意对头发的养护，定期使用护发品加强护发，特别是秋冬季，以保持头发的光滑亮泽。

（二）美发

1. 烫发　即运用物理或化学手段，将头发做成适当形状的方法。决定烫发之前，先要了解自己的发质、年龄、职业是否合适，再选择好适合自己的发型。

2. 染发　头发颜色不理想，或是头发变白，即可使用染发剂使其变色。对中国人而言，将头发染黑不必非议，而若想将头发染成其他色彩，则应根据个人的职业、年龄、性别等不同特点来选择。

3. 做发　即运用发油、发露、发乳、发胶、摩丝等美发用品，将头发塑造成一定的形状，或对其进行护理，其要求与烫发大体相似。

4. 假发　头发有先天或后天缺陷者，均可选戴假发。选择假发，一是要使用方便，二是要天衣无缝，自然逼真，不可过分俗气。

第二节　表情仪容

表情是指人的面部的情态，即通过眉、眼、鼻、嘴的动作和脸色的变化表达出来的内心思想感情。在人际沟通方面，表情起着重要作用，现代心理学家总结出一个公式：感情的表达＝7%语言＋38%语音＋55%表情。可见表情在人与人之间的沟通上占有相当重要的位置。它是一种无声的语言，而且是一种世界性的语言，超越了地域文化的界限，几乎可以在世界任何地区、任何人群中通用。

护士的表情应该是真诚、亲切、友好的，护士美好的内心世界及护士对病人和蔼的态度是通过面部表情传递给对方的。因此，表情是塑造护理职业形象美的重要组成部分。构成表情的主要因素是眼神和笑容。

一、眼神

眼神是面部表情的核心。在人际交往时，眼神是一种真实的、含蓄的语言。“眼睛是心灵的窗户”，从一个人的眼神中，可以看到他的整个内心世界，在人与人面对面的交往中，信息的交流常以眼神的交流为起点。目光运用得当与否，直接影响到信息传递和交流的效果。真诚、友善的情感往往是通过延伸表现出来的。当病人心情沉重时，看到的是护士温和的眼神；当病人心烦意乱时，看到的是护士坚毅的眼神；当病人焦虑恐惧时，看到的是护士镇定的眼神。这些眼神对病人来说，好比冬天里的阳光、夏天的雨露，融汇成一股股暖流倾入并滋润着他们的心田。

二、笑容

笑容，是人们在笑的时候所呈现出来的面部表情。笑容是一种令人愉快的，悦人悦己，发挥正面作用的表情。它不仅在外表上给人以美感，而且一个美好的微笑是人际交往的一种轻松剂和润滑剂。利用笑容，人与人之间可以增加信任感，缩短彼此之间的心理距离，打破交际障碍，为深入地沟通与交往创造和谐、温馨的良好氛围。有人说“一个美好的笑容胜过十剂良药”，说明适时的笑，是有利健康和修身养性的。护理人员的微笑能减轻患者的疾苦，促进病人的身体健康。因此，笑是我们护理工作的一个重要组成部分。

在日常生活中，笑的种类有很多。微笑是最美、最自然、最大方、最友善的。

三、表情与微笑练习

学习表情仪容总的要求是：要理解表情、把握表情、正确使用表情，在不同场合控制住自己的情感不轻易让其流露出来浸染周围的其他人。在人际交往中和工作岗位上要特别注意观察、鉴别和应对。一般情况护士的职业代表着“白衣天使”，是健康的使者，表情的流露应和蔼可亲、乐观向上、具有感染力。

在千变万化的表情中，眼神和微笑的运用是至关重要的。

（一）眼神

在人际交往和工作中要善于运用眼神，眼神与注视的时间、角度、部位、方式、眼睛的变化有关。不同的工作和交际场合、不同的交往对象、视线徘徊的区域不同。

1. 公务凝视 公务凝视适用于洽谈业务。如护士与病人的交谈及工作时同事间的交谈等。这种凝视就是用眼睛看着对话者脸的三角部分，这个三角以双眼线为底线，上顶角到前额。这种凝视给人郑重严肃之感，适用于工作交往。

2. 社交凝视 社交凝视是人们在社交场所使用的凝视行为。这种凝视是用眼睛看着对方的下三角部位，这个三角是以两眼为上线，嘴为下顶角，也就是双眼和嘴之间，当你看着对方脸上这个部位时，会营造一种社交气氛。这种凝视主要用于茶话会、舞会及各种类型的友谊聚会。

3. 亲密凝视 亲密凝视是男女之间，特别是亲人和恋人之间使用的一种凝视行为，这种凝视是看着对话者的双眼到胸部之间。当男性对女性产生特别好感时，一般是看着对方这个部位。当然用眼睛来注视对方的胸部范围，只有恋人之间才合适，对陌生人来说这种凝视就有些失礼了。

4. 侧扫视 侧扫视是用来表示兴趣、喜欢、轻视或敌意态度的凝视行为。这种侧扫视伴随着微笑和略翘起的眉毛，这是一种表示兴趣的信号，如果伴随眉毛下垂，嘴角下撇，这种凝视就成了一种表示猜疑、轻视、敌视或者是批评的信号。

（二）微笑

笑，是人类的一种特有的表情。笑，主要通过眼眉、唇齿、鼻唇沟和面部肌肉等器官组织的活动来表达的。

微笑是所有的笑当中最美的一种。微笑是可以训练养成的：

1. **嘴角上翘** 在练习时，为使双颊肌肉向上抬，口里可念普通话的“一”字音。

2. **眼中含笑** 取厚纸一张，遮住眼睛下边部位，对着镜子，调动感情，发挥想象力或回忆美好的过去，或展望美好的未来，使笑肌抬升收缩鼓起双颊，嘴角做微笑的口型。这时你的双眼就会十分自然地呈现出自然的表情了。然后再放松面孔，眼睛恢复原样，但目光仍旧脉脉含笑，这时就是眼神的笑。

第三节 护理工作中的仪容礼仪

护理是一门科学，也是一门艺术。护理工作与“美”紧密联系，护理艺术必须靠职业形象去体现，因此，护士必须具有现代护理职业要求的仪容和礼仪。护士的仪表对病人有很大的心理影响，护士较好的仪表会给人以亲切感，会给人以容光焕发、精神振作，动作协调、庄重的安全感。

一、头面部的修饰

护士上岗时应对自己的容貌加以修饰，要求淡妆上岗，这不仅是对病人的尊重，还有利于护患之间的良性交往。护士在修饰头面部仪容时，要遵照得体大方的基本原则。具体的解释是：简练、方便、朴实、实用。

（一）护士的职业淡妆源于生活淡妆，但有别于生活淡妆

1. **眉头** 位于内角正上方或偏内侧，在鼻翼边缘与内角连线的延长线上。两眉头间距离约等于一个眼裂长度。

2. **眉峰** 位置应在自眉梢起的眉长中外 1/3 交界处，或在两眼平视前方时鼻翼外侧与瞳孔外侧缘连线的延长线上。

3. **眉梢** 稍倾斜向下，其尾端与眉头大致应在同一水平线上，眉梢的尾端在同侧鼻翼与外角连线的延长线上。

4. **腮红与口红** 使用腮红与口红时要注意颜色与肤色的自然搭配。使修饰后的整体相貌呈现一种自然美。

（二）护士的发型要求

护士的头发除要求清洁、润滑外，上班时不能披头散发，长发过肩者应用发网将头发束于脑后。短发长度以前发齐眉（不超过眉毛），后发不过肩，以齐耳垂下沿为好。对于男性来讲，要求不准剃光头，不准留长发、梳小辫，不准蓄胡须、不准留鬓角。男性的头发，应前不过额头，后不及领口。

二、身体的修饰

头面仪容是修饰的核心，身体的修饰也很重要。对身体各个部位，我们也有严格

要求。

（一）手臂

1. 手掌　在护理工作中，手要经常接触人和物，出于清洁、卫生、健康及自我保护的需要，及防止交叉感染，应当勤洗手，不戴戒指、手镯、手链上班。

2. 指甲　医护工作者不许留长指甲，因为，长指甲容易藏污纳垢，且影响工作。因此，要经常修剪指甲，上班时不宜涂指甲油。

3. 肩臂　护理人员上班时，不能将肩部暴露在衣服外面，腋毛不宜被对方所见，女性特别要注意这一点，业余时间，若要穿无袖衫，则务必先脱去腋毛。

（二）腿部

1. 严禁裸露　上班时一定要穿鞋袜，男性不宜穿短裤，女性若穿裙装，裙长应超过膝部，并应配合合适的袜子，袜口不能暴露在裙摆以下。护士上班时应穿规定的工作鞋，并且要求做到清洁、舒适、方便、美观。

2. 保持清洁　要保持脚部的卫生，经常换洗鞋袜，不要穿有异味或破洞的袜子，不要在他人面前脱鞋挠抓脚部。

护士在工作中，着裙装时切忌将其暴露在工作服之外，并配上肉色或浅色的长统袜，其他颜色或带花纹的长统袜都不适宜。

思　考　题

1. 仪容的含义是什么？
2. 护士仪容的重要性是什么？
3. 护士在工作中应如何修饰面容和身体？
4. 进行表情、眼神、微笑的自我表现练习。
5. 结合自己的化妆谈谈是否合乎礼仪规范？

CHAPTER 第三章

护士服饰礼仪

服饰，即人们所穿的衣服及配戴的饰物。服饰是一个人仪表的重要组成部分，对一个人的仪表来说，仅靠修饰仪容是不够的，还得在服饰方面下功夫。

在现代，服饰不再是为了御寒遮羞，它已升华为一种文化、一种文明，它反映一个国家一个民族的文化素养、精神面貌和物质文明发展的程度，是一种无声的语言，同时它也能表达一个人的气质、性格、教养、社会地位、文化品位、审美情趣和价值趋向。

作为护理工作者，应掌握服饰相关知识，根据自己的气质、个性、身份、年龄、职业选择合适的服饰，穿戴出品位、穿戴出效果、充分展示自己独特的魅力。

第一节 着 装

服装是一门艺术，着装更是一门技巧。着装是根据个人自身阅历、修养、审美观，对服装的选择、搭配、时尚潮流、场合、自身特点等精心设计，以表现自我、展示自我的手段和方法。因此，每个人都需要学习和掌握着装的基本要求和原则。

一、着装的基本原则

（一）TPO 原则

为当今世界流行的国际着装标准。T 是英文单词 Time 的缩写，指时间，泛指早晚、季节、时代等；P 是英文 Place 的缩写，代表地点、场合、位置、职位等；O 是英文 Object 的缩写，代表目的、目标、对象等。TPO 原则是指人们穿着打扮时，要在兼顾时间、地点、目的三个要素，符合礼仪要求的前提下，根据自己的个性爱好、审美情趣等选择合适的服饰，才能给他人留下良好的印象。

1. Time 原则

（1）富有时代特色：要了解时尚潮流的趋势和方向，把握时代气息与节奏，不要过分超前与落伍。时装具有周期性，再时尚的服装也有“失效期”。

（2）合乎季节时令：着装要符合季节，冬装应以保暖、御寒为原则，夏装应以轻快、凉爽为原则。不过，反季节着装也成为当今的一种流行时尚，如夏天用貂毛披肩；

冬天穿短裤、迷你裙等。

（3）符合时间差异：注意白天和晚上不同的着装，白天出门或上班需要面对他人，穿的衣服要庄重、严谨。晚上在家不为外人所见，可穿宽大、舒适、随意的衣服。

2. Place 原则

（1）与地点相适宜：不同的国家、地区，因其所处地理位置、自然条件、文化背景、宗教信仰、风俗习惯、开放程度不同，着装也不同。如奉行伊斯兰教的阿拉伯国家，妇女的着装就比较保守，而欧美国家的妇女着装就很开放。

（2）与环境相适宜：不同的环境有不同的着装，如在办公室，着装应庄重、整齐，不可穿太透、太紧、太露的服装。旅游休闲时，则穿轻便、舒适的服装。

3. Object 原则

随着社会的发展，服装的角色表达功能越来越明显，它已成为人们职业、身份、地位的标志之一。不同的目的、不同的角色就应穿不同的服装。如参加婚礼，就应穿带喜庆色彩的服装；参加职场应聘、洽谈生意应该着庄重的服装；参加葬礼，应该着庄严、肃穆的深色服装。

（二）适体性原则

人们追求服饰美，就是要借服饰之美来装扮自身，利用服饰的质地、色彩、图案、款式等因素来美化自己。因此，选择服装时要做到：

1. 与年龄相适宜　不同年龄的人有不同着装的要求。青少年衣着应以自然、质朴为原则，要体现活泼、纯朴、富于朝气的青春美，避免珠光宝气。中年人的着装要体现出成熟、高雅、冷静的气度。老年人可应用服装的色彩来掩饰倦怠之相，显现出雍容、华贵、稳重的气质。

2. 与肤色相适宜　人的肤色会随着所穿衣服的色彩发生变化，因此，在选择服装时，应根据自身的肤色来选择服装的颜色。例如，皮肤白皙的人，服装颜色的选择面比较宽，任何颜色都适合。皮肤偏黑的人，应避免穿颜色深暗的服装，应选择色调浅、明亮的颜色，如浅黄、月白、浅蓝等，皮肤偏黄的人，应该避免穿黄色、紫色、青黑、珠红、玫红等。面色苍白、发青者，则不宜穿粉红、浅绿、嫩黄等色彩娇艳的服装，而白色对各种肤色的人都比较合适。

3. 与体型相适宜　人的体型千差万别。影响体型的重要因素就是“人体比例”。人体比例指人的整体与局部，局部与局部之间的数学关系。人体的各部如果比例得当，就产生匀称的感觉，而匀称正是一种美。

（1）达芬奇用自然科学知识、解剖和数学统计，提出了人体美的比例标准：头长为身高的1/8，肩宽为身高的1/4，双臂平伸的长度等于身长，两腋宽度与臂相同，乳房与肩胛骨下端位于同一水平线，脸宽等于大腿厚度，跪下时的高度为身高的3/4，平卧时高度为身高的1/9。

（2）阿道夫蔡辛（德国数学家）1854 年首次提出人体“黄金分割律”：以脐为分割点，头顶到脐为人体上半部，脐到足底为人体的下半部，上半部：下半部 =0. 618。

根据人体比例关系设计服装的结构和款式或选择服装的面料图案，可使体型好的人锦上添花，使体型差些的人扬长避短，隐丑显美。例如：现在流行的韩版淑女装，将腰际的位置提升到乳房下缘，使人产生一种错觉，调整了人体上下比例。另外，服装面料的质地、色彩、图案也会造成不同的感觉和效果。如：厚毛料、宽条绒有增加体积的效果，发亮的面料、大花型有扩张的感觉，细软、深色的面料有收缩的感觉，小花型的面料一般不会产生放大和收缩感，适合大部分的体型。下面针对几种体型介绍一些选择服装面料、款式、色彩、图案的基本方法。

身材高挑、胖瘦适中者对服装款式选择的范围较大，着装时应该更多考虑服装与肤色、气质、身份、场合等的协调。若身材高瘦，应选择线条流畅的服装，但不宜选择竖条纹的面料图案；横条纹、斜条纹均可以增加视觉上的宽度，避免窄小、紧身的衣服，避免使用黑色、暗色。太瘦的人不宜裸露太多，以免给人以不协调、体弱多病的感觉。腿长者可选择牛仔裤，亦可将裤扎在衣的外面，这样显得腿修长。

身材矮小者要用垂直线条增加身高，避免使用水平线条、宽折边和方正的肩线，避免大或粗笨、宽松悬垂的款式；否则会显得更矮。腿短者不宜将裤扎在衣服外面，上身宜选长一些的衣服，将腿遮掩一部分，使人产生错觉，弥补腿短的缺陷。

4. 与职业身份相适宜 随着社会的发展，服装的角色表达功能越来越明显，不同的职业有不同的服装要求，衣着要体现自己的职业特色，与从事的职业、身份、角色形象相协调，不能不加修饰，也不能过于花哨，特别是工作时的着装，更应体现出职业服装的实用性、象征性和审美的特征，它表明了职业的责任感和可信赖程度，也表现了对他人的尊重。如在办公室穿的服装应是合体、大方、整洁、高雅。性感的服装、休闲的运动服或牛仔装都是不合适的。

（三）个体性原则

服装的穿着，受个人思想观念、个性特征的影响，每个人都具有自己的个性，在着装时，既要认同共性，又要不失自己的个性。在人际交往中给人留下深刻、美好的印象，取得好的效果，就应该突出服装的个性。但是，坚持个性要注意：第一，根据自身特点，量体裁衣，扬长避短；第二，创造并保持自己独特的风格，同时兼顾大众的审美观。一味地讲求个性、讲求独特，奇装异服或衣冠不整的标新立异，不仅不会张扬个性的特点，反而会损害自身形象，给人留下不好的印象。

（四）整体性原则

着装要坚持整体性原则，统筹考虑、精心搭配，各部位不仅要自成体系，而且还要互相呼应，在整体上尽可能显得和谐完美。否则就会产生不协调的感觉，从而破坏整体效果。着装的整体性重点要注意两个方面：①恪守服装本身约定俗成的搭配，例如，穿西装时，相配的应该是衬衫，而不能是运动衣，鞋应该是皮鞋，而不能穿布鞋、凉鞋、拖鞋、运动鞋等；②使服装各个部分相互适应，局部服从于整体，力求展现着装的整体美。

二、色彩的运用

服装是一门艺术，色彩是一门学问，世界上没有不美的色彩，只有不美的搭配。色彩对人的视觉刺激是极为敏感且强烈的，可以引起一系列的生理和心理反应。因此，根据礼仪的要求和自身的特点、性格、爱好，选择适当的服装色彩，合理搭配。下面介绍有关色彩的一些基本知识。

（一）色彩知识

1. 色相　色彩所呈现出来的质的面貌。如日光通过三棱镜分解出来的红、橙、黄、绿、青、紫六种色相。这种色相是产生色与色之间关系的主要因素。

2. 色调　构成色彩的调子。一幅图画上往往用各种色相组成，这种色与色之间的整体关系，称为“色调”。其中主要的色相为主调或基调。

3. 补色　亦称“互补色”、“余色”、“对比色”。如果两种色光（单色光或复色光）以适当比例混合而能产生白色感觉时，则这两种颜色称为“补色”。例如波长为6563 埃的红色光和 4921 埃的绿色光，又如橙黄与蓝、黄与紫，亦即三原色中任一种原色对其余两种的混合色都互为补色。补色相减（如颜料配色时，将两种补色颜料涂在白纸的同一点上分量相当）时，成为黑色。补色并列时，由于相互鲜明地衬托，引起了强烈对比的色觉，将感到红的更红、绿的更绿。如将补色的饱和度减弱，即能趋向调和。

4. 间色　亦称“第二次色”。红、黄、蓝三原色中的某二种原色相互混合的颜色。如红、黄混合成橙色，黄、蓝混合成绿色，蓝、红混合成紫色。间色与间色的混合称为“再间色”（多次色）；再间色的互相混合则成为黑灰色（含灰色）。我国古代服色，以青、黄、赤、白、黑为正色，其他杂色为间色。《礼记玉藻》云:“衣正色，裳间色。”

5. 类色　指性质相同的色相。但其色度有深浅之分，如深红与浅红等。

6. 邻近色　指性质近似的色相。如红与橙，橙与黄，黄与绿，绿与青，青与紫，紫与红等。

7. 对比色　指性质相反的色相。其光度明暗悬殊，如红与绿，黄与紫，橙与青等。它们每组中与双方都互为补色，在并列时，由于相互鲜明地衬托，引起了强烈对比的色觉，红的将更红，绿的将更绿。

8. 极度色　属于无色系统的色彩。如黑、白、灰、金、银。因它能使色调起调和作用，故又叫“补救色”。纯白、纯黑色不易找到，光带里无此色相，故白色又称“赤外色”，黑色又称“紫外色”。

白————红橙黄绿青紫————黑

（赤外）　　　　　　　　　　（紫外）

9. 饱和色　指某一正常的色相。如正红色为最高饱和度，浅红和深红的饱和度则较弱。有时也叫“色度”，因和光度明暗有关（如红色在强光中饱和，蓝色在弱光中饱和）。

（二）色彩感情

红：热情、危险、革命　橙：温和、嫉妒、嫌恶　黄：光明、希望、活动
绿：平和、安全、新鲜　蓝：悠久、平静、理智　紫：优雅、高贵、不安
白：洁白、神圣、不吉　灰：平凡、阴郁、恐怖　黑：严肃、死亡、刚健

由于联想被社会所固定化，就具备了象征性。上表右侧词义联想往往用左侧的色彩来象征。

（三）色彩的冷暖及生理效应

1. 暖色　红、橙、黄色等，给人以温暖、热烈、兴奋之感，使人心率加快，血压升高。

2. 冷色　蓝、绿、黑、白等色称为冷色，给人以寒冷、抑制、平静之感，使人心跳、血压趋于缓慢、平稳。

（四）色彩的视觉效果

1. 感觉　浅淡的明色给人以轻快、华丽的感觉。深沉的暗色给人以凝重、沉稳、质朴的感觉。

2. 视错觉　浅色有扩张作用，使人显胖，瘦人穿用可收到变瘦小为丰腴的效果。深色有收缩作用，适宜胖人穿用，使人显得苗条。

（五）色彩的搭配

现代服装设计的主流是雅洁、自然、简练、朴实。用色要避免繁杂、零乱，做到少用色、活用色。以不超过三种颜色为好。常用的服饰色彩搭配的方法有以下几种：

1. 统一法　即同类色搭配，造成统一、和谐的美感，但要注意颜色衔接、过渡自然。如浅灰配深灰、墨绿配浅绿、深红配浅红等。

2. 调和法　即邻近色搭配，如红与橙、橙与黄、蓝和绿、青与紫。邻近色搭配由于色彩差异较大，服装更显活泼与动感。搭配难度较大，讲究也更多，故应用时要适当把握。

3. 对比法　即对比色搭配，反差鲜明，显示出鲜艳、活泼、明快的感觉。如红与绿、黄与紫、橙与青、黑与白等，应用时一定要在明暗度、鲜艳度上加以区别，使对比鲜明而不刺眼。

4. 呼应法　即配色时，在某些相关的部位刻意采用同一种色彩，以便使其遥相呼应。如穿西装男士的鞋与包同色、女士的帽与挎包同色等，这种呼应配色使人感到和谐又活泼。

5. 陪衬法　上下衣、衣领和袖边、裙子的腰带与下摆等采用不同颜色陪衬，显示出一种生动活泼的色彩美。

6. 点缀法　在同一色调的服装关键部位，装饰一些闪光发亮的金属片或质地较好的动物皮毛，点缀一下，起到画龙点睛的作用。

7. 时尚法　在特定的时期，人们会对某种颜色偏爱，即流行色，往往能引起人们的普遍关注，不过应用时要考虑场景、年龄等因素。

无论采用什么搭配方法，都应遵循一条共同的基本原则，这就是：协调。

三、西装的穿法

谈到西装，它通常是现在公司企业从业人员、政府机关从业人员，在较为正式的场合男士着装的一个首选。西装，严格地来讲是来自西方国家的一种制式服装。西装的穿着，有其自身的一定之规。也就是穿西装时有三大问题要注意，而每个问题里都有一个“三”字，所以叫“三个三”。

第一个“三”，三色原则。它规定：穿西装正装时，全身上下的颜色不能多于三种。

第二个“三”，三一定律。三一定律是男士在重要场合穿套装出来的时候，身上有三个要件应该是同一个颜色。即鞋子、腰带、公文包。它们应该是一个颜色，并且应该首选黑色。

第三个“三”，三大禁忌。三大禁忌指的是穿西装时，有三个不能出洋相的地方。其一，袖子上的商标不能不拆。其二，非常重要的涉外商务交往中忌穿夹克时打领带。夹克属于休闲装，一般来讲，和领带这种正装的搭配，并不协调。其三，忌袜子出现问题。袜子和皮鞋最好一个颜色，还有一种选择，就是袜子的颜色和裤子一个颜色。袜子最好是棉纱，经常换洗，不要有破洞。

另外穿西装还要注意以下细则：

细则之一，衣扣的系法。单排扣西装扣子的系法，最基本的讲究，就是下面那颗扣子永远不系。如果是两个扣的话，肯定就是下面那颗可不系。那三颗或者四颗扣怎么办呢？三颗扣，四颗扣也是下面那颗不系，还有一个办法就是最上面的扣子不系，上下可以更敞开一些，这是比较时尚的穿法。但是很正规的穿法，只是下面那颗扣子不系。但是千万要注意，不要所有的扣子都不系，所有的扣子都不系就成为休闲西装了。

细则之二，西装口袋里面放的东西越少越好，这是非常重要的。很多人把西装当作工作装穿。西装上衣，下面两侧口袋里面原则上是不装东西的，东西只装在内兜里。西装内侧口袋可以放钢笔、名片，其他的也不要放。其他东西放到自己的公文包里去，包括手机之类。“男人看腰”，腰上不要挂东西。

细则之三，衬衫的穿法。衬衫只能穿一件。在正式场合穿的衬衫，应为白衬衫，单色的，没有过多的图案，格子的、条纹的尽量少穿，彩色的一般不要穿。特别要注意的是，长袖衬衫是正装，短袖衬衫则是休闲装，后者不宜用来搭配西装。长袖衬衫有几个细节要注意，里面穿内衣、背心的时候，领型要选 U 领或者 V 型，不能使之露出来；如果要打领带，上面的扣子要系上，不打领带的话，衬衫上面的扣子可以不系。如果是 T 恤配休闲装也可以，但是配正装就不可以。

细则之四，领带及配饰。领带可打可不打，穿套装是一定要打领带的，不穿套装则可以不打领带，不穿西装是绝对不打领带的。领带要注意颜色的选择，正式场合最好选单一颜色，可以和西装一个颜色，比如蓝西装打蓝色的领带，灰色的西装打灰色的领带。此外还可以选紫红色领带，比较庄重而热情。艳色领带，如粉的、白的、绿的，尽量少打，领带如果有图案也可以，但是图案要简洁，格子、条纹、圆点最佳。不要让领带上面色彩纷呈。

最后还有一点要注意，领带夹的用法，领带夹应夹在衬衣第三和第四粒纽扣之间。

第二节　佩　　饰

在人的审美活动中，珠宝首饰及其佩戴从来都是绝对重要的一课。珠宝首饰因其选用的材质不同，色彩不同，设计款式不同，工艺做工不同，使用和佩戴方法的不同，给人带来的感觉自然也是不同的。人们根据这些不同的特质，赋予珠宝首饰以不同的内涵，这即是珠宝首饰的个性色彩。而不同气质的人，如果选佩珠宝首饰得当，则既可增强珠宝首饰的个性色彩，更可塑造自己的迷人魅力和个性，使人与珠宝首饰相得益彰，交相辉映；反之，则相互消蚀，毁及双方。

一、气质与首饰相配原则

在心理学的范畴内，我们把人的气质大致归纳为四种类型。下面是这几种气质的人和珠宝首饰相配的基本原则和方法。

1. 冲动型（也称胆汁性）　这种气质的人的特点是直率，热情，反应灵活，但自制力较差，经常处于兴奋状态且易于冲动，情绪急躁，办事粗心。具有这种气质的男性在选择珠宝首饰时可将重点放在那些色彩单纯，造型简练，粗犷的首饰上，这样既可烘托出豪爽，奔放的男子气慨，也可体现出稳重和厚实的成熟感。冲动型的女性则需选择细致精巧的首饰，在材质上，应将重点放在翡翠，珍珠，绿色碧玺，浅色蓝宝石较沉静的珠宝类型上，这样可增强女性文静温柔的美，一改冲动急躁的形象。

2. 活泼型（也称多血质）　活泼型的人其特点是情绪饱满，精力充沛，活泼好动且热情，但注意力和情绪等却易受外界的影响而转移变化。活泼型男性宜选择色调明快，烘托力强的首饰，如钻石，蓝宝石，猫眼石等都是较理想的选择。在款式上，新潮的手链，项链，具有棱角的方型板戒等均可烘托奔放跃动的个性风采。活泼型女性则需选择色彩柔和，质地湿润的宝石首饰。浅绿色翡翠，月光石，粉红色碧玺，芙蓉石，粉色珍珠，孔雀石等，都可衬托活泼型女性在热情中透出宁静与缠绵的情怀。

3. 平静型（也称黏液质）　平静型的人在性格上倾于平和，内向，但也有固执刻板的一面，有些平静型的人不善交际。男性如果属于此种类型，则应在增添阳刚之气，改善外观形象上下功夫。需选择光彩较强的如钻石，红宝石，祖母绿，金红石等宝石首饰，这样可以塑造主动，热情的形象。女性平静型就应保持其较优雅含蓄的一面，在首饰的色调选择上，宜关注色泽较平和的宝石，如淡红色石榴石，浅色碧玺，紫晶，白色珍珠等，以充分展现女性恬静，细腻的美和温柔。

4. 柔弱型（也称抑郁质） 柔弱型气质的人的特点是多愁善感，性格柔弱，倾于严重内向，对事物的体察极细致，忍耐性和自制力都极强。同时柔弱型的人又有清高和过分孤僻的倾向，易让人感到难以接近。柔弱型的男性应选择色彩饱和度高，鲜明，亮泽的珠宝首饰，以改善形象，增强热情和活力。材质上以红宝石，青金石，红翡，珊瑚等为首选。柔弱型女性为了于宁静中增添活泼，严肃中透出天真，应以海蓝宝石，大红尖晶石，红色碧玺等为上选，则可更显妩媚可爱的柔情。

二、首饰佩戴方法

首饰的种类有很多，按其所使用的部位有：头饰、耳饰、胸饰、腕饰、指饰、足饰之分；具体品种有戒指、项链、耳环、手镯、手链、脚链、胸针挂件等。在佩戴方法上，还有许多不同的要求。

1. 戒指 戒指常被用作爱情的信物、富贵的象征、吉祥的标志。戒指的佩戴有一定的讲究，通常是戴在左手上，一般只戴一枚，戴多枚戒指，有过分炫耀之嫌。如果想多戴，最多也只戴两枚，可戴在一只手两个相邻的手指上，也可戴在两只手对应的手指上。

许多国家和地区，戒指是一种无声语言，往往暗示佩戴者的婚姻和择偶状态。把戒指戴在食指上，表示无偶，寻求恋爱对象或求婚的意思；戴在中指上，表示正在恋爱中；戴在无名指上，表示已经定婚或已经结婚；戴在小指上则暗示自己是一位独身者；拇指通常不戴戒指。在不少国家中，未婚女子的戒指戴在右手而不是左手上。

2. 项链 珠宝首饰中，戒指、项链、耳环三者被称为“三大件”。人们心目中把项链看做是“三大件”的核心，因其所处的部位（颈下胸前）是全身最明显的地方。所以佩戴项链，必须讲究款式对路，尺寸适度。这样才可突出佩戴者的气质、个性与风韵，减少或弥补一个人脸型或脖子的某些不足，创造出人意料的装饰效果。

一般说来，女青年佩戴项链主要是增添青春美和秀气，宜戴纤细一些的无宝石金链（含 K 金链），它会给人以苗条和秀丽之感。中老年妇女佩戴项链，除装饰体态美之外，更有表示雍容华贵之意，因而佩戴较粗一些的项链为佳。

对于一般女性来说，短项链可使脸变宽、脖子变粗。有的女性脖子稍长，以为佩戴多串项链可以达到脖子变粗的效果，实际上正好适得其反，反而使瘦长的脖子更加显眼。方型脸、脖子短的女性宜佩戴稍长的项链，相配穿着领口大一点、低一点的上衣，使项链充分显露出来，使人有一种脖子变长的印象，从而增加美感。

3. 挂件 又叫项链坠，多与项链同时配套使用。其形状、大小各异，常见的有文字、动物、鸡心、元宝、花蓝、十字架、佛像、像盒、镶宝、吉祥图案、艺术造型等。

选择挂件，要优先考虑它是否与项链相配，力求两者在整体上协调一致。另外，在正式场合不要选用过分怪异或令人误解图形、文字的挂件，也不要同时使用两个或两个以上的挂件。

4. 耳环 又称耳饰，对于耳饰来说已经是一个完全自由的时代，我们不要再多虑礼节问题，更没有形式的限制。唯一所剩的就是美感的因素。耳饰的造型有大有小、有长有短，还有非常多的材质可选。耳饰具有对脸部、甚至颈部的装饰作用。我们要根据自己的相貌特征挑选合适自己的耳饰。对于脸型秀美者来说几乎适合佩戴所有的款式；对于圆形脸的人，比较适合耳钉或是上大下小型的耳坠；对于长型，可以选择较大的耳钉或上小下大的耳坠来调整脸型；而具有方脸型的人，则比较适合造型优雅的耳钉来柔化脸部轮廓。如果身上同时要佩戴其他种类的饰品（如戒指、项链、胸针等），要注意材质和款式的统一。

5. 手镯 戴手镯时，对手镯的个数没有严格限制，可以戴一只，也可以戴两只、三只，甚至更多。如果只戴一只，应戴在左手而不应是在右手上；如果戴两只，则可以左右手各戴一只，或都戴在左手上；如果戴三只，就应都戴在左手上，不可以一手戴一只，另一手戴两只。戴三只以上手镯的情况比较少见，即使要戴也都应戴在左手上，以造成强烈的不平衡感，达到标新立异、不同凡响的目的。不过在此应当指出，这种不平衡应通过与所穿服装的搭配来求得和谐，否则会因标新立异而破坏了手镯的美。

如果戴手镯又戴戒指时，则应当考虑两者在式样、质料、颜色等方面的协调与统一。

对初戴手镯者，还应注意选择手镯内径的大小，过小则会因紧贴腕部皮肤引起不舒适，甚至影响血液流通。

6. 手链 手链，是一种佩戴于手腕上的链状饰物。与手镯不同的是，男女均可佩戴手链。在普通情况下，手链应仅戴一条，并应戴在左手上。在一只手上戴多条手链，双手同时戴手链，手链与手镯同时佩戴，一般是不允许的。在一些国家，所戴手镯、手链的数量、位置，可用以表示婚否。手链与手镯均不应与手表同戴于一只手上。

7. 脚链 脚链即佩戴于脚腕部位的链状饰物。脚链是当前比较流行的一种饰物，多受年轻女士的青睐，主要适合在非正式场合；佩戴脚链，可以吸引别人对佩戴者腿部和步态的注意，如果腿部缺点较多，就不宜用；一般只戴一条脚链，两只脚腕都可以戴，如果戴脚链时穿丝袜，就要把脚链戴在袜子外面，让脚链醒目；而服务人员在工作中不可以佩戴脚链。

8. 胸针 胸针即别在胸前的饰物。胸针男女都可以佩戴；穿西装的时候，应别在左侧领上；穿无领上衣时，应别在左侧胸前；发型偏左时胸针应当居右，反之则应当偏左；胸针的高度为从上往下数的第一粒至第二粒纽扣之间。在工作中如果要求佩戴身份牌或本单位证章、徽记上岗的话，就不适合再同时佩戴胸针。

9. 手表 合理选用手表首饰，能反映出一个人脱俗的审美品位和文化素养。手表首饰的选戴要以服装为依据，保持整体风格一致。经常穿职业装的人宜选择简练大方的手表首饰，讲究完整性、和谐性，如果直线条、块面组合的简洁套装，宜佩戴线条简洁，面板朴素，表壳表带均不太耀眼的手表，串珠或挂件项链加上精巧小耳钉的搭配最能体现白领丽人的干练雅致。晚礼服、裘皮等贵重或厚实面料，配带的手表就可以选择一些制作考究，镶钻真金的名表，而一些货真价实的珠宝钻石首饰会显得更高贵典雅。休闲类服装佩戴古灵精怪的艺术型首饰会更有情趣，手表也可选择比较有时代特征的时装表，借此张扬个性。丝绸之类轻薄型服装则选用纤巧细致的首饰，可佩戴小、巧、轻、薄之类的手表，突出温柔细腻的气质。

手表首饰的选戴一定要注意造型款式和色彩上的呼应协调。配套的手表首饰因色彩造型的一致而形成连贯统一的视觉效果。

第三节　护理人员的服饰礼仪

护理独特的艺术美是通过护理人员的形象美来实现的，护士的着装直接影响护士的形象。因此，护士应以端庄的仪表、整洁的服饰，给服务对象留下美好的印象，这将在工作中得到患者的信任与配合。

一、护士着装的原则

护士的着装应以整洁、庄重、大方、适体、衣裙长短适度、方便工作为原则，并与工作环境协调一致。护士的着装，除了应遵守着装的基本原则外，还应体现护士职业的特点。

1. 在工作岗位上应着护士服　护士服不仅是专业的特征，更可体现护士群体的精神风貌。护士服的设计充分考虑了护士所从事的职业身份，适合护士的整个工作环境，并与护士的工作职能相适应。护理人员上班在岗必须穿护士服，这是本行业工作的基本要求。护理人员身着醒目的护士服，不仅是对服务对象的尊重，而且便于服务对象辨认，同时也使护士有一种职业的自豪感、责任感和可信度，是敬业、乐业精神在服装上的具体表现。

2. 着护士装要佩戴胸章　护士身着护士服时应同时佩戴表明其姓名、职称、职务的工作胸章，这可以促使护理人员更积极、主动地为服务对象服务，认真约束自己的言行，同时也便于服务对象的辨认、问询、监督。因此，每一位护理人员应抱着对自己职业的神圣感、责任感、自豪感去工作，自觉地将工作胸章端正地佩戴在左胸上方。

3. 护士服应整齐清洁　护士服应是清洁、整齐、无皱、庄重、大方、适体的无污渍、血迹，衣扣要扣齐，长短适宜，袖长至腕部为宜，腰部宽松适宜，腰带平整，内衣领边、袖边、裙边不宜露在护士服的外边，给人以整洁、干净、利落、明亮、整体美的感觉。护士服不是劳动保护服，它的清洁和整齐代表着护理人员的尊严和责任，显示护士职业的特殊品质；它统一规范的格式，体现了护理人员严格的纪律和严谨的工作作风。

4. 力求简约端庄　护理人员不宜留长指甲，在工作岗位上不宜戴墨镜，不宜涂指甲油，不宜戴首饰，以免影响工作，使病人产生不良看法。护理人员在修饰仪表仪容时，要力戒过分雕琢，而应简练、明快、朴素、高雅、实用，线条自然流畅。上班时不宜在自己的发型、服装上大做文章，不可将仪容搞得花哨、俏丽、怪异、离奇。要给人以端正、庄严、高雅的感觉。此外，护士工作时还应注意不要涂抹味浓刺激的香水，那样不仅会对病人产生不良刺激，甚至会导致某些病人诱发哮喘等过敏反应。

5. 工作时应佩戴手表或挂表 护理工作具有很强的时间性，护士应该有严谨的工作作风和较强的时间观念。很多的护理操作是需要计时的，如测体温、脉搏，做药物过敏试验、静脉输液时调整滴数等，因此，护士上班时应佩戴指针式手表或挂表（具备时针、分针、秒针），而不应使用手机或数字跳跃式手表计时，使用手机或数字跳跃式手表计时，会影响数值的准确性或造成其他意外事故发生。

二、护士着装具体要求

1. 帽 护士帽是护理人员的职业象征，它用无声的语言告诉服务对象："我是一名护士，我为您的健康服务"。护士帽有两种：燕尾帽和圆顶帽。戴燕尾帽时，如果是短发要求前不遮眉、后不搭肩、不掩耳，如果是长发，则要梳理整齐盘于脑后，发饰素雅端庄。燕尾帽应平整、无折、挺立，配戴高低适中，戴正戴稳，距发际 4～5cm，用白色发卡固定于帽后；戴圆顶帽时，应前达眉睫，后遮发际，将头发全部遮住，不戴头饰，缝封要放在后面，边缘要平整。

2. 衣 护士服是艺术的创造，具有很强的感染力，给人以纯洁、轻盈、活泼、勤快的感觉。近来，护士服的款式和颜色有多种多样，以白色为主，可根据不同的科室特点选择。如小儿科选用粉红色、手术室选用淡蓝色、急救中心选用浅绿色等。护士服式样要简洁、美观、穿着合体，操作活动自如，面料平挺、透气、不透明、易洗、易消毒。护士服分冬装和夏装，冬装配有白色长裤，夏装配白色或肉色长袜，穿夏装时，裙摆和袜口不宜露在工作服的下边。

3. 鞋 护士鞋以白色或乳白色平跟或小坡跟为宜，行走时防滑、无响声。

总之，护士在护理实践中，要用美好的职业形象，给病人一个美好的印象，使病人面对护士时有美的感受和共鸣，给病人以鼓舞和力量，促使其积极主动地配合工作，为完成各项护理工作任务打下良好的基础，从而使护理工作在高层次服务上得以开拓和发展。

思考题

1. 什么是 TPO 原则？
2. 不同场合的着装要求是什么？
3. 如何穿西装？
4. 首饰通常有哪些？佩戴时应遵守哪些规则？
5. 护理人员在工作岗位应如何着装？
6. 联系实际，谈谈自己装束是否合乎礼仪规范？

CHAPTER

第四章

护士的言谈礼仪

言谈是人类特有的交往工具，是信息的第一载体。言谈礼仪是人们在进行语言交谈、沟通中应具备的礼仪规范。其目的是沟通的主动方通过语言表达思想、交流感情、沟通心理、传达信息。

护理人员在工作中有很多时间接触患者及其家属，而且，要获得有关病情的第一手资料就必须通过言谈交流来进行。因此，言谈礼仪就成了护理工作者应当掌握的最基本的工作技巧，它能有效地给予患者必要的帮助，以利患者全面康复。同时，言谈也是个人知识、阅历、才智、教养和应变能力的综合体现。

第一节　言谈的基本礼仪

语言是双方信息沟通的桥梁，是双方思想感情交流的渠道。语言在人际交往中占据着最基本、最重要的位置。语言作为一种表达方式，能随着时间、场合、对象的不同，而表达出各种各样的信息和丰富多彩的思想感情。语言表达礼貌的关键在于尊重对方和自我谦让。要做到礼貌说话必须做到以下几点。

一、使用敬语、谦语、雅语

（一）敬语

敬语，亦称“敬辞”，它与“谦语”相对，是表示尊敬礼貌的词语。除了礼貌上的必须之外，能多使用敬语，还可体现一个人的文化修养。

1. 敬语的运用场合

（1）较正规的社交场合。

（2）与师长或身份、地位较高的人交谈。

（3）与人初次打交道或会见不太熟悉的人。

（4）会议、谈判等公务场合。

2. 常用敬语　日常使用的“请”字，第二人称中的“您”字，代词“阁下”、“尊夫人”、“贵方”等，另外还有一些常用的词语用法，如初次见面称“久仰”，很久不见称“久违”，请人批评称“请教”，请人原谅称“包涵”，麻烦别人称“打扰”，托人办事称“拜托”，赞人见解称“高见”等等。

（二）谦语

谦语亦称“谦辞”，它是与“敬语”相对，是向人表示谦恭和自谦的一种词语。谦语最常用的用法是在别人面前谦称自己和自己的亲属。例如，称自己为“愚”、“家严、家慈、家兄、家嫂”等。自谦和敬人，是一个不可分割的统一体。尽管日常生活中谦语使用不多，但其精神无处不在。只要你在日常用语中表现出你的谦虚和恳切，人们自然会尊重你。

（三）雅语

雅语是指一些比较文雅的词语。雅语常常在一些正规的场合以及一些有长辈和女性在场的情况下，被用来替代那些比较随便，甚至粗俗的话语。多使用雅语，能体现出一个人的文化素养以及尊重他人的个人素质。

在待人接物中，如果你正在招待客人，在端茶时，你应该说：“请用茶”。如果还用点心招待，可以用“请用一些茶点。”假如你先于别人结束用餐，你应该向其他人打招呼说：“请大家慢用。”雅语的使用不是机械的、固定的。只要你的言谈举止彬彬有礼，人们就会对你的个人修养留下较深的印象。只要大家注意使用雅语，必然会对形成文明、高尚的社会风气大有益处，并对我国整体民族素质的提高有所帮助。

二、日常场合应对

（一）与人保持适当距离

说话通常是为了与别人沟通思想，要达到这一目的，首先，必须注意说话的内容，其次，注意说话时声音的轻重，使对话者能够听明白。这样，在说话时必须注意保持与对话者的距离。说话时与人保持适当距离也并非完全出于考虑对方能否听清自己说话，另外，还存在一个怎样才更合乎礼貌的问题。从礼仪上说，说话时与对方离得过远，会使对话者误认为你不愿向他表示友好和亲近，这显然是失礼的。然而，如果在较近的距离和人交谈，稍有不慎就会把口沫溅在别人脸上，这是最令人讨厌的。有些人，因为有凑近和别人交谈的习惯，又明知别人顾忌被自己的口沫溅到，于是先知趣地用手掩住自己的口。这样做形同“交头接耳”，样子难看也不够大方。因此，从礼仪角度来讲一般保持一两个人的距离最为适合。这样做，既让对方感到有种亲切的气氛，同时又保持一定的“社交距离”，在常人的主观感受上，这也是最舒服的。

（二）恰当地称呼他人

无论是新老朋友，一见面就得称呼对方。每个人都希望得到他人的尊重，人们比较看重自己业已取得的地位。对有头衔的人称呼他的头衔，就是对他莫大的尊重。直呼其名仅适用于关系密切的人之间。你若与有头衔的人关系非同一般，直呼其名来得更亲切，但若是在公众和社交场合，你还是称呼他的头衔会更得体。对于知识界人士，可以直接称呼其职称。但是，对于学位，除了博士外，其他学位，就不能作为称谓来用。

（三）善于言辞的谈吐

不管是名流显贵，还是平民百姓，作为交谈的双方，他们应该是平等的。交谈一般选择大家共同感兴趣的话题，但是，有些不该触及的问题，比如对方的年龄、收入、个人物品的价值、婚姻状况、宗教信仰，还是不谈为好。打听这些是不礼貌和缺乏教养的表现。

（四）言谈的注意事项

言谈是一个人礼仪修养的体现，交谈语言的文明程度也是其道德品质的标志。无论在家庭、公共场所以及社会其他场所，都要体现言谈文明、平等、真挚、坦诚的礼仪风范。因此，在言谈中必须做到：

1. 态度诚恳 交谈的态度要诚恳、自然，言语要和蔼可亲，表达得体大方，避免一些不礼貌的行为和举动。如对方讲话时不要轻易打断或插话，也不要做一些不必要的小动作，像玩弄指甲、摆弄衣角、挠痒痒、抓头皮、抖动脚等，这样做不仅失礼，也使自身显得猥琐。另外，谈话中打哈欠、伸懒腰或不等人说完，视线和注意力就转向也是不礼貌的。

2. 注意倾听 谈话本身包括说和听，不要口若悬河地垄断整个谈话，要给对方发表意见的机会。谈话时双方要互相正视、互相倾听、精力集中，不东张西望和兼做其他事情。交谈中以耐心鼓励的目光让对方说话，并注意倾听，自己应不时以适当的语气词和答语应对等，都是言谈中倾听的礼节。谈话中因未听明白或为了解情况而必须插话，应先征得对方同意，可礼貌的询问对方："对不起，请让我插一句"，"请允许我打断一下"，"请让我提个问题，行吗?"这样可以避免使对方感到你轻视他或不耐烦之类的误解。

3. 平等待人 和长辈、师长、上级说话，要分别注意以相宜的礼貌表示尊重，但要保持人格平等，做到不卑不亢，过分的奴颜婢膝不是礼貌，只能使人认为是谄谀奉承的小人之能事。对下级、晚辈、学生则要注意平等待人和平易近人，不要居高临下，盛气凌人，否则不能证明你的身份高贵而只能给人以傲慢、自大、缺乏教养的感觉。

4. 当好主角 如果同时与几个人谈话，要当好主角。不要把注意力集中在你感兴趣的一两个人身上，要照顾到在场的每一个人，尽量启发不爱说话的人也开口发言，冷落了任何一个人都是失礼的。言谈中注意不要过于沉默，过于沉默的习惯会妨碍社交活动，而且也可能使别人误以为太过高傲；也不要太夸张，适当的夸张可以加强谈话的效果，但过多的夸耀自己就很容易招人讨厌。谈话时，要时时留心自己的谈吐，并且严密注视听话人的反应，只有这样，才能知道自己的言词是否妥当。如果碰到不同意见或一些棘手的话题，不必轻易表态或随声附和，可设法尽快转移话题。不要直接指责别人。

5. 掌握分寸 言谈中要注意掌握说话的分寸。公众场合言谈和举止要文明，说话要文雅让人，不要旁若无人地高谈阔论，大声说笑。男女之间谈话要注意文雅，对不熟悉的异性不开过分的玩笑，否则便是对他人的不尊重。谈话中不要用手指人，做手势不可幅度太大，指手画脚、大惊小怪、过分紧张，失口失态都是不礼貌的。更不要出言不逊、揭人短处、谈人隐私、背后议论。

6. 忌取笑、逗弄或讽刺 如果你想通过谈话成为一个受欢迎的人，那你就要努力抵制取笑、逗弄或讽刺的诱惑。逗弄和取笑的真正目的在于触痛别人的自尊。而威胁他人自尊的任何事情都是危险的，即使是在玩笑中进行的也是如此。因此，讽刺总是带着残酷的成分，总是在算计着使别人感到渺小。民意测验的研究表明，人们不喜欢被取笑，即使是他们的亲朋密友。只有少数情景中，在非常亲密的朋友之间，才可以开一些充满善意的玩笑。因为他们是不会计较和追究那些无关紧要的小事的。如果别人非常了解你，非常喜欢你，你也可以与他开个玩笑，但千万别开得过了头。

第二节 言谈的艺术

语言具有艺术性和感染性，良好的言谈交流往往是文明、礼貌、高雅、机智、幽默，能使人心情舒畅、利于沟通，达到最佳的交流效果。不良的言谈交流则会使人反感，影响交际的成功。因此，学习掌握言谈交流的艺术就显得直观重要。

一、言谈的艺术

（一）交谈时要放松情绪

因为许多人不知道如何开始一次对话，特别是同陌生人在一起时，他们常常感到障碍重重。其实他们拥有丰富而有趣的思想，这些思想随手可得，只要知道如何把它们表达出来就可以了。

威廉詹姆斯说，如此多的人发现自己难以成为出色的交谈者，原因在于他们担心自己所谈的事或者流于无味的肤浅，或者言不由衷，要不就害怕他所讲的东西对交谈的对方毫无价值，或者方式方法不适合于某种场合。纠正方法是：“无论何时，只要人们消除心理的障碍，并且让自己的舌头自如地活动，交谈就一定会顺畅而友好，并且令人振奋起来。”

约翰莫菲指出：“我们不要硬是通过深思熟虑从头脑中挤榨出一些警句和名言。当我们放松下来，不用恐惧的时候，这些名言妙句就会自然而然地产生出来……”可以这样说，甚至在最具刺激性的谈话中，也有50%的内容不仅是陈俗的，而且毫无意义，至少在谈话的最初阶段是这样。经过一段加热过程，思想的车轮变得转动起来了，只要谈话的参与者不急切地使谈话进入正题，全部谈话就会很快言归正传。

（二）使你的交谈变得丰富

每个人在谈话之初都可能只谈些既缺乏机智又毫无意义的事情，其实，这种短暂的交谈对于使“轮子转动起来”是必要的，一旦你认识到这一点，并且不再担心自己是呆板的，你将发现，你也能引发一次交谈，甚至是与一位完全陌生的人。这种情况下你便会惊奇地发觉，在许多情况下，你说的是机智而有趣的事情。

不要期望对方一开始就很热情高涨，善言者总是等到对方变得热心以后，才试图从他们那里引导出一些有趣的想法。例如，他们先问："请问您尊姓大名？您是哪里人？您的丈夫干什么？您准备在这儿呆多久？乘飞机的吧？"等等，以激起对方的谈话兴趣。谁关心这些？你也许会这样问。诚然，这些问题似乎没有任何风采和智慧可言，但它们的确能使交谈启动起来。

（三）让对方谈论自己

当你被引见给某人，并且"不能想出一件事来谈"时，不妨试着用下面这样的问题使对方变得热心起来，以引发出有趣的事情、聪明的观点和幽默的话题来："先生，你从哪里来？""你打算在这里呆多久？""你认为这里的气候怎么样？""你在什么单位工作？"确实有那么一些能使别人变得热心的人，因为这些人善于使对方谈论自己。他们能打破僵局，感化别人，只因为表现出他们对别人感兴趣。你不必寻找一个对方能谈论的话题，只须马上使他谈论自己，每一个人都是关心自己的专家。

（四）保持谈话顺利进行

成为一位出色的交谈家的艺术并不过多地依赖于你能想出多少聪明的事情，或者与你有关的某些传奇般的经历，而在于启发、诱导别人讲话。如果你能激发别人的谈话，你将获得优秀的交谈家的荣誉。更重要的是，如果你能让别人讲话，并使他坚持下来，那么当你讲话时，没有什么能比这更有效地想使他对你热心起来，对你更感兴趣和更易于接受你的观点。

值得一提的是，"你"在谈话中是一个前进的信号，而"我"则是一个停止的信号。要设法把谈话引向对方的兴趣点，如多用"为什么""哪里""怎么样"等等。当他说"我在老家有一块25亩的地时"你不要匆忙抢着说："啊，我在家乡拥有60亩地，还有两家店铺。"而应该问："你的老家在什么地方？你在那里有什么财产？" 类似的问题，将使你赢得你的伙伴曾经遇到过的人中最有趣的交谈者的荣誉。

（五）谈话切忌以自我为中心

无可否认，人们总是对自己的工作、家庭、故乡、理想表现出浓厚的兴趣。其实，即使像"你从哪里来"这样一个简单的问题也说明你对别人感兴趣，结果会使别人也对你产生兴趣。但你千万别像一位年轻的剧作家那样，向他的女朋友谈论了自己和他的剧本两个小时后，接着说："有关我已经谈得够多了，现在来谈谈你吧。你认为我的剧作怎么样？"

请记住，你也是一个人。对你而言，你的本能使你往往一开始谈话就马上以自己为中心。你想表现自己，想给人留下深刻印象。但事实上，如果你把话锋转向对方，就能赢得别人的更高评价。他会认为你是一个极为聪慧的人。

有关这个问题的一个准则是，你只须在心里给自己提一个问题："通过交谈我究竟想得到些什么？"是想表现和炫耀自己呢，还是想与别人友好地交往？如果你需要的只是前者，那你就只谈自己好了。但是，那样你就别期望通过交谈得到任何别的东西。

（六）什么时候谈论自己

公共演说家谈论他们自己，他们讲自己的经历、自己的旅行、功绩以及思想。但要记住一点：这些人是被邀请来谈他们自己的，他们被请来讲他们自己的事，听众知道自己为何而来。演讲者面对的不是强制的听众，而是自愿的听众。

谈论你自己的恰当时间是当你受到邀请和有人要求你讲自己的时候，你可以指望：如果别人感兴趣，他会问你。当他确实对你提出邀请让你谈论自己时，不要守口如瓶地拒绝他。稍微告诉他一点你的情况，他会感到十分荣幸。因为你是用非常友好的姿态与他交谈，以便让他了解一些你的情况的。但不要做得过分，回答他提出的问题以后，再把谈论的中心回到他的身上。

（七）使用“我也”这个字眼

从心理学上讲，将你自己引进交谈的另一个正确的时间，是当你能告诉对方你自己的一些事，而这些事情将与他所说的某些事联系起来，或者在你们之间形成一种结合的时候。

如果他说：“我是在农村长大的。”你最好回答：“我也是。”或多少讲一点你有关农业方面的知识和经验，这让他感到更重要。如果他说：“喜欢吃冰淇淋。”并且恰好你也如此，一定要想办法告诉他。如果他说他出生在东北的一个小镇上，而碰巧你过去喜欢在那里度暑假，那你也一定要告诉他。

（八）倡导“愉快交谈”

要想成为一个健谈的人，使人们愿意和你交谈的另一个秘诀是尽可能地创造一种愉快的交谈。那些形成了习惯总是悲观失望地谈论问题的人，指出世界正在走向深渊的人，或者唠叨他个人的所有麻烦的人，在任何获得名誉的竞争中都不会取胜。

如果你有一些个人的烦恼需要与别人交谈的话，最好到心理学家或一些可靠的、富有同情心的朋友那里去，而不要在公共场合诉说你的难处。不要不着边际地谈论你的手术，详细地描述从进入医院直到返回工作岗位的每一次疼痛。因为告诉别人你忍受了多少痛苦，并不能使你变成英雄，而只会使你变成令人厌烦的人。

（九）学会赞美

美国历史上著名的总统亚伯拉罕·林肯就曾坦言：“人人都需要赞美，你我都不例外。”可见渴望赞美是每个人的心愿。现代交往中，赞美已成为一门学问。或许有些人由于性格内向羞怯而不愿启齿，或许有些人根本没有想到称赞会让人高兴不已。其实，一句简单的赞美就会获得别人的好感，一句由衷的赞美就会使你的话感人肺腑，让人难以忘怀。

（十）适当运用态势语言

交谈伴随态势语言，往往会更直接地交流感情，更好地表达思想，给人印象深刻，从而使谈话的效果更好。但须注意，世界各民族的态势语言多种多样，内涵也不尽相同。就点头而言，世界大多数民族的共同习惯是表示同意、赞同、肯定，但在希腊、南斯拉夫和保加利亚等国，则表示否定、不同意。再如伸出大拇指，在世界大多数国家表示赞赏、夸奖，有“好”、“真行”、“太棒了”、“顶尖高手”之意，而在澳大利亚，竖起大拇指则是一个粗野的动作，欧美人在公路上若横向伸出大拇指，表示要搭车；在日本用大拇指表示老爷子，印度尼西亚人用大拇指指东西。

二、言谈的技巧

成功的谈话，并不一定非要表现出机智的妙语或雄辩的口才，关键在于进行感情交流和思想火花的碰撞。我们大多数人并不具备也无需具备语惊四座的特殊才能，但我们可以通过掌握一些谈话的技巧，来清晰准确地表达我们的思想感情，成为一个善于谈话的人，成为一个别人喜欢交谈的对象。

（一）交谈的内容

1. 交谈的内容要就地取材，随机应变 社交场合或访友拜客，总要先寒暄几句。如果开门见山、单刀直入，会给人唐突感。一般说几句今天天气如何如何的话是可以的。但若不论时间、地点一味谈天气就太单调了。如何避免这一情况呢？我们不妨结合所处环境，就地取材引出适当的话题。比如，在朋友家，可赞美一下室内的陈设。谈谈墙上的画如何漂亮，家具如何高雅，这样的开场白主要是使气氛融洽。你在说这类话的时候，要多用称赞的口吻和语言，而不要用挑剔的口吻。还可以根据情况的变化转换话题。如你和朋友在舞会相遇，可先谈一下厅里的装饰，等服务人员摆上啤酒时，你就可以谈起某一次值得纪念的事，使交谈自然融洽地进行下去。

2. 谈话要看对象定内容 交谈不是一味地表现你自己的想法或见闻，而是一种双向交流。同时应看对象，因人而异。各种年龄、各种职业、各种地位的人都有各自不同的情趣、特点及习惯等。因此，在交谈中要选择什么样的话题，用什么样的言语与口吻应当有所不同，才不至于产生“层次差”。比如：不要和艺术家大谈金钱，不要和失恋的人大谈你和异性朋友的甜蜜感情等，否则别人是没兴趣听的。

3. 多谈对方感兴趣的话题 你可以试着从对方的话语中找到他的兴趣所在，让他对自己有兴趣的话题发表看法等，比如他的特长，他所喜爱的生活。一般地，一个人感兴趣的话题，多是他知识储备中精华部分。如能就此交谈，不仅可以谈的很有兴趣，而且谈话的内容会比较充实。

（二）交谈的方式

交谈时，一般有以下九种方式：

1. 直言 在交谈中，要心诚意笃、直抒胸臆的话语，没加什么粉饰雕琢，有时还可能是逆耳之言，但效果常常很好。直言是信任人的表现，也是和对方关系密切的标志。在朋友之间，真诚的直言还是一种美德。

直言也是自信的表现，那些过分顾及别人的人，反而可能使人觉得猥琐，因而不乐意与他交往。有些国家，人们不习惯太多客套，提倡自然坦诚。如您是一位进修学者，当知道教授问及你的特长和主攻方向时，你自谦过分，那你也许真的会被派去干洗试管之类的杂差。因此，客气谦逊也要适当，而且要看讲话的对象。所以，在一些圈子里，在一定的场合，需直言时就大胆直言，但直言不讳不等于粗鲁、不讲礼貌，也不是想说啥就说啥，想怎么说就怎么说。在直言时，特别是在说逆耳之言时，应该注意：一是要心诚，坦荡。二是要配上适当的语速、语调、表情和姿态。如你对一群打扑克喧嚷的人说："请不要吵闹，有人上夜班"时，语调温和，并微微欠身示意，就容易使人接受。三是在直言拒绝、制止或反对对方的某些要求、行为时，诚恳地叙述一下原因和利害关系。如：有人向你借照相机用，如果你不愿意借，就向对方挑明原因，"前几次就是为这事和妻子闹别扭，望你谅解。"这样对方一般也不会强你所难。

2. 委婉 人们的认识和情感有时并不完全一致，在交往中，有些话虽然完全正确，但对方却碍于情面而难以接受，直言不讳的效果往往不好，这时，委婉就派上用场了。委婉就是从侧面触及或以柔克刚，使对方在听你谈话的同时仍感到自己是被人尊重的，这样也许他就能既从理智上，又在感情上接受你的意见。

委婉的具体做法大致有以下几种方法：

（1）用某些语气词：如用"吗，吧，啊，嘛"的软人语气，使人感到讲话口气不那么生硬。如：第一句是"别唱了!"第二句是"别唱了，好吗?"无疑，第二句比第一句显得客气、委婉，使人易于接受。

（2）灵活用词：如把"我觉得这样不好"改为"我并不觉得这样好"就能把同样的意思表达得不那么咄咄逼人了。

（3）缓和、推诿：如他人有求于你，你不想直截了当地拒绝，你就可以说："这件事目前恐怕很难办到。"

（4）转移：如女朋友问："星期天我们一起去划船好吗?"你可以这样来回绝："我们一起去图书馆温课好吗?"

3. 含蓄 人们在交往中有时往往不便把某一信息表达得太清晰直露，要靠对方从自己的话中揣摩、体会出里面所蕴含的真正的意思。这种只可意会，不可言传的手段就是含蓄。

（1）暗示：一位小伙子向心爱的姑娘求婚："你愿意和我结婚吗?"姑娘同意，又不好直说，用点头表示，或者说"你的愿望很快就能实现。"小伙子得到了暗示心花怒放。

（2）巧避分歧：一位姑娘和小伙子相爱，她的女友劝阻说那个小伙子相貌一般。姑娘回答："谢谢你的关心，但人不是因为美丽才可爱，而是因为可爱才美丽。"这样对方听出言外之意，又不太难堪。

4. 模糊 交往中，有时因不便或不愿把自己的真实思想暴露给别人，这时候你可以把你的信息"模糊化"，这样，既不伤人，又不使自己难堪。比如，答非所问。有一位小姐问你："我漂亮吗?"你可以回答："你很有特点。"又如，有人问你："你看我是否变老了?"你可以回答："一下子看不出来。"

5. 自言 社交场合，大家都互不认识时，这时候，一句"今天天气真热"之类的自言自语，往往可以成为交谈开场的引子，使你和原本不相识的人开始攀谈起来。自言自语有助于人的自我表现。如一位著名的话剧演员年轻时投考话剧院，但报名时间已过，怎么办呢？他灵机一动，考试时，在场外自己引吭高歌，引起主考老师的注意，最后竟考上了。因此，不要看轻自言自语与自我表现，它在交往中常具有其他手段所没有的优点。

6. 沉默　沉默是金，有时候你沉默比说什么话都好，这就是“此时无声胜有声”。比如，男女之间倾心相爱，含情脉脉，无言以对，比言语更能心灵相通。沉默可以表示赞许，也可以表示无声的抗议；可以欣然默许，也可以保留己见；可以是威严的震慑，也可以是心虚的表现。比如，别人请你去参加你不喜欢的聚会，你可以摇摇头，然后沉默，别人就不好再说什么了。

7. 反语　中国有句古语云“将欲取之，必先予之”。交谈中有时为达到某种目的，说话者口头说的意思往往与自己的真实意图恰恰相反，却反而成功，这就是反语的妙用。

8. 幽默　幽默具有许多妙不可言的功能，交往中要善于利用幽默语言。幽默既能活跃气氛，又能缓解紧张的空气。如：在公共汽车上一位男士偶然站不稳踩了一位小姐的脚，小姐表示不快，说了一声“德性！”男士忙说“这是惯性，不是德性。”一句幽默的话使大家都宽容的笑了。

幽默还可以是一种对攻击和侮辱十分有效的反击武器。比如，德国作家和诗人歌德一天在公园散步，碰到了曾恶毒攻击他的批评家。那位批评家傲慢地说：“我是从不给傻瓜让路的。”歌德立即回答：“我却完全相反。”说完转到一边去了。

幽默可以用于对别人的善良批评和自我解嘲。比如，一天杜邦先生到一家小旅馆，他问老板：“一个单间多少钱一天？”老板回答：“不同楼层的价格不同，二楼的房间是15马克一天，三楼的是12马克一天，四楼是10马克，五楼的是7马克。”杜邦先生听后转身要走，老板问：“您觉得价格太高了吗？”杜邦说：“是您的旅馆太低了。”杜邦的幽默，既含蓄批评了旅馆价格太高，又是对自己住不起高价客房的自我解嘲。

9. 提问　交往中，提问是交谈中的一大技巧，是引导话题、展开话题或转移话题的好方法。提问有三种功能：一是通过发问来了解自己不熟悉的情况；二是把对方的思路引导到某个要点上去；三是打破僵局，避免冷场。提问要注意内容，不要问对方难以回答的问题，如高深的学术问题。更不应该问人们的隐私及大家都忌讳的问题。提问要把握时机，一般一个话题快谈完时，问下一个，可以使交谈继续下去；或者你不愿就某个话题进行交谈，可以用提问来转移话题。如：别人在交谈中谈到你的收入，你不愿谈这个话题，就可以问一句“你对你的工作怎么看？”提问的时候，最好问与话题有联系的事，才不至于太突然。

第三节　护理工作中的言谈礼仪

在护理工作中，语言交流是护理人员与患者进行交往的最基本、最普通、最广泛的一种手段，它既能给患者安慰、启迪、教育、指导、保证，又能从患者那里获取各种信息。护士良好的语言能使患者树立战胜疾病的信心，进行有效的护患沟通，建立良好的人际关系，并表现出护士的品德文化。

一、护士语言应注意的原则

（一）原则性与灵活性相统一

护士与患者交谈的原则，即内容的原则和平等相待的原则。要以体现维护患者利益为前提，讲求职业道德。护士有义务为患者保守秘密。应想到护士职业是以患者需要为前提，对患者心存真诚之情，才能对患者平等相待，不以救世主的姿态出现，避免引起患者的不快和反感。此外，要根据沟通对象、情境的差异灵活运用，做到既有原则又为患者乐意接受。

（二）严肃性与亲切性相统一

护士与患者交谈时，应保持一定的严肃性，同时也要让患者感到温暖亲切。如果为患者解除忧愁时，话题应从同情关怀的角度谈起，诱导患者将心中的愁闷说出，并给予启发、引导和鼓励。对一些言行不轨的患者，应严肃对待，加以劝阻，以保持护理工作的严肃性和护士自身的尊严。

（三）坦诚性与慎言性相统一

护士与患者之间相互尊重的前提是以诚相见，护士应对患者讲真话，信守诺言，才能得到患者的信任。但在护患交往中，护士不应事事都向患者坦言，特别是对诊疗上的一些问题，应谨慎从事，要以维护患者的利益为前提。

（四）科学性与通俗性相统一

护士与患者交谈要使用科学的语言，使用有理有据，真实可靠的语言。对于涉及患者的诊断、治疗、病情和预后等方面的问题，护士必须使用科学严谨、有事实根据的语言，切不可随便乱说或不懂装懂。但还要注意语言的通俗性，使用易为患者理解的语言。

（五）针对性与广泛性相统一

护士应注意语言的针对性，使用适合具体病人的语言。沟通双方的对话要能顺利协调地进行，最好具备共同的知识背景。但在多数情况下，护士和病人并不具备共同的知识背景。因此，护士要了解对方的知识背景、家庭背景和民族背景，对男、女、老、幼，不同文化和职业的病人，使用繁简不同的适合于谈话对象的语言。但又应注意护士语言的广泛性，即护士语言的内容，交流方式适合于绝大部分患者，具有广泛的指导意义。

（六）法律性与人情性相统一

护士语言的法律性指护士语言应符合国家的法律、法规，护士应具有知法、懂法、守法、不违法的法律观念和法律思想。语言是法律观念的最好的表达方式，当护士语言与法律条文相冲突时应以法律规范为准绳，无条件地服从，而不能以感情用事，讲违犯法律的言语。

（七）安全性与经济性相统一

护士语言的安全性原则既对护士个人不造成损害，又对病人生理、心理不产生有伤害的原则，中国有句俗话“言多必失”、“祸从口出”，安全原则关键不在少说话，而在于说什么话、怎么说。经济性原则指语言的简洁性，即用尽可能少的话语表达出足够的意思，常用缩略与省略的形式表达，但应注意不能走极端，应做到话语简洁，意思清楚。

（八）审美性与朴实性相统一

护士与患者沟通时，语言既要传达思想情感，又要符合审美要求，具有美感的语言可增加其感染力。避免使用华而不实的语言，华而不实的语言易使人产生虚伪的感觉。

二、护士语言的要求

（一）语言的规范性

1. 语音规范　语音应清晰、准确。适中的语调是语音清晰的保证，护士沟通交流应以普通话为主，了解地方话或方言，有利于护患沟通顺利进行。护士说话应发音标准，不读错字、白字，声音清晰可辩，勿口齿不清或含糊不清。音量大小适中，以对方能听清楚为标准。

2. 语义规范，用词准确　语义的作用是充分表达护士的思维活动，词能达意。护士的语言要清楚、简练、明确，能准确地传达信息。与患者沟通交流时，要使用通俗易懂的语言，要避免使用医学术语，使患者难于理解，不能正确地接受信息，引起误会。应使用患者熟悉、能理解的语言说明护理道理。

3. 语法规范　语法要符合语法要求与法则。词语不能随意颠倒、组合，应具有系统性、逻辑性、层次性。如护士在向患者做手术前健康教育时语言应符合语法要求，重点突出，内容全面，陈述明白。

（二）正确使用语言的治疗性作用和暗示性语言

语言具有治疗性作用，是进行心理护理、治疗的主要工具，充满爱心、关心的语言使患者感到亲切、安慰，使患者安定情绪，受到鼓励，树立战胜疾病的信心，有利康复。语言的暗示性具有双重作用，即治病性和致病性，它不仅影响人的心理和行为，而且能引起人的生理、病理变化，鼓励语言、表扬语言能起到治疗疾病的暗示性作用，应多使用。而暗示性语言不仅能治病，也能致病。所谓“医源性疾病”，其病因之一就是医务人员的不良话语所引起的暗示作用。护士在日常工作中须随时注意自己的语言对患者所起到的作用，充分使用好的暗示性语言。

（三）护士语言应以情感为纽带

情感是护士与患者的纽带。护理人员在工作中应充分表现出人道主义精神、救死扶伤精神，语言温柔、态度诚恳、心胸宽阔，充分表现出对患者的同情与爱护之情，赢得患者的信任。避免将自己生活中的不良情绪、情感带入工作中，并发泄或迁怒于患者。

（四）注意充分利用语言的艺术性

单调枯燥的语言，不能给人留下深刻印象，甚至使人感到沉闷、昏昏入睡、厌倦。因此，护理人员使用生动形象、风趣幽默的语言，不但能有效地传递信息，而且能改善患者的情绪、活跃病房气氛。

三、护士的态势语言

身体语言又称态势语言，是人们进行交际时通过自己的仪表、姿态、神情、动作等来表示思想感情、传递信息的一种重要的交流语言。国外心理学家研究表明，感情的全部表达 =7% 言词 +38% 声音 +55% 的动作语言，从中可以看出身体语言的重要性。

（一）态势语言的作用

1. 态势语言有口语及书面语不可替代的作用　人们在社会交际中，有时碍于特定的环境、交际目的，不便于采用其他手段，往往一个眼神、一种动作即可表达用意。

2. 丰富口语表达的效果　在面对现在的人际交往中，一般都是综合运用有声语言和态势语言，很难做到只有声音的传播而无表情、语气的显露。对人说一声“谢谢”，是一般地感激他人；紧握对方双手，满脸笑容、语气诚恳地说“谢谢”，其语意和情感显然重于前者。

3. 增强首因效应作用　人们在交际中，第一印象对以后的交往有决定性作用。若一个人衣着整洁、举止大方、言语恳切，会让人感到可亲可信。

4. 表达丰富的内心情感　如教师具有端庄的仪表，体现教师严谨、认真的工作态度；参加亲友婚礼，穿着华丽鲜艳，表达喜庆之意。

（二）常见的态势语言

1. 表情

（1）表情的含义：表情是人面部表情的简称，指人们在面部的思想感情，它凭借眼、眉、嘴以及面部肌肉的变化等体现出丰富的内容，同时人的感情也经常会有意无意地通过面部表情显示出来，人的表情是复杂的。

（2）表情的作用：第一，表情可反映心理学情感。表情能迅速、灵敏、充分地表达人类各种情感和心理。没有表情的语言就等于没有了感情。法国著名作家罗曼罗兰说：“面部表情是丰富多彩的语言，是比嘴讲的更复杂千百倍的语言。”第二，表情可以展示气质，表情是修养的外露。人际交往中通过表情反映人的气质、性格特征。如不同性格的人在同一情绪下表情可不同，遇到高兴的事情，开朗的人可能开怀大笑，腼腆的人则可能抿嘴微微一笑。第三，表情的掩饰作用。表情可以表现一个人的真实情感或情绪，也可以与真实情感相矛盾，有时可掩饰某种真实的情绪、情感。

（3）护士应充分运用表情表现护士身体语言：护士要善于运用正确的表情表达美好的感情，使自己富于魅力，给他人美的享受。护士应注意自己表情给患者的影响。

微笑是人类最美的表情，迎送患者时表情是热情的微笑；操作治疗时又是认真、严肃的表情，同时还要通过察言观色从患者的表情收集信息和内心感受；患者双眉紧锁可能正经历痛苦。

2. 目光

目光即人们通常所说的眼神。“眼睛是心灵的窗户”，是人体传递信息最有效的器官。

目光的作用：目光具有表达心情，调节互动，显示地位的作用，人的欢乐、忧愁、悲伤、幸福等心理感受都可以从目光的微妙变化中反映出来。护理人员要学会正确使用目光，给患者带来美好的、积极的心理效应。护理人员要掌握正确目光接触向度、目光接触角度、目光接触长度、目光接触方式。

3. 手势

手势语言是人们交往时通过手和手臂的动作来传递信息，它是各国人民在漫长的历史中形成和发展起来的特殊交往方式。在人类的各种身体语言中，它的地位可说与人的面部表情是并驾齐驱。

手势的作用：

（1）利用手势代替语言，如用手的晃动，表示提升；聋哑人用手语代替讲话。体育比赛中裁判员的不同手势代表不同的意思。

（2）强调某一问题，或通过这种非语言方式描述语言。如交通管理中交警用手势指挥车辆运行；舞蹈中手势是一种十分重要的造型语言，杨丽萍的《孔雀舞》用手势表现美丽的孔雀。

（3）缓解心理紧张，用手势代表心理状态，如有的小孩紧张时用手指搓衣边，或吸吮大拇指，有人遇到难以处理的问题时抓耳挠腮。

（4）护士在运用手势时，应明确精炼，自如和谐，体现个性，与患者进行有效沟通，反映护士身体语言。如：双手指尖相合，形成塔尖形，表示充满自信；竖大拇指表示赞许、表扬、鼓励。

4. 握手

握手是常用的一种礼节，许多国家习以为常。标准的握手姿势：伸出右手，以手指用力握对方的手掌（手掌应与地面垂直），持续时间不宜超过 3 秒，双目注视对方，面带微笑，上身微前倾，头要微低，要注意各种场合，要遵照上级、长辈、主人、女士在先的顺序进行。作为女士，当男士伸出手时，不该置之不理，而应落落大方地与对方握手。握手前要脱帽和脱手套，握手时应该注视对方，以表示尊重。在一般情况下，不要坐着与人握手。

5. 身势

（1）身势的含义：身势指以躯干为主的身体各部位做出的各种姿势以及呈现出不同状态。身势主要包括头势、躯干势（腹部、肩部、背部）、腿势、脚势以及坐势、站势、卧势等。与手势目光一样，身势也能够传递各种信息，表达不同的感情，是非语言手段关注和考察的重要内容。在得意时就会昂起头、挺起胸，在发怒时也会昂起头、挺起胸来，但与得意时的姿势不同的是，这时人们会将拳头紧握，双眼发出怒光。而当人失败，不得志时，则会弯腰、弓背，头颅低垂。

(2) 身势在护理活动中有着非常重要的作用，通过观察患者的身势，如姿势、步态等，做为诊断护理提供依据，并可了解病人心理反应，同时，它也反映了护士的心理状态与情感。

(3) 护士常用的身势

点头：表示赞扬、肯定，摇头则表示否定、拒绝。

低头与抬头：低头的动作是一种封闭的表示，人在丧气、失意或屈服时，一般就低下头颅，有畏缩、避让和臣服的意味。昂首在中国语言和中国人心目中的基本含义则是高傲、得意、不爱搭理人。

歪头和垂头：歪头，可以表示倾听；儿童在听故事时，常常歪着脑袋。也有表示不服气、反抗或固执的意味；成年人互不服气，激烈争论时常常使用歪头的动作。“垂头”的动作通常与“丧气”连在一起使用，表示的是人在遭遇不愉快时的神态。垂头正好与昂头、仰面朝天的动作形成鲜明对比，后者表示的是得意洋洋、高傲的神情，而前者则表现了一种受到打击或挫折、遭遇不痛快时的了无兴致时的神态。

伸懒腰与弯下腰：伸懒腰是腰部动作，是由于久坐、疲倦、刚睡醒或困乏时，人舒展腰部、活动上身筋骨的动作。这种动作在公共场所是应该避免的。弯下腰可能是一种因病痛或高兴而导致的动作，人在肚子痛、腰痛时都会弯下腰去；高兴时哈哈大笑，也会弯腰下蹲。

鞠躬：是弯下腰，使上身与下身呈一定的角度，最大的角度是90°，可以表示为向对方致以最高程度的敬意。鞠躬与哈腰的动作不同，后者是为了献媚、讨好而做出的动作，腰部的弯曲频率和幅度有别于鞠躬。

挺背：挺直的背部给人一种精神饱满的感觉，所以，中国人对人体动作姿势的要求是“立如松，坐如钟，行如风、卧如弓”，就是说站立的姿势当如松之挺直，才能显示出气质和风度。中国也有“挺直腰板做人”一说，就是说人要有精神，要坚强，要能够顶得住压力。

弯下腰与人谈话：与老人谈话时，因老人耳背，稍弯下腰或附耳说话能体现护士的亲切。

6. 触摸

触摸是个人身体各部位之间或人与人之间通过接触抚摸的动作来表达情感和传递信息的一种行为语言。

(1) 触摸的分类：从触摸动作的发出者和接受者的角度出发，触摸可以分为自我触摸和相互触摸。

(2) 护理专业性触摸：在护患交往中，触摸是一种有效的沟通方式，可采用握手、拥抱。触摸是护理评估和诊断健康问题的重要工具，如患者诉胃痛，护理人员轻轻触摸患者的胃部；又如为患者测脉搏、血压，都与患者的皮肤有接触。

四、护士日常规范用语

护理人员使用礼貌语言，做到出口成“礼”，是护理职业的要求，是人类健康的需要。护理工作者说话文明礼貌，态度亲切热情，能体现出对患者的尊重和理解，患者会感到温暖与安慰，树立起战胜疾病的信心，这是疾病康复的重要因素。相反，护理人员如果以恩赐者身份自居，冷落怠慢病人，甚至恶语伤害病人，就必定会损害病人的自尊心和健康。

（一）日常礼貌用语

护理人员与病人的谈话不同于一般人的谈话，它是整个医疗服务过程的重要组成部分，是医疗卫生服务质量的一项重要标志，是社会主义精神文明的体现，每一个护理人员都应当提高职业道德修养，坚持在工作中使用文明礼貌用语。以下是部分日常工作中的礼貌用语，护士在临床工作中要学会运用。

1. “您好！您有什么事吗？”
2. “您好！能告诉我您的名字吗？”
3. “您好，您要看病吗？您哪儿不舒服？”
4. “您应该看内科。”
5. “请问您吃过什么药吗？”
6. “请问您不舒服有多长时间了？”
7. “您请坐下，稍等一会儿，医生马上就来。”
8. “请不必顾虑，尽量放松，保持镇静。”
9. “你最好住进医院来，您需要做一个全面检查。”
10. “请别担心，您很快就会好起来的。“
11. “您别着急，痊愈需要一个过程。”
12. “请稍等一会，检查结果要 20 分钟才能出来。”
13. “您如果觉得难受，请随时到医院来。千万别耽搁了。”
14. “您明白了吗？您看哪些方面还需要解释呢？”
15. “请您记住，明早抽血检查前请不要吃东西。”
16. “请脱鞋，躺下。”
17. “请您解开上衣的扣子和松开腰带。”
18. “请您解裤子，我来为您扎针。”
19. “请放松，屈膝。”
20. “您好，我给您量量血压，请把袖子卷起。”
21. “您好，我给您测体温，请让我帮您把体温表夹在腋下。”
22. “您好，我是您的责任护士，让我自我介绍一下。”
23. “请把您过去的病史告诉我好吗？”

24. “您好，您就是李先生吗？”

25. “您好，您今天感觉怎么样？？”

26. “张大娘，昨晚睡得好吗？”

27. “我来为您整理一下床铺，好吗？”

28. “我把窗户打开透透气，您介意吗？”

29. “对不起，请您听大夫的话，暂时还不要活动好吗？”

30. “请您一定要记着吃药，到时间我还会提醒您。”

31. “我需要从您的手臂上取点血，请脱掉上衣，卷起袖子。”

32. “我需要从您的耳朵上取点血，请摘下耳环好吗？”

33. “请别着急，我会给您做个皮试看看是否过敏。”

34. “您对哪些食物过敏吗？比如牛肉、虾、蟹等等。”

35. “请尽量多吃一些，这样有助您早日康复。”

36. “这是您的药，请拿好，请按说明服用。”

37. “请记住，不要在饭前服用此药。”

38. “请记住服药，每天三次，饭后服用。”

39. “对不起，请别拥挤。”

40. “对不起，这个问题我也不明白，我帮您问问大夫好吗？”

41. “对不起，拥挤在诊室里会影响医生的工作，请大家到外面等候好吗？”

42. “对不起，请您让一让，让我的治疗车过去，好吗？”

43. “对不起，我正在给另一个病人治疗，请您稍候，我马上就来。”

44. “祝您早日恢复健康！”

45. “祝贺您康复出院！日后还请多保重。”

（二）忌讳用语

1. 讳粗话、脏话，工作中语言应文明礼貌，讲粗话、脏话是没有教养的表现，是对服务对象的不尊重。

2. 讳出言不逊，恶语伤人，斥责和讥讽对方。

3. 讳使用土语、习惯语、暗语、和所谓“行话”，有些语言往往带有地方性、行业性，并非所有人都能听懂。

4. 忌讳使用质问式语言，否则会使对方产生一种被审讯的感觉，从感情上难以接受，而令人不快。可以用商量的口吻解决问题，而且沟通效果最好。

5. 讳使用命令式的语言，否则会使对方感到被驱使，使对方产生不平等的心理，进而不愿交谈和合作，甚至会远离和逃避。

6. 讳用床号代替病人姓名，治疗时，应该核对病人床号、姓名，再用合适的称谓。如10号床的某某先生等等。切忌用床号代替，这样容易出差错事故，也是对病人的不尊重。

7. 讳谈论、追根究底患者的隐私，不愿回答的问题，一定有难言之隐，如追问、谈论是不友好、不尊重患者的表现。

8. 忌讳说不吉利的话，对患者谈论死亡等不吉利的话，会使患者产生恐惧心理，应多说吉利、祝福的话。

五、行为模拟训练

设计一个模拟病区，让学生进行角色扮演，分别演示病人、陪护、护士等角色，模拟设想各种场景，让学生训练中学习言谈交流的技巧，学会怎样礼貌地善待病人，怎样轻松自如地与病人交流沟通，怎样融洽友善地与同事往来相处等等，学习做一个合格的现代文明护士。

思　考　题

1. 学会使用敬语、谦语、雅语。
2. 与人交谈时应注意些什么？
3. 护士的语言要求有哪些？
4. 常见的态势语言有哪些？
5. 掌握护理工作中的规范用语。
6. 如何与患者交谈？

CHAPTER 第五章

护士举止礼仪

举止礼仪是人际交往中人们的举止应该符合的约定俗成的行为规范，它直接反映出人的内在素养。举止的规范到位与否，影响着他人对自己的印象和评价。训练有素的举止，得体的护士风度，能显示出护士良好的素质和职业特点，并给人们留下温和、善良、仁爱的“白衣天使”形象。

第一节 站 姿

站姿，又称为立姿、站相，是人在站立时所呈现的姿态，是人的最基本姿势，同时也是其他一切姿势的基础。正确的站姿能给人以庄重大方，精力充沛，蓬勃向上的印象。

一、基本站姿

人们的站姿通常呈现为三种基本形态，即立正、稍息与跨立。站姿的基本要求是：头端、肩平、胸挺、腹收、身正、腿直、手垂。

由于性别方面的差异，男女的基本立姿的要求不尽相同。对男士的要求是稳健，对女士的要求则是优美。

1. 男士立姿 男士在站立时，一般应两腿分开，双脚平行站立，与肩同宽（间距最好不超过一脚之宽）。全身正直，头部抬起，双眼平视，双肩稍向后展并放松。双臂自然下垂，将右手握住左手腕部上方自然贴于腹部，或背在身后贴于臀部。

如果站立过久，可以双脚轮流后退一步，身体的重心轮流落在后面一只脚上，但上身仍需挺直。脚不可伸得太远，双腿不可叉开过大，变换不可过于频繁，膝部要注意伸直。

2. 女士立姿 女士在站立时，应当挺胸、收颌，目视前方，双手自然下垂，叠放或相握于腹部，双脚与双腿并拢。另一种方法是，双脚脚跟并拢，脚尖分开，张开的脚尖大致相距约一掌宽，呈现“V”形。

二、禁忌站姿

1. 全身不够端正 站立时忌歪头、斜肩、含胸、挺腹、弓背、曲臂、撅臀、屈膝。

2. 双腿叉开过大 站立过久时，可采用稍息的姿势，双腿可以适当叉开。但从美观与文明礼仪方面考虑，女士应谨记在他人面前双腿切勿叉开过大。此外，双腿交叉（即别腿）亦不美观。

3. 手脚随意活动 站立时，双脚忌乱点乱划，踢来踢去，蹦蹦跳跳；或用脚勾东西、蹭痒痒；脱下鞋子“解放”脚；忌脚后跟踩在鞋帮上，或是半脱不脱，一半在鞋里一半在鞋外。此外，站立时双手玩弄衣服、医疗器械（听诊器），咬手指甲等亦是有失庄重之举。

4. 表现自由散漫 久站时全身松散，并在站立时随意扶、拉、倚、靠、趴、踩、蹬、跨，显得无精打采，自由散漫。

附：蹲姿

下蹲的姿势，简称为蹲姿。它是人在处于静态的站姿时的一种特殊情况。多用于拾捡物品、帮助别人或照顾自己时。

（1）基本方法：下蹲的基本方法有两种：一是单膝点地式，即下蹲后一腿弯曲，另一腿跪着。二是双腿高低式，即下蹲后双腿一高一低，互为倚靠。

（2）主要禁忌：在公共场所中下蹲的禁忌有三条：一是面对他人，这样会使他人不便。二是背对他人，这样做对他人不够尊重。三是双腿平行叉开，在他人面前显得不够文雅。

第二节 坐　姿

坐姿，即人在就座之后的姿势。坐姿一定要端正安稳，表现出安详、庄重、优雅的风度。

一、基本坐姿

正确坐姿是：挺直上身，头部端正，目视前方；双手掌心向下，叠放于大腿之上，或是放在身前的桌面上，或一左一右扶在座位两侧的扶手上。侧坐时，双手叠放或相握放置于身体侧向的大腿上；上身与大腿，大腿与小腿均呈90°；脚尖对向正前方或侧前方，双脚可以并拢、平行，也可一前一后；坐下之后不应坐满座位，不可身靠座位的靠背，约占座位的前1/3或2/3位置即可。

二、禁忌坐姿

1. 头部 坐定之后不应仰头靠在座位背上，或是低头注视地面。左顾右盼，闭目养神，摇头晃脑亦不符合礼仪要求。

2. 上身 坐定之后上身不应前倾、后仰、歪向一侧，或是趴向前方、两侧。

3. 手部 坐下之后，不应以双手端臂、抱于脑后或抱住膝盖，不应以手抚腿、摸脚。应尽量减少摸、碰、敲、打等不必要的动作，或将肘部撑于桌面，双手夹在大腿中间。

4. 腿部 坐下后双腿切勿分开过大。不要在尊长面前将一条小腿交叉叠放于另一条大腿之上。不要将两腿伸直开来，也不要抖动不止。不要躺在座位上，或把腿架在高处。

5. 脚部 坐定后切勿将脚抬得过高，脚尖指向他人，或使对方看到鞋底。不要在落座后脱鞋、袜，或是将脚架在桌面上、勾住桌腿，翘到自己或他人的座位上。不要以脚踩踏其他物体。双脚不要交叉，不要将其摆成外八字，更不要两脚脚跟着地，脚尖朝上，摇动不止。

三、入座与离座

入座，即走向座位直到坐下的整个过程。它是坐姿的前奏，也是极其重要组成部分。离座即起身离开座位的过程。

1. 入座顺序 若与他人一起入座，则落座时一定要讲究先后顺序，礼让尊长。其合乎礼仪的顺序有两种：一是优先尊长，即请尊长首先入座。二是同时就座，它适用于平辈人与亲友同事之间。

2. 讲究方位 在正式场合一定要遵守“左进左出”的规则，即不论是从正面、侧面还是背面走向座位，通常都讲究从左侧走向，并从左侧离开自己的座位。

3. 落座无声 入座时切勿争抢。在就座的整个过程中，不管是移动座位、下落身体，还是调整坐姿，都不应发出嘈杂的声音。

4. 入座得体 就座时应转身背对座位。如距其较远，可以右脚后移半步，待腿部接触座位边缘后，再轻轻坐下。着裙装的女士入座，通常应先用双手拢平裙摆，随后坐下。

5. 离座谨慎 离座要注意礼仪序列，悄悄起身，由左侧离席。不要突然跳起，惊吓他人。也应注意不弄出声响，或把身边东西碰翻掉地。

第三节 行　　姿

行姿，亦称走姿，是人在行走的过程中所形成的姿势。它始终处于动态之中，体现着人的动态之美和精神风貌。

一、基本行姿

行走之时，应以正确的站姿为基础，并且要全面、充分地兼顾以下六个方面：

1. 全身伸直，昂首挺胸 在行走时，要面朝前方，双眼平视，头部端正，胸部挺起，背、腰、腿部都要避免弯曲，使全身看上去形成一条直线。

2. 起步前倾，重心在前 起步行走时，身体应稍向前倾，身体的重心应落在反复交替移动的前脚的脚掌之上。值得注意的是，当前脚落地、后脚离地时，膝盖一定要伸直，踏下脚时再稍微松弛，并即刻使重心前移，这样走动时步态才会优美。

3. 脚尖前伸，步幅适中　在行进时，向前伸出的脚应保持脚尖向前，不要向内或向外（即外八字或内八字步）。同时还应保证步幅大小适中。正常的步幅应为一脚之长，即行走时前脚脚跟与后脚脚尖二者相距为一脚长。

4. 直线行进，自始至终　在行进时，双脚两侧行走的轨迹大体上应呈现为一条直线。与此同时，要克服身体在行进中的左摇右摆，并使身体始终都保持以直线的形态向前移动。

5. 双肩平稳，两臂摆动　行进时，双肩、双臂都不可过于僵硬呆板。双肩应当平稳，力戒摇晃。两臂则应自然地、一前一后有节奏地摆动。在摆动时，手要协调配合，掌心向内，自然弯曲。摆动的幅度以30°左右为宜，不要横摆或同向摆动。

6. 全身协调，匀速行进　在行走时，速度要均匀，要有节奏感。另外，全身各个部分的举止要相互协调、配合，表现得轻松、自然。

二、禁忌行姿

1. 瞻前顾后　在行走时，不应左顾右盼。身体应避免过分摇晃，并避免不时回头注视身后。

2. 声响过大　行走时如用力过猛，声响过大不仅会妨碍或惊吓他人，还会给人留下粗鲁、没教养的感觉。

3. 八字步态　在行走时，若两脚脚尖向内侧伸构成内八字步，或向外侧伸构成外八字步都很不雅观。

4. 体不正直　在行走时，应当避免颈部前伸，歪头斜肩，耸肩夹臂，甩动手腕，挺腹含胸，扭腰跷臀，弯膝盘腿。

三、行走中的礼仪

根据社交礼仪，行路亦应自尊自爱，以礼待人。不论是一个人独行，还是多人同行；不论是行于偏僻之地，还是行走在闹市街头，都应遵守一些基本的礼仪要求。此外，在不同的行路条件下还有各自不同的具体要求。

（一）基本要求

1. 始终自律　在行路时应当自律，严格约束个人行为。做到：不吃零食，不吸烟，不乱扔废物和随地吐痰；不过分亲密；不尾随围观；不毁坏公物；不窥视私宅；不违反交通规则等。

2. 相互礼让　在行路时，对于即使素昧平生的他人，都应相互关心，相互帮助，相互体谅，礼让在先，友好相待。

（1）礼让行人：年轻者应主动给长者让路，健康人应给老弱病残者让路，一般行人遇到负重者、孕妇、儿童及行路困难者，要让他们先行。在“狭路相逢”时，尤其要注意请他人先行，或有次序地依次通过，不要争先恐后，更不能以强凌弱，“横行霸道”。因拥挤而不小心碰到别人时，应立即说“对不起”，对方则应答以“没关系”。不要若无其事，或是借题发挥，寻衅滋事。

（2）热情问候：路遇熟人，应主动打招呼问候对方，不应视若不见。但在路上碰到久别的亲友，想多谈一会儿，应靠边站立，不应站在马路当中或人多拥挤处，以免妨碍交通。对于其他不相识者，如正面发生接触时，也有必要先向对方问好。

（3）文明问路：向他人问路时应事先用尊称，并抱歉打搅：“对不起，我可以向您问个路吗?”“我可以打搅一下吗?”，事后应道谢。遇他人向自己问路时，应尽力相助，必要时还可为之带路，不应不耐烦，甚至不予理睬。

（4）帮助老幼：遇到老弱病残者，应主动上前关心、帮助，不要视若不见，甚至对其讥讽或呵斥。

（5）维护正义：碰上打架、斗殴、偷窃、抢劫或其他破坏公物及公共秩序的行为，应挺身而出，见义勇为，与坏人坏事大胆斗争，维护正义。不要事不关己，一走了之。

3. 距离适当 行路多在公共场合进行，应注意随时与他人保持适当的距离。社交礼仪认为：人际距离不仅反映人们彼此之间关系的现状，而且也体现出其中某一方，尤其是保持某一距离的主动者对另一方的态度、看法，因此不可马虎大意。与人同行时，可以参照并正确地运用人际距离的四种类型。

（二）不同场所行走的礼仪

人们在步行时，往往会置身于不同的处所，在这种情况下，既要遵守上述基本要求，又要具体情况具体对待。

1. 漫步 又称为散步，它是一种休息方式，其表现形式是随意行走，一般不受时间、地点、速度等方面的限制。但应当避免在人多拥挤的道路上漫步，以免造成对他人的妨碍而失礼。

2. 上下楼梯 上下楼梯需要注意六点：①上下楼梯均应单线行走，不宜多人并排而行；②上下楼梯，都应靠右侧行走，即右上右下，将自己左侧留出，以方便有紧急事务者快速通过；③上下楼梯时，若为人带路，应走在被引导者之前；④上下楼梯时，为安全因素不应与人交谈，亦不允许站在楼梯上或楼梯转角处与人深谈而有碍他人通过；⑤与尊长、异性一起下楼梯时，若阶梯过陡，应主动行走在前，以防身后之人有闪失；⑥上下楼梯时不仅要注意阶梯，还要注意与身前、身后之人保持一定距离，以防碰撞。

除此之外，还应注意上下楼梯时的姿势、速度。不管自己事情多么急，在上下楼梯时都不得推挤他人，或是坐在楼梯扶手上快速下滑。上下楼梯时快速奔跑也是欠妥当的。

3. 进出电梯 进出电梯，要注意两个问题：①注意安全。当电梯门关闭时，不要扒门，或是强行挤人。电梯超载时，不要心存侥幸，硬挤进去。当电梯在升降途中因故暂停时，要耐心等候，不要冒险攀援而出；②注意出入顺序。与不相识者同乘电梯，进入时要讲究先来后到，出电梯时则讲究由外而里，不可争先恐后。与熟人同乘电梯，尤其是与尊长、女士、客人同乘电梯时，则应视电梯类别而定：进入有人管理的电梯，应主动后进后出。进入无人管理的电梯时，为了控制电梯，主动为人服务，讲究礼仪，则应先进后出。另外，在乘坐扶梯时，按照国际惯例，应立于右侧，留出左侧作为紧急通道。

4. 通过走廊 ①单排行进，主动行于右侧，这样即使有人从对面走来也两不相扰；②若是仅容一人通过的走廊上与对面来人相遇，则应背靠墙壁，面向来人，侧身相让。若对方先这样做了，则勿忘向其道谢；③缓步轻行，悄然无声。因为走廊多连接房间，故切勿快步奔走，大声喧哗；④循序而行。不要为了走捷径、图省事、找刺激而去跨越某些室外走廊的栏杆，或行于其上。

5. 排队 ①养成排队的习惯。需要排队时，要保持耐心，自觉排队等候。不应起哄、拥挤、不排队或破坏排队。②遵守排队的顺序。排队的基本顺序是：先来后到，依次而行。排队时，应当遵守并维护秩序，做到不插队或帮熟人插队。③保持适当间隔。在排队时，均应缓步而行，人与人之间最好要保持0.5～1米的间距，不要一个人紧挨着另一个人，前胸贴着后背，否则会让人很不舒服，甚至会影响他人办理事情。例如，排队打公用电话、在银行存钱、自动提款机上取钱时，后面的人若贴得过紧，就有可能使前面的人感到不舒服，或心生戒备。

第四节 手　　姿

手姿，又叫手势，是体语中最丰富、最有表现力的举止。手姿可以是静态的，也可以是动态的。手姿由动作速度、活动范围和空间轨迹三个部分所构成。在人际关系中，恰当地运用手势语，发挥其表示形象、传达感情等方面的作用，有助于思想情感的表达、加强与对方的沟通。

手势语，尽管千变万化，十分复杂，但仍可被分成四种类型：①形象手势，是用来模拟物状的手势；②象征手势，即用来表示抽象意念的手势；③情意手势，即用来传递情感的手势；④指示手势，即指示具体对象的手势。

一、基本手姿

（一）垂放

垂放，是最基本的手姿。其做法有二：①双手自然下垂，掌心向内，叠放或相握于腹前；②双手自然下垂，掌心向内，分别贴放于大腿两侧。它多用于站立之时。

（二）背手

背手，多见于站立、行走时，既可显示权威，又可镇定自己。其做法是双臂伸到身后，双手相握，同时昂首挺胸。

（三）持物

持物，即用手拿东西。其做法多样，既可用一只手，也可用双手。但最关键的是，拿东西时应动作自然，五指并拢，用力均匀，不应翘起无名指与小指。

（四）鼓掌

鼓掌，是用以表示欢迎、祝贺、支持的一种手势，多用于会议、演出、比赛或迎候嘉宾。其做法是以右手掌心向下，有节奏地拍击掌心向上的左掌。必要时，应起身站立。但不允许“鼓倒掌”，以此表示反对、拒绝、讽刺、驱赶之意。

（五）夸奖

这种手姿主要用以表扬他人。其做法是伸出右手，翘起拇指，指尖向上，指腹面向被称道者。但在交谈时，不应将右手拇指竖起来反向指向其他人，因为这意味着自大或藐视。也不宜自指鼻尖，因有自高自大、不可一世之意。

（六）指示

这是用以引导来宾、指示方向的手姿。即以右手或左手抬至一定高度，五指并拢，掌心向上，以其肘部为轴，朝向目标伸出手臂。掌心向上有表示诚恳、谦逊之意。

二、禁忌手姿

（一）易于误解的手姿

易为他人误解的手姿有两种：一是个人习惯，但不通用，不为他人理解的手姿；二是因为文化背景不同，被赋予不同的含义的手姿。

（二）不卫生的手姿

在他人面前搔头皮、掏耳朵、剜眼睛的分泌物、抠鼻孔、剔牙齿、抓痒痒、摸脚丫等手姿，均极不卫生，也非常不礼貌，均是不当之举。

（三）不稳重、失敬于人的手姿

在他人面前，尤其是正式场合，面对尊者和长者时，应避免双手乱动、乱摸、乱扶、乱放，或是折衣角、咬指甲、抬胳膊、抱大腿、摸脑袋等手姿。掌心向下挥动手臂；勾动食指或除拇指外的其他四指招呼别人，都是失敬于人的手姿。用手指指点他人，有指斥、教训之意，尤为失礼，均应禁止。

三、常见手势语

（一）握手

握手，全球几乎都以握手为欢迎对方的表达方式。北美人在见面握手相互致意时要紧紧地有力地握一下。但中东人和许多东方人在握手时则多是轻轻握一下，因为在他们的文化里，紧紧握手意味着挑衅。

（二）挥手

挥手，其含义主要是向人打招呼或是告别，但由于地区和习惯的差异，虽然表达的是同样的意义，但挥手的方式方法也有不同，如北美人不论是在向人打招呼还是告别，或者是要引起相距较远的人的注意，他们都是举臂，张开手，来回摆动。而在欧洲大多数地方，这个动作表示“不”。欧洲人在打招呼时，习惯于举臂，手在腕部上下挥动，好像篮球运动员运球的动作。意大利人和希腊人用的手势又完全不同，他们举手，仅手指向内勾动。

（三）召唤

在美国，要召唤别人以引起对方的注意时，最普通的手势是举手（并竖起食指）到头部的高度，或者更高一些，另外有一种召唤人的手势是伸出食指（手掌朝着自己的脸），将该指向内屈伸。这个手势在澳大利亚和印度尼西亚等地，只用来召唤动物而不用于人，如用来召唤则是一种很不礼貌的手势。在欧洲各地，要表示“到这儿来”的手势是举臂，手掌向下，然后将手指做搔痒状。

（四）“V”字形手势

食指和中指分开成“V”字形，这几乎在全球都可被理解为“胜利”或者“和平”。然而，在英国，如果你伸出食指和中指形成“V”字形，手掌和手指向着自己的脸，就被赋予了嘲弄、侮辱之意。今天我们看到许多人都打“V”形手势来表示“胜利”或“和平”，并且手掌向内向外都有，这是欠妥的。因此，在示意此手势时应当保持手掌向外的正确姿势。

（五）“OK”手势

北美人经常热情地用这个手势：拇指和食指构成环形，其他三指伸直，表示“OK”，即赞扬和允许等意思。然而，在法国南部，希腊，撒丁岛等地，其意恰好相反，这个手势表示“劣等品”，“零”或“毫无价值”。在希腊等地，这一手势还表示一句无声而恶毒的脏话。在日本，它的意思是“钱”，好像是构成一枚硬币的样子。在巴西、俄罗斯和德国，这象征人体上非常隐蔽的孔。因此，在这些国家里，切记不要打这个“OK”手势。

（六）竖大拇指

竖大拇指，这个手势在许多国家里非常普遍的被用来表示无声地支持和赞同：“干得好！”或者“棒极了！”以及其他多种赞扬的语意。在某些地区，这个手势却具有完全不同的意义。例如在澳大利亚如果竖起大拇指上下摆动，这等于在侮辱人；北美人用竖起大拇指表示要求搭便车；在尼日利亚等地，这个手势被认为是非常粗鲁下流的；在日本和德国，竖起大拇指是用来计数：在日本表示“5”，在德国则表示“1”。

（七）其他手势

用手呈杯状，作饮水动作，这是表达“我渴了”；两手合掌，把头倚在一侧手背上，紧闭双眼，做入睡状，表示“我很疲倦”；用手拍拍胃部，表示“我吃饱了”；用手在胃部划圈表示“我饿了”；两手相搓既可以表示“我很冷”、“很好”、“这里很安逸舒适”，也可以表达迫切期望、精神振奋、跃跃欲试等。

第五节　行　　礼

在交际应酬之中，相识者之间或不相识者之间往往都需要在适当的时刻向交往对象行礼，以示自己对对方的尊重、友好、关心与敬意。

一、行礼的一般原则

一般情况下年幼者应向年长者、职位低者向职位高者、未婚女子应向已婚女子（年迈德高者除外）先行礼，而资历、年岁相当者可不分先后互相敬礼。敬礼时要做到仪容端庄，不可口含香烟等。

在升国旗、演奏国歌时，必须就地驻足行注目礼或举手礼。

在不方便的场所如厕所、浴室、病房、理发厅或紧急场合，如水灾、火警、空袭等，可免于行礼。

二、行礼的形式

在不同的历史时期、不同的文化背景之下，人们所采用的会面礼往往千差万别，互不相同。为人们所熟知的，有点头礼、举手礼、脱帽礼、致意礼、握手礼、拥抱礼、亲吻礼、鞠躬礼、合十礼、拱手礼、吻手礼、吻足礼、碰鼻礼、叩头礼、跪拜礼、屈膝礼等。

（一）握手礼

握手礼是当今在我国乃至世界各国最为通行的会面礼，也是人们在日常生活中经常采用的礼节。握手不仅用于见面致意和告辞道别，在不同场合、不同情形里还可以表示支持、信任、鼓励、祝贺、安慰、道谢等多种意思，是沟通心灵、交流感情的一种行之有效的方式。

1. 握手的时机　何时行握手礼取决于交往双方的关系，现场的气氛以及当事人的心情等多种因素。

（1）应当握手的场合：在办公室里、家中以及其他一切以本人作为东道主的社交场合，迎接或送别来访者之时，应与对方握手，以示欢迎或欢送；拜访他人之后，在辞行之时，应与对方握手，以示“再会”；在比较正式的场合同相识之人道别应与之握手，以示自己的离别之意和希望对方珍重之心。

应邀参与社交活动，如宴会、舞会之后，应与主人握手，以示谢意。在重要的社交活动，如宴会、舞会、生日晚会开始与结束时，主人应与来宾握手，以示欢迎与道别。当自己被介绍给不相识者时，应与之握手，以示自己乐于结识对方，并为此深感荣幸。遇到同事、朋友、邻居、长辈或上司时，应与之握手，以示高兴与问候。

较长时间未曾谋面的熟人，应与其握手，以示为久别重逢而万分欣喜；别人给予了自己一定的支持、鼓励或帮助时，应与之握手，以示衷心感谢；向他人表示恭喜、祝贺之时，如祝贺生日、结婚、生子、晋升、乔迁、事业成功或获得荣誉、嘉奖时，应与之握手，以示贺喜之诚意。他人向自己表示恭喜、祝贺之时，应与之握手，以示谢意；向他们赠送礼品或颁发奖品时，应与之握手，以示郑重其事。他人向自己赠送礼品或颁发奖品时，应与之握手，以示感谢。

对他人表示理解、支持、肯定时，应与之握手，以示真心实意，全心全意；得悉他人患病、失业、降职、遭受其他挫折或家人过世时，应与之握手，以示慰问。

（2）不需握手的场合：因种种原因不宜同交往对象握手时可免行握手礼。例如，对方手部负伤，或手上负重；对方正忙于他事，如打电话、用餐、主持会议、与他人交谈等；对方与自己距离较远；对方所处环境不适合握手等。

2. 握手的方式 握手的标准方式是：行至距握手对象约1米，双腿立正，上身略向前倾，伸出右手，四指并拢、拇指张开与对方相握。握手时应用力适度，上下稍许晃动三四次，随后松开手来，恢复原状。具体来说，握手时应注意以下问题：

（1）神态：与人握手时，应神态专注、热情、友好、自然。通常情况下，还应面含笑意，目视对方双眼，并且口道问候。切勿敷衍了事，漫不经心，或傲慢冷淡。如迟迟不握他人早已伸出的手，或是边握手边东张西望，目中无人，甚至忙于跟其他人打招呼，都是不礼貌的。

（2）姿势：向他人行握手礼时，应起身站立。除非是长辈、女士和病残者，否则坐着与人握手是不合适的。握手时双方最佳距离为1米左右，因此，双方均应主动向对方靠拢。若只有其中一方趋前而另一方无响应，则显得一方有意讨好或冷落另一方。若距离过近，手臂难以伸直，也不雅观。握手时最好是双方的手各从侧下方伸出，伸直相握后形成一个直角。

（3）手位：在握手时，手的位置至关重要。常见的手位有两种：①单手相握：以右手与人相握，是最常用的握手方式。手掌垂直于地面最为适当，表示自己不卑不亢，称为“平等式握手”。②双手相握，即用右手握住对方右手后，再以左手握住对方右手的手背。这一方式，有时亦称“手套式握手”。这种方式适用于亲朋故交之间，用以表达自己的深厚情义。一般而言，此种握手方式不适用于初识者与异性，因为它有可能被理解为讨好或失态。

（4）力度：握手之时，为了向交往对象表示热情友好，应当稍许用力，与亲朋故旧握手时，所用的力量可以稍微大一些；而在与初次相识者以及异性握手时，则不可用力过猛。总之，在与人握手时，不可以毫不用力，使对方感到缺乏热忱与朝气，也不宜矫枉过正，用力过大，而又使对方感到尴尬难堪，甚至怀疑有示威挑衅之嫌。

（5）时间：在一般情况下，与他人握手时间不宜过短或过长，时间应控制在3秒钟以内。若握手时两手稍触即分，显得走过场，或像是对对方怀有戒意。而与他人握手时间过久，尤其是拉住初次见面者或异性的手长久不放，则显得有些虚情假义，甚至会被怀疑为“想占便宜”。

3. 握手时伸手的先后次序 在正式的场合，行握手礼时最为重要的礼仪问题，是握手的双方应当由谁先伸出手来“发起”握手。

（1）“尊者决定”原则：根据礼仪规范，握手时双方伸手的先后次序，应当遵守“尊者决定”的原则，并且具体情况具体对待。在两人相握时，首先各自应确定握手双方彼此身份的尊卑，然后由位尊者首先伸出手来，即尊者先行。位卑者只能随后予以响应，而决不可贸然抢先伸手。“尊者决定”这一原则，既是为了恰到好处地体现对位尊者的尊重，也是为了维护在握手之后的寒暄应酬中位尊者的自尊。

（2）具体应酬方式：男士与女士握手，应由女士先伸手。如女士无握手之意，男士点头鞠躬致意即可，切不可主动去握住女士的手；长辈与晚辈握手，应由长辈先伸出手；上级与下级握手，应由上级先伸出手。但如果是主宾关系，做主人的尽管是下级也应先向上级伸出手表示欢迎。老师与学生握手，应由老师先伸出手。总之，在社交场合，社会地位高者、年长者、女士、主人享有握手的主动权，故与之握手时应等其先伸出手。而朋友、平辈见面，先伸出手者则表现出更有礼貌。

某些特殊情况：若是一个人需要与多人握手，则握手时应讲究先后次序，由尊而卑，即先上级后下级，先年长者后年幼者，先长辈后晚辈，先老师后学生，先女士后男士，先已婚后未婚者。

在公务场合，握手时伸手的先后次序主要取决于职位和身份。而在社交、休闲场合，则主要取决于年龄、性别、婚否。在接待来访者时，则较为特殊：当客人抵达时，主人有义务首先伸出手来与客人相握（无论客人是男是女，作为主人，女士应该先伸出手，男士也可先伸出手）。而在客人告辞时，则应由客人首先伸出手来与主人相握。前者是表示欢迎，后者则表示再见。若这一次序颠倒，则极易产生误解。

上述握手时的先后次序可用以律己，却不必苛求于人。当自己处于尊者之位，而位卑者抢先伸手要来相握时，还是要与之配合为妥。若是过分拘泥于礼仪，对其视若不见，置之不理，让对方进退两难或当场出丑，也是失礼之举。

4. 握手的禁忌 在人际交往中，行握手礼虽十分寻常，但是由于它被用来传递多种信息，故应努力做到合乎规范，并避免违犯以下禁忌：

（1）用右手握手是约定俗成的礼仪。如伸出左手，是十分失礼的。尤其是在与阿拉伯人、印度人打交道时要牢记这点，因为在他们看来左手是不洁的。

（2）不要在握手时争先恐后。特别是与基督教信徒交往时要避免两人握手时与另外两人相握的手形成交叉状，这种手形类似十字，在基督教信徒眼中是很不吉利的。

（3）不要戴手套与人握手。但据西方传统，地位高的人和妇女有戴手套握手的特权，故女士在社交场合戴着薄纱手套与人握手是被允许的。不要在握手时戴着墨镜，只有患有眼疾或眼部有缺陷者方可例外。

（4）不要在握手时另外一只手依旧拿着东西不放（如行李、香烟等），或将另外一只手插在衣袋里。

（5）不要在握手时面无表情，不置一词，好像无视对方的存在，纯粹是为了应付。也不要在握手时长篇大论，点头哈腰，滥用热情，显得过分客套。这样非但不会令对方受宠若惊，反而会让对方不自在，不舒服。

（6）不要只握住对方的手指尖。递给对方一节冷冰冰的手指尖，似乎是迫于无奈（这种握手方式在国外称为“死鱼式握手”，公认为失礼的做法），好像故意与对方保持距离。正确的做法是握住整个手掌，即使对方为异性，也应如此。

（7）不要以不清洁或患有传染性疾病的手与他人相握。更不要与人握手之后，立即揩试自己的手掌，好像接触了对方的手就会使自己受到“污染”似的。

（8）不要拒绝与他人握手。

（二）其他会面礼节

1. 鞠躬礼　鞠躬礼是人们用来表示对对方恭敬、答谢或致歉的一种常用方法。在国内适用于多种场合：向他人表示感谢、晚辈对长辈、学生对老师、下级对上级、同学之间、同事之间、举行婚礼或参加追悼活动等都可行鞠躬礼。受礼者一般应以同样姿势还礼，但如果受礼者是长者、领导，也可点头致意或握手答礼。

施礼时应脱帽立正，目光注视受礼对象，然后弯腰使上身前倾，随即恢复原状。男士双手应贴放于身体两侧裤线处，女士的双手则应下垂搭放在腹前。一般弯曲15°左右表示致意，弯曲30°左右表示诚恳的谢意或歉意。特殊情况，如悔过、谢罪或追悼会等行90°的大鞠躬。下弯的幅度越大，所表示的敬重程度就越大。鞠躬的次数，可视具体情况而定，惟有追悼活动才采用三鞠躬，故在喜庆场合，鞠躬的次数不要为三。鞠躬礼在日本、韩国、朝鲜尤为盛行，日本人见面一般不握手，而习惯相互鞠躬。他们的鞠躬可分为15°、45°、90°三种，鞠躬的深度表示对被问候人的尊敬程度。

2. 点头礼　点头礼，又叫颔首礼，适用的情况有：路遇熟人；在会场、剧院、歌厅等不宜与人交谈之处；在同一场合碰上已多次见面者；或仅有一面之交者在社交场合相逢；遇上多人而又无法一一问候之时。

行点头礼时，一般不戴帽子，将头部向下轻轻一点，同时面带笑容，不宜反复点头不止，点头的幅度也不必过大。

3. 举手礼　行举手礼的场合，与行点头礼的场合大致相似，它最适合向距离较远的熟人打招呼。行礼时右臂向前上方伸直，手掌心向着对方，其他四指并齐，拇指叉开，轻轻向左右摆动一两下。

4. 脱帽礼　戴着帽子的人，在进入他人居所，路遇熟人、与人交谈、握手或行其他会面礼、升国旗、演奏国歌等情况下，应自觉主动地摘下帽子，并置于适当之处，这就是所谓的脱帽礼。女士在社交场合可以不脱帽子。

5. 注目礼　行注目礼时应起立，抬头挺胸，双手自然下垂或贴放于身体两侧，面容庄重严肃，双目正视于被行礼对象，或随之缓缓移动。在升国旗、游行检阅、开业挂牌、剪彩揭幕等情况下，适用注目礼。行注目礼时不可歪戴帽子斜穿衣，东歪西靠，大声喧哗，嬉笑打闹。

6. 拱手礼　是我国民间传统的会面礼，主要适用于过年时举行团拜活动，向长辈祝寿，向友人恭喜结婚、生子、晋升、乔迁，向亲朋好友表示感谢。行拱手礼时应起身站立，上身挺直，两臂前伸，双手在胸前高举抱拳，左手捏空拳，右手抱左手，自上而下（或自内而外），有节奏地晃动两三下。

7. 合十礼　亦称合掌礼，即双手十指相合为礼。原为古印度的一种礼节，后为各国佛教徒沿用为日常普通礼节。行礼时面对受礼者，双掌合拢并齐，手指向上，指尖与鼻尖基本持平，手掌稍向外侧倾斜，双腿并拢站立，上身微欠低头。一般来说，行此礼时合十的双手举得越高，越体现出对对方的尊重，但原则上不可高于额头。行合十礼时，可以口颂祝词或问候对方，亦可面含微笑，但不准手舞足蹈，反复点头。在东南亚、南亚信奉佛教的地区以及我国傣族聚居区，合十礼最为通用。

8. 拥抱礼 在西方，特别是在欧美国家，拥抱礼是十分常见的见面礼与道别礼。在人们表示慰问、祝贺时，拥抱礼也十分常用。正规的拥抱，讲究两人正面相对站立，各自举起右臂将右手搭在对方左肩后面；左臂下垂，左手扶住对方右腰后侧。首先各向对方左侧拥抱，然后各向对方右侧拥抱，最后再一次各向对方左侧拥抱，一共拥抱3次。在普通场合行此礼，不需如此讲究，次数也不必要求如此严格。在我国，这种礼节一般用于外事活动或亲近的人之间。除某些少数民族外，拥抱礼不常采用。

9. 亲吻礼 是西方国家常用的一种会面礼。有时，它会与拥抱礼同时采用，即双方会面时既拥抱，又亲吻。行亲吻礼时，通常忌讳发出亲吻的声音，更不应将唾液弄到对方脸上。在行礼时，不同身份的人，相互亲吻的部位有所不同。长辈吻晚辈，应当吻额头；晚辈吻长辈，应当吻下颌或吻面颊；同辈、同性之间宜贴面颊，异性应当吻面颊。交往未深的男女之间，或对尊贵的女士，男性只能吻其手指或手背。

10. 吻手礼 主要流行于欧洲国家。行礼时，男士行至已婚妇女面前，先垂首立正致意，然后以右手或双手捧起女士的右手，俯首以微闭的嘴唇，象征性地轻吻一下对方的手背或手指。行吻手礼的地点最好在室内，吻手礼的受礼者只能是已婚妇女。手腕及手腕以上部位是行吻手礼的禁区。

第六节　护理工作中的举止礼仪

举止在护患思想和感情的交流中，起着重要的作用。当护士与患者沟通时，态度安详，举止得当，将有助于患者放心地交流。如果态度匆忙、举止急切，则会使患者感觉护士没有充裕的时间而不愿意表述或倾吐内心的感受。因此，护士在护理工作中应注意保持规范和优雅的举止。例如，与患者交流当中的手势应用，同患者、同事见面时的相互致意、接听电话、接待住院患者等，都应体现出良好的基本素质与礼仪修养。护士的举止要求是：尊重患者、维护患者利益；尊重习俗、遵循约定俗成的礼仪规范，并和具体环境相结合；尊重自我，掌握分寸，做到“站立有相，落座有姿，行走有态，举手有礼”，努力创造出一个文明、优雅、和谐、舒适、适于患者休养的良好环境和医护工作环境。

一、站立有相

护士在工作中应始终保持规范而不呆板、稳重而不失活泼、健康而富于礼貌、充满朝气而又诚恳谦逊的体态。

站立时头正颈直，双目平视，面带微笑，表情自然平和；挺胸收腹，两肩平行、外展放松，立腰提臀；两臂自然下垂，两手相握在腹前；两腿并拢，两脚呈“V”字型（两脚尖间距 10～15cm）、“丁”字型或“Ⅱ”（平行）型；全身既挺拔向上，又随和自然。

二、落座有姿

护士在工作中要注意表现出服务意识，不应随意就座，并流露出倦怠、疲劳、懒散的情绪或姿态。

规范的坐姿是：取站立姿态，右脚后移半步，单手或双手捋平衣裙，轻稳落座在椅面的前 1/3 或 2/3 处，挺胸抬头，两眼平视，躯干与大腿、大腿与小腿均呈 90°角；双脚平放在地面上，足尖向前；双掌心向下，两手相叠置于一侧大腿中部。

三、行走有态

护士在工作岗位上的行姿应该是轻盈、敏捷，给人以轻巧、美观、柔和之感，显示出护士的端庄、优雅、健美与朝气。

护士规范的行姿是：以站立姿态为基础，脚尖朝向正前方，收腹挺胸，两眼平视，双肩平衡略后展，两臂自然摆动或持物在胸前，步履轻捷，弹足有力，柔步无声，充满活力。

行走时应精神饱满，步态轻盈自然，步幅恰到好处，步速稳健快捷，步位落点适宜。两臂前后摆动，摆幅一般不超过 30°。

护士的快行步通常是在抢救患者、处理急诊、应答患者呼唤时为赶速度、抢时间而表现出短暂的快步。这是为了达到以行代“跑”的目的。护士行快步时，应注意保持上身平稳，步态自然，肌肉放松，舒展自如，步履轻快有序，步幅减小，快而稳健，快而不慌。给人一种矫健、轻快、从容不迫的动态美。使患者感到护士工作忙而不乱，感到安全而由衷的信赖。

此外，在引导患者进入病区时，护士可以边行走，边将右手或左手抬至一定高度，五指并拢，掌心向上，以其肘部为轴，朝向引导或介绍目标，伸出手臂进行介绍，以示欢迎、诚恳、热情接待之意。行走时采用上身稍转向患者的侧前行姿势，边走边介绍环境，这样，不仅符合礼仪要求，又能随时观察病情和患者的意愿，及时提供服务。

四、举手有礼

在护理工作中，护士应根据具体情况适时地行礼，如握手礼、举手礼、点头礼、鞠躬礼等。以表示自己对来宾、患者、同事、同行、上级和尊长的尊重、友好、关心与敬意。其中，鞠躬礼在护士的行礼中使用较多，适合于正式庄严的场合和其他多种场合。

护士行礼：取站立姿态，双眼平视，身体上部向前倾斜 30°，随即恢复原态。上级与下级交流时，上级也可使用点头礼，即取站立姿态，两臂自然下垂于身体两侧，目光注视下级，轻轻点头施礼。

五、行为模拟训练

(一) 站姿训练

站立是人的最基本的姿势，这是一种静态美，是培养优美仪态的起点，是发展不同质感动态美的起点和基础。要求“立如松”。

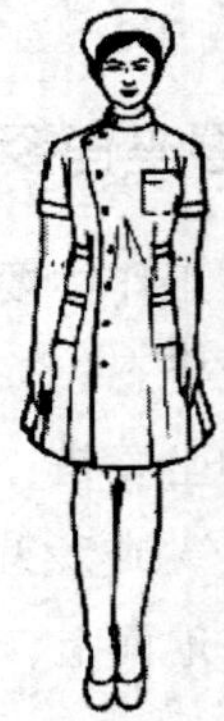

图5－1　基本站姿

1. 基本站姿　头正颈直，两眼平视前方，嘴唇轻闭，下颌微收，双肩要平，微向后张，挺胸收腹夹臀，上身自然挺拔，两臂自然下垂，手指并拢，自然微屈，中指压裤缝，两腿挺直，膝盖相碰，脚跟并拢。从正面看，身体重力线应在两腿中间向上穿过脊柱及头部，重心要落在两个前脚掌上，从侧面看重心应落在骨盆正中。整体上看优美、挺拔，精神饱满（图5－1）。

训练要决：两脚并拢，膝盖相碰，下提上压（指下肢、躯干肌肉的线条向上伸挺，两肩平而放松下沉），前后相夹（指臀部夹紧向前发力，腹部收缩向后发力），左右向中（自己感觉身体两侧肌肉群从头至脚向中间发力），两臂下垂，手指并拢，双眼平视，嘴唇微闭，下颌微收，面带笑容。

2. 正脚位小八字步　这是在隆重、热烈或庄严的场合下采用的一种大方庄重的姿势，要求站姿符合规范，一丝不苟，即使感到很累，也一刻不能松懈（图5－2）。

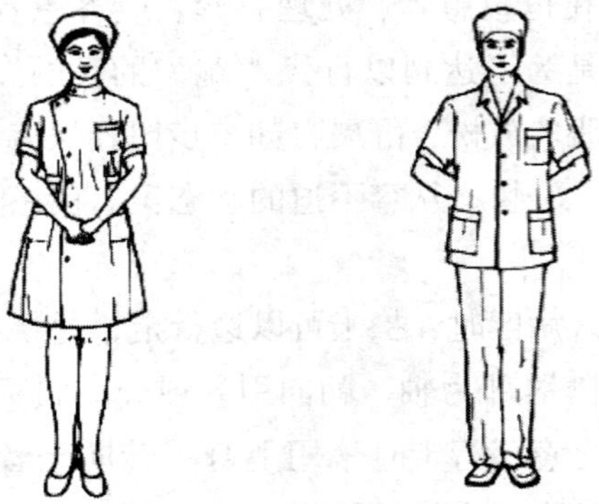

图5－2　正脚位小八字步

站姿要求：在基本站姿的基础上

（1）双脚呈“V”字型（两脚尖张开的距离约为一拳）。

（2）脚后跟、膝部靠紧，脚尖平齐向前。

（3）右手握住左手，右手示指微微翘起，垂放在腹前脐上1寸或脐下1寸。

（4）站立时要保持身体挺直，收腹提臀，肩膀要平，下颌微收。

3. 侧脚位丁字步　在小八字步基础上移动一脚跟至另一脚内侧凹部，两脚互相垂直呈“丁”字步，肩位可相应改为二位或八位肩，身体各部位要求同小八字步。

4. 正脚位丁字步　一脚呈水平位，另一脚与之垂直（脚尖向正前方），其余要求与侧部位丁字步（图5－3）。

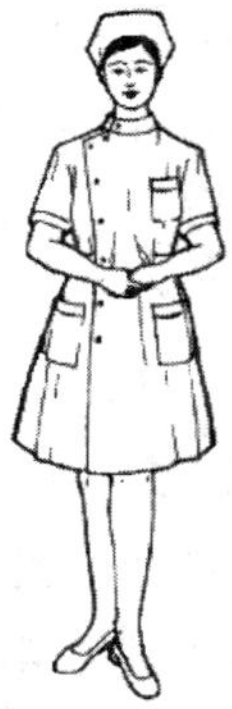

图5－3　正脚位丁字步

此外，等车或等人时间较长时，两足的位置可一前一后，但叉开不能过大，保持45°，重心放在后脚上，使肌肉自然放松，这种站姿同样自然优美。总之，不论采用哪种站姿，上半身一定要保持挺直，下颌微收，挺胸沉肩，收腹提臀。

第一阶段练习：

①基本站姿训练：背贴墙壁站好，尽量将后脑、肩、臀、小腿及足跟与墙壁紧密接触，并按照训练要领保持一段时间，体会正确站姿的身体各部位置感觉。假若上述部位无法接触墙面，则说明你的站立姿势尚不正确。

②平衡感练习：身高相近者两人一组，背靠背紧密相贴，按上述站立要求进行站立训练。强化训练时还可在各点夹上报纸，练习平衡感与挺拔感。

第二阶段练习：

在基本站姿训练到位后，可练习其他各种站姿，达到站姿的稳定和优雅自如。

（二）坐姿训练

坐姿是体态美的重要内容。美的坐姿应给人端庄稳重之感，要求“坐如钟”。

1. 基本坐姿　女士上身挺直，下颌微收，颈项挺直，两肩放松，胸部挺起，上身与大腿、大腿与小腿均成直角，双膝并拢，脚跟靠紧，只坐满椅子的1/2～2/3，双手相叠自然地放在大腿上。男士可双脚分开与肩等宽，双手分别置于两腿近膝部位（图5－4）。

训练要求：坐姿训练时除达到规范要求外，还应注意以下问题。

（1）端坐时间较长而感觉疲劳时，可变换为侧坐。

（2）不论采用何种坐姿，都忌两膝分开，两脚呈八字形，女性尤为不雅。

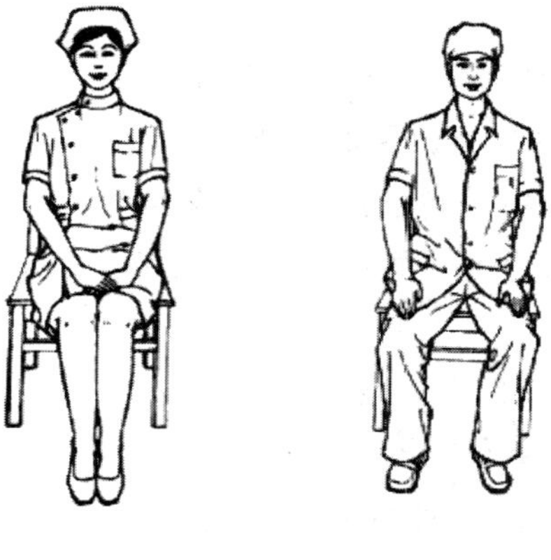

图5－4　基本坐姿

（3）两脚不要呈内八字，即脚尖朝内，脚跟朝外，这种坐法显得俗气，而且不雅。

（4）与人交谈时，勿将上身前倾或用手撑着下巴。

（5）坐下后应当安稳，不可左顾右盼，摇摆不定。

（6）应避免在椅子上前俯后仰，或把腿架在椅子或沙发扶手上。

（7）女性入座时要娴雅，入座前应将裙摆捋平。起立时要端庄稳重，不可猛起猛坐，弄出声响，更不要带翻桌上物具，以免尴尬。

2. 坐位丁字步 此种坐姿显得端庄。

3. 正坐位点式丁字步和侧坐位点式丁字步 此种坐姿显得比较悠闲，还可以保持身段均衡的自然美。

4. 正脚位小叠步 此种坐姿给人一种大方高贵的感觉。注意悬空的脚尖应向下，切忌脚尖朝天，鞋底向前，不可上下抖动，否则有失风度（图5－5）。

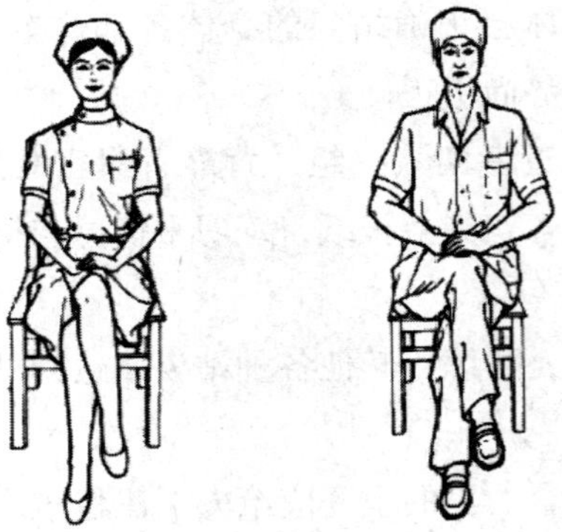

图5－5 正脚位小叠步

5. 侧坐位平行步 此种坐姿显得女性的端庄和腿型的秀美（图5－6）。

6. 坐位平行叠步 此种坐姿显出女性的大方和腿型的秀美。

练习方法：根据要领，分别练习基本坐姿和其他各种坐姿，可采用集体训练和小组内互检的方法。练习坐姿，除了按要求保持腿部的美感以外，还应注意上身背部挺直，下颌微收，挺起胸膛；双腿并拢，坐位适度。

（三）行姿训练

优美的行姿，就是一道风景。要求“行如风”。

正确走姿：抬头，下颌微收，两眼平视，面带微笑，背部挺直，挺胸收腹，两臂自然摆动，脚尖向前，步伐正直，步态轻盈，步幅均匀，显示一种娇健轻快，从容不迫的动态美。

步伐正直：即行走时两脚踩在一条直线上。

步幅均匀：每步距离约等于一脚的长度。

步态轻盈：步行时，抬起的那只脚脚腕应向下用力，使脚掌与地面平行，起步时身体前倾，重心落在前

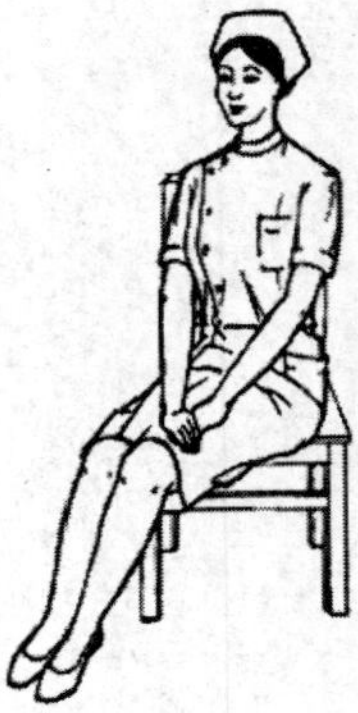

图5－6 侧坐位平行步

脚掌上，同时抬起另一只脚，并伸直膝盖，落步无声。

练习方法：

第一步，练习腰腿力量。双手固定腰部，正步出脚，脚背绷直，踮脚行走。

第二步，练习颈背挺直。头顶书本，按上述要求，但不踮脚行走。

第三步，修正脚步。两脚内缘的落点力求在一条直线上。

第四步，训练全身协调运动，轻步行走，达到柔步无声。

在病区里，要求医护人员的步伐轻盈敏捷，悄然无声。因为，拖着脚行走、脚步声沉重的步态，不仅不美观，更主要的是影响患者的休息。所以，一定要认真练习，以达到步态轻快无声。

附：其他姿态练习

蹲姿：在站姿的基础上，两脚前后分开约半步，单膝点地或双腿一高一低、互为倚靠，单手或双手捋平裙摆，身体下蹲，用单手或双手从正面或侧面拾取物品。

持治疗盘：在站姿和行姿的基础上，双手托盘底两侧边缘的中间，肘关节呈 90°自然贴近躯干。盘内缘不可触及护士服。取放、行进平稳。开门时不能用脚踢门，而应该用肩部将门轻轻推开。

持医疗文件：在站姿或行姿的基础上，用手掌握病历夹边缘中部，放在前臂内侧，持物手臂靠近腰部。或左手握病历夹右缘上段，夹在肘关节腰部之间，病历前缘略上翘，右手自然下垂或摆动（图 5－7）。

推治疗车：护士位于车后，双手扶把，把稳方向，双臂均匀用力，重心集中于前臂，抬头、挺胸直背，躯干略向前倾，行进、停放平稳。入室前需停车，用手轻推开门后，方能推车入室，不可用车撞开门，入室后应先关上门，再推车至病床旁。

护士在护理实践中应用或保持各种基本体态时，应根据力学原理，注意节力。

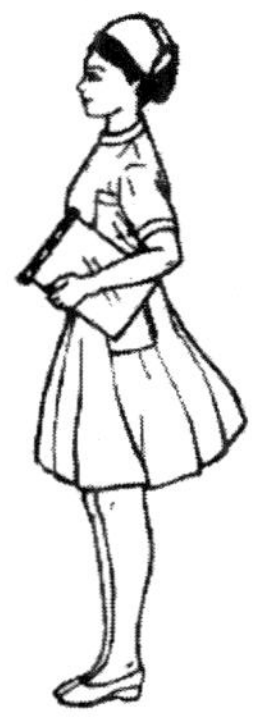

图 5－7　持病历夹行走

（四）行礼训练

1. **鞠躬礼**　取站立姿态，双眼平视，身体上部向前倾斜 15～30°随即恢复原态。

训练方法：行礼时注意以髋为轴，上身挺直，并随轴心运动向前倾斜，目光落在自己前方 1～2 米处，双手交叠或相握，随身体的前倾而自然下垂。注意纠正行礼时低头含胸，弯腰驼背，或仰首观望，目光游移等不良姿态。并注意双手不可按在腹部，或扶着双腿，否则有损行礼者的风度与形象。练习时，小组内成员相互行礼，或集体训练行礼。

2. **握手礼和点头礼**　两人一组，相互注视对方，面带微笑，练习施礼；设定情境，以小组为单位，进行握手礼与点头礼的角色扮演。

总之，通过训练，使自身举止庄重大方，文明规范，做到站有站相，坐有坐姿，行有行态，举手有礼，不失良好教养和护理礼仪风范。

思 考 题

1. 社交礼仪中对各种基本站姿、坐姿、行姿的规范和要求是什么？
2. 礼仪中常见的基本手姿有哪些？应当避免哪些手姿？
3. 社交礼仪中行礼的一般原则有哪些？
4. 如何正确实施握手礼？
5. 护理工作中对护士的举止有哪些要求？
6. 设定护理工作情境，进行护士举止礼仪的角色扮演，练习各种姿态及行礼。

CHAPTER 第六章

护士交往礼仪

交往礼仪是人们在社交场合中形成，并被大多数人认同的交际准则和规范。护理工作的对象是人，护士在护理工作中不可避免要与各种各样的人交往，护士学习必要的交往礼仪常识，有助于护理人员的社会交往，也有助于在护理工作中建立良好的人际关系。

第一节　称谓礼仪与介绍礼仪

一、称谓礼仪

称谓是人们在日常交往应酬中彼此之间的称呼语。它是沟通人际关系的第一座桥梁，也是交往成功的一个重要因素。在人际交往中选择正确、适当的称谓，反映着自身的教养，尊敬对方的程度，甚至还体现着双方关系发展所达到的程度和社会风尚。

（一）称谓的原则

1. 礼貌原则　这是人际交往的基本原则之一。每个人都希望被他人尊重，合乎礼仪的称谓，正是表达对他人尊重和表现自己礼貌修养的一种方式。交际时，称呼对方要用尊称，如“您”—您好、请您；“贵”—贵姓、贵公司；“老”—陈老、您老；“高”—高寿、高见等。

2. 尊崇原则　中国人自古就有从大、从老、从高的心态。对同龄人来说，可称呼对方为哥、姐；对和父辈岁数相当的人，可称“伯伯”；对副职管理者，可以免称“副”字。但随着西方文化的介人，中国传统的从大、从老的习惯也在发生着潜移默化的改变，如人们对自己的年龄已不再认为越“老”越值得骄傲了。

3. 适度原则　根据交际对象、场合、双方关系等选择适当的称谓也是称谓礼仪的一个重要原则。例如对行业工作称师傅是恰如其分的，但对医生、教师、军人、商人、干部称师傅就不合适了，而应分别以职业或职衔等给予恰当的称呼。在人多的场合，还要注意亲疏远近和主次关系，一般先长后幼、先高后低、先亲后疏、先女后男。

（二）称谓的方式

1. 国际通用的称谓

（1）通称：一般情况下，对男子不管其婚否都称为“先生”；对于女士，已婚的称为“夫人”，未婚的称“小姐”。在外事交往中，为了表示对女性的尊重，也可将其称为“女士”。

（2）官方人士的称呼：对高级官员，称为“阁下”，也可称职衔或“先生”；对有地位的女士可称为“夫人”，对有高级官衔的妇女，也可称“阁下”；对其他官员，可称职衔或“先生”、“女士”等。

（3）皇家贵族的称呼：对君主制或君主立宪制国家的国王、皇后，可称为“陛下”；王子、公主、亲王等可称为“殿下”；对有公、侯、伯、子、男等爵位的人士既可称其爵位，亦可称“阁下”，或称“先生”。

（4）技术人员的称呼：对医生、教授、法官、律师以及有博士等职称、学位的人士，可称为“医生”、“教授”、“法官”、“律师”、“博士”等，也可加上姓氏或“先生”。

（5）军人的称呼：一般称军衔，或军衔加“先生”，知道其姓名的可冠以姓与名。有的国家对将军、元帅等高级将领称“阁下”。

（6）服务人员的称呼。一般情况下称“服务员”，如果知道其姓名的可单独称呼其名字，但现在越来越多的国家称服务员为“先生”、“夫人”、“小姐”。

（7）神职人员的称呼。教会的神职人员，一般可称教会的职称或姓名加职称，也可以职称加“先生”，有时主教以上的神职人员也可称“阁下”。

2. 国内惯用的称谓

（1）通称：过去我国在彼此称谓中不分交往人的年龄、性别、职业、职务等，一概通称“同志”；改革开放后渐渐使用“先生”、“小姐”、“女士”等国际通用的称谓。另外，在校学习、在役官兵则互称为同学、战友等。

（2）敬称：交往中为体现对他人的尊重和自己的修养，在称呼对方时，常用您、尊、贵、令、兄、玉、金等词，以表明说话人的谦恭和客气。如贵厂、贵院、玉体、令尊（对方父亲）、令堂（对方母亲）、贵宾、嘉宾等。

（3）谦称：在敬称对方的同时，中国人讲究谦虚地称谓自己和家人。如称己方为“愚方”；称自己的著作为“拙著”；称自己的住处为“寒舍”；称自己的长辈、年长的家人，常冠以“家”字，如称父亲为家父或家严、称母亲为家母或家慈；称比自己辈分低的、年龄小的家人，则冠以“舍”、“犬”、“小”字，如舍弟、舍侄、小女、小婿、犬子等。

（4）姓名称谓：姓名，即一个人的姓氏和名字。姓名称谓是使用比较普遍的一种称呼形式。用法大致有以下几种情况：全姓名称谓，即直呼其姓和名。如：“李大伟”、“刘建华”等。全姓名称谓有一种庄严感、严肃感，一般用于学校、部队或其他等郑重场合。一般地说，在人们的日常交往中，指名道姓地称呼对方是不礼貌的，甚至是粗鲁的。

名字称谓，即省去姓氏，只呼其名字，如“大伟”、“建华”等，这样称呼显得既礼貌又亲切，运用场合比较广泛。

姓氏加修饰称谓，即在姓之前加一修饰字。如“老李”、“小刘”、“大陈”等，这种称呼亲切、真挚。一般用于在一起工作、劳动和生活中相互比较熟悉的同志之间。

过去的人除了姓名之外还有字和号，这种情况直到解放前还很普遍。这是相传已久的一种古风。古时男子20岁取字，女子15岁取字，表示已经成人。平辈之间用字称呼既尊重又文雅，为了尊敬不甚相熟的对方，一般宜以号相称。

（5）亲属称谓：亲属称谓是对有亲缘关系的人的称呼，中国古人在亲属称谓上尤为讲究，主要有：

对亲属的长辈、平辈决不称呼姓名、字号，而按与自己的关系称呼。如祖父、父亲、母亲、胞兄、胞妹等。

称别人的亲属时，加“令”或“尊”。如尊翁、令堂、令郎、令爱、令侄等。

对别人称自己的亲属时，前面加“家”，如家父、家母、家叔、家兄、家妹等。

对别人称自己的平辈、晚辈亲属，前面加“敝”、“舍”或“小”。如敝兄、敝弟，或舍弟、舍侄，小儿、小婿等。

对自己亲属谦称，可加“愚”字，如愚伯、愚岳、愚兄、愚甥、愚侄等。

随着社会的进步，人与人的关系发生了巨大变化，原有的亲属、家庭观念也发生了很大的改变。在亲属称谓上已没有那么多讲究，只是书面语言上偶用。现在我们在日常生活中，使用亲属称谓时，一般都是称自己与亲属的关系，十分简洁明了，如爸爸、妈妈、哥哥、弟弟、姐姐、妹妹等。

有姻缘关系的，在当面称呼时，也有了改变，如岳父——爸，岳母——妈，姻兄——哥，姻妹——妹等。

称别人的亲属时和对别人称自己的亲属时也不那么讲究了，如：您爹、您妈、我哥、我弟等。

不过在书面语言上，文化修养高的人，还是比较讲究的，不少仍沿袭传统的称谓方法，显得高雅、礼貌。

（6）职务称谓：职务称谓就是用所担任的职务作称呼。这种称谓方式，古已有之，目的是不称呼其姓名、字号，以表尊敬、爱戴，如对杜甫，因他当过工部员外郎而被称“杜工部”，诸葛亮因是蜀国丞相而被称“诸葛丞相”等。现在人们用职务称谓的现象已相当普遍，目的也是为了表示对对方的尊敬和礼貌。主要有三种形式：

用职务称呼，如“李局长”、“张科长”、“刘经理”、“赵院长”、“李书记”等。

用专业技术职务称呼，如“李教授”、“张工程师”、“刘医师”。对工程师，总工程师还可称“张工”、“刘总”等。

职业尊称，即用其从事的职业工作当作称谓，如“李老师”、“赵大夫”、“刘会计”，不少行业可以用“师傅”相称。

行业称呼，直接以被称呼者的职业作为称呼。例如：老师、教练、医生、会计、警官等等。

（7）职业称谓：在与一些职业特征比较明显的对象交往时，为了表示对对方职业和劳动技能的尊重，通常称其职业，或姓氏后加职业。如“王医生”、“李护士”、“于老师”、“赵师傅”等。

（三）称谓的避讳

在人际交往中，在使用称谓时，一定要避免以下几种错误的做法。

1. 使用错误的称谓

（1）误读：一般表现为念错被称呼者的姓名，如“查”（zha）、“区”（ou）等。这些姓氏容易弄错，要避免犯此类错误，一定要做好先期准备，不耻下问，虚心请教。

（2）误会：主要指对被称呼者的年纪、辈分、婚否以及与其他人的关系做出了错误的判断，如将未婚女子称为“夫人”等。

2. 使用不通行的称谓 有些称谓具有一定的地域性，比如北京人喜爱称人为“师傅”，山东人喜爱称人为“伙计”，而南方人听来，“师傅”就是“出家人”，“伙计”就像是“打工仔”。

3. 使用失礼的称谓 有些称谓在特定的场合使用可能是亲切的、自然的，但在另一些场合则被认为是无礼或令人不快的。如：①小名：又叫乳名。在公共场所、正式场合称他人的小名，是对他人的不尊重。②昵称：是一种亲热的称呼，只限于特定场合或特定时间，在正式场合不宜使用。③绰号：是个人本名以外别人根据其某个特征另起的名字，大都含有亲昵或憎恶、敬畏、调谑、嘲讽的意味。给别人起绰号并公开或私下称呼是对他人的不尊，是极为无礼的行为。④蔑称：是蔑视交往对象的一种称谓。如“土包子”、“洋鬼子”等都是非常失礼的称谓，极易伤害交往对象，应绝对禁止使用。

在医院里，一些医护人员习惯以病床号称谓患者，如“5 床，吃药了”、“6 床，量体温”等。这种称谓会让患者感觉人格受到了轻视，甚至如同囚犯，这对患者来说，是极不礼貌、极不尊重的，也是我们临床工作中需要忌讳的。

二、介绍礼仪

在社会活动中，经常要结识一些新的交往对象，这就离不开自我介绍、为他人介绍等等。无论哪种介绍，都必须遵守一定的礼仪规范。在社交场合，如能正确地利用介绍礼仪，不仅可以扩大自己的交际圈，广交朋友，而且有助于展示自我、宣传自我，并且替自己在人际交往中消除误会，减少麻烦。

（一）介绍的礼仪要求

1. 介绍的顺序 在介绍的过程中，先提到某人的名字是对某人的尊重，即为尊者，而后一个人则是被介绍对象。介绍中要遵守“尊者优先”这一规则。根据这一规则，介绍的顺序是：

（1）将男士介绍给女士：如“×小姐，我来给你介绍一下，这位是××先生。”但如果男士为尊者或长者时，则应将女士介绍给位尊的、年长的男士。

（2）将年轻者介绍给年长者：在同性别的两个人中，年轻者应该被介绍给年长者，如“×伯伯，这是我的同事××。”

（3）将身份低者介绍给身份高者：如“×厅长，这位是我校的×××老师。”

2. 介绍时的称谓　介绍时介绍人不仅要将被介绍人与自己的关系进行介绍，同时要将其姓名、职务、职称、供职单位等作介绍，以便对方知道和选择合适的称谓。如“×经理，这位是我的侄女××，××大学管理学院的应届毕业生。”

3. 被介绍者的应对　除长者、尊者可就座微笑或略欠身致意外，一般均应起立，微笑致意并伴有“认识你很高兴”之类的话。在宴会桌、会议桌前也可不起立，被介绍者只需略欠身微笑、点头有所表示即可。

（二）介绍的方式

在社交场合中，介绍有多种多样的方式。护理人员在工作和社交场合常用的介绍方式有：

在社交场合，如能正确地利用介绍，不仅可以扩大自己的交际圈，广交朋友，而且有助于自我展示、自我宣传，在交往中消除误会，减少麻烦。

1. 自我介绍　在社交活动中，如欲结识某些人或某个人，而又无人引见，如有可能，即可向对方自报家门，自己将自己介绍给对方。如果有介绍人在场，自我介绍则被视为不礼貌的。

自我介绍时应先向对方点头致意，得到回应后再向对方介绍自己的姓名、身份、单位等。自我介绍的具体形式：

（1）应酬式：适用于某些公共场合和一般性的社交场合，这种自我介绍最为简洁，往往只包括姓名一项即可。“你好，我叫李强。”

（2）工作式：适用于工作场合，它包括本人姓名、供职单位及其部门、职务或从事的具体工作等。“你好，我叫李强，是×××医院的护士。”

（3）交流式：适用于社交活动中，希望与交往对象进一步交流与沟通。它大体应包括介绍者的姓名、工作、籍贯、学历、兴趣及与交往对象的某些熟人的关系。

“你好，我叫李强，我在×××医院上班。我是李波的老乡，都是山东人。”

（4）礼仪式：适用于讲座、报告、演出、庆典、仪式等一些正规而隆重的场合。包括姓名、单位、职务等，同时还应加入一些适当的谦辞、敬辞。

“各位来宾，大家好！我叫李强，我是×××医院的护士。我热烈欢迎大家参加我们的学术会，希望大家……。”

（5）问答式：适用于应试、应聘和公务交往。问答式的自我介绍，应该是有问必答，问什么就答什么。

问：“先生，你好！请问您怎么称呼？（请问您贵姓？）”

答：“先生您好！我叫李强。

问："请介绍一下你的基本情况。"

答："各位好！我叫李强，现年26岁，山东人，汉族，……。"

2. 自我介绍的注意事项

（1）注意时间：要抓住时机，在适当的场合进行自我介绍，对方有空闲，而且情绪较好，又有兴趣时，这样就不会打扰对方。自我介绍时还要简洁，尽可能地节省时间，以半分钟左右为佳。为了节省时间，作自我介绍时，还可利用名片、介绍信加以辅助。

（2）讲究态度：进行自我介绍，态度一定要自然、友善、亲切、随和。应落落大方，彬彬有礼。既不能委委懦懦，又不能虚张声势，轻浮夸张。语气要自然增长率，语速要正常，语音要清晰。

（3）真实诚恳：进行自我介绍要实事求是，真实可信，不可自吹自擂，夸大其辞。

3. 他人介绍　是经第三者为彼此不相识的双方引见、介绍的一种方式。第三者介绍通常都是双向的，即将被介绍双方均作一番介绍。有时，也可进行单向的介绍，即只将被介绍人一方介绍给另一方。其前提是前者了解后者，而后者不了解前者。

根据实际需要的不同，为他人作介绍时的内容、方式也会有所不同。通常有以下几种形式：

（1）标准式：适用于正式场合。内容以双方的姓名、单位、职务为主。例如："我来给两位介绍一下，这位是××医院护理部的王主任，这位是××医学院的张校长。"

（2）简介式：适用于一般的社交场合。内容往往只有双方姓名一项，甚至只提到双方姓氏。接下来则要由被介绍者见机行事。如"我来介绍一下，这位是老黄，这位是小李，你们认识一下吧。"

（3）强调式：适用于各种社交场合。其内容除被介绍者的姓名外，往往还会刻意强调一下其中某位被介绍者与介绍者之间的特殊关系，以便引起另一位被介绍者的重视。如："这位是××学校的×××老师，这位是我的侄女×××，她在您的班上学习，请您对她严格要求，多多关照。"

（4）引见式：适用于普通的社交场合。作这种介绍时，介绍者所要做的，只是将被介绍者引导到一起，而不需要表达任何具有实质性的内容。如"两位认识一下如何？大家其实都是同行，只不过以前不认识，现在请你们自我介绍一下吧！"

（5）推荐式：适用于比较正规的场合，多是介绍者有备而来，有意要将甲举荐给乙，因此在内容方面，通常会对甲的优点加以重点的介绍。如"×总经理，这位是×××先生。×××先生是一位管理方面的专业人士，对企业管理很有研究，在业内享有较高的声誉。×总，我想您一定乐意认识他吧？"

（6）礼仪式：适用于正式场合，是一种最为正规的为他人介绍的方式。其内容略同于标准式，但语气、表达、称呼上都更为礼貌、谦恭。如："张局长，你好！请允许我把××医院的王院长介绍给您，王院长，这位就是××卫生局的张局长。"

4. 用名片介绍　名片是当代社会人际交往中一种最经济实用的介绍性媒介，既能表示自己身份又便于交往和执行任务。

（1）递交名片的礼仪：递交名片时，应郑重其事，最好起身站立，走上前去，用双手或右手持名片，将名片正面对向对方，上身呈现15°鞠躬状递给对方。与他人交换名片时，应讲究先后次序，或由近到远，或由尊而卑。双方交换名片时，正规的做法是，位卑者首先把名片递给位尊者。将名片递给对方时，口头上最好有所表示，可以说："请多多关照"、"以后保持联系"等等。交换名片时注意不可用左手递交名片，不可将名片举得高于胸部，不可以用手指提夹着名片给人。

（2）接受名片的礼仪：当他人表示要递名片给自己或交换名片时，应立即停止手中的事情，起身站立，面含微笑，目视对方，双手或右手接过名片。同时，应口头道谢，或重复对方说过的谦词、敬语，不可一言不发。接过名片后要从头至尾认真看一遍，若有疑问，则可当场向对方请教，此举意在表示重视对方。若接过他人名片后看也不看，或弃之桌上，或马上装进口袋，或拿在手里折叠，都是失礼的行为。若需当场将自己的名片回递过去时，最好在收好对方的名片后再递，不要一来一往同时进行。

（3）索要名片的礼仪：需要向对方索取名片时，可采用下列方法：主动递上自己的名片，并说"我们可以交换一下名片吗？"。询问对方："今后如何向您请教？"此法适用于向尊者索要名片；或者说"以后怎样与您联系？"此法适用于向平辈或晚辈索要名片。

如果没有必要，最好不要强索他人名片。当他人索取本人名片，而自己又不想给对方时，应以委婉的方式拒绝，可以说："对不起，我忘了带名片"，或者说"抱歉，我的名片用完了"等。

（三）介绍后的礼节

刚认识的双方要互致问候，寒暄，行礼（握手礼，鞠躬礼等）。介绍过后，如有名片则互相交换名片，如属应酬式的介绍则可不必。一般情况下，介绍别人认识后，介绍者不宜抽身便走，特别是男女间相识，应稍停片刻，以引导双方交谈，待他们能够交谈后，再托词离开。

第二节 通讯礼仪与文书礼仪

与人交往的方式除了直接见面外，还可以通过各种现代通讯方式进行，如电话、电子邮件、传真、文书等。现代通讯方式的运用中，也有许多约定俗成的礼仪，如果有所违反，同样会造成对方不快，也是失礼行为。因此，我们必须讲究通联的礼仪。

一、通讯礼仪

在众多快捷的现代交往活动中，礼貌得体的交际方式，仍是交往成功的重要因素。

（一）电话

电话已成为现代人重要的、不可缺少的通联交际工具之一。在社会交往中，人们普遍使用电话来进行联络工作和沟通情感。虽然电话联系不是面对面的交往，但在电话中同样也能反映通话人的素质与礼仪修养。因此，在使用电话时务必要自觉地维护自己的“电话形象”。

1．拨打电话的礼仪 使用电话时，发起者一方为发话人，通常居于主动、支配的地位。发话人在打电话时，要注意以下几个方面：

（1）时间适宜

①通话时间的选择最好是双方预约的时间，或是对方方便的时间。除有要事必须立即通告外，不要在他人休息的时间打电话。如早晨7点以前，午休时间，晚22点以后。

②给海外人士打电话，要先了解一下时差，不要不分昼夜，否则会骚扰他人。打公务电话尽量要公事公办，不要在对方私人时间，尤其是节假日去打扰别人。若是有意识地避开对方通话高峰时间、业务繁忙时间、生理厌倦时间，打电话的效果会更好。

③一般情况下通话长度尽量遵守“三分钟原则”，即打电话时，发话人应当自觉、有意识地将每次通话的长度限定在3分钟内。

（2）内容简练

①事先准备，简明扼要：通话前最好把受话人的姓名、电话号码、通话要点等考虑清楚。讲话必须务实，问候完毕，直言主题，不讲废话，更不要吞吞吐吐，含糊不清。

②适可而止：应自觉控制讲话长度。要讲的话说完后，即应当机立断，终止通话。由发话人终止通话，是电话礼仪的惯例，也是发话人的一项义务。使用公用电话，而身后有人排队时，一定要自觉主动地尽快终止通话。

（3）表现文明

①语言文明：在通话时，发话人要使用三句“电话基本文明用语”：先问候一句“您好！”，切勿一上来就“喂”，或开口便道自己的事情；问候对方后须自报家门，以便对方明确“来者何人”；终止通话时，应先说一声“再见”，使自己待人以礼的形象显得有始有终。

②态度文明：发话人除语言要规范外，在态度上也应该温文尔雅。对于受话人，不可厉声呵斥、粗暴无礼，也不要低三下四、阿谀奉承。

电话若需要接转，勿忘说一声“您好”，结束时表示“谢谢”。另外，也可使用“请”、“劳驾”、“麻烦”之类的词。若要找的人不在，需要接听电话的人代找，或代为转告、留言时，态度更应文明礼貌。

通话时电话突然中断，依礼需由发话人立即再拨，并说明原因。若拨错了电话，应对接听者表示谦意，不要一言不发，挂断了事。

③举止文明：打电话时不要把话筒夹在脖子下，抱着电话机随意走动，或是趴着、仰着，或是高架双腿与人通话。拨号时，以笔代手亦为失礼。通话时，声音宁小勿大，话筒与口部保持3cm左右的距离。终止通话时应轻放话筒。

2. 接听电话的礼仪 在整个通话过程中，受话人虽然处于被动地位，但也必须遵守一定的礼仪规范。

（1）本人受话时的礼仪

①及时接听：在电话礼仪中有一条“铃响不过三”的原则，即接听电话以铃响二次拿起电话最为适宜。因特殊原因，铃响过久才接的电话，必须在通话时向发话人表示歉意。正常情况下，不应该不接听事先约定的电话。要尽可能亲自接听电话，不要随便让别人代劳。

②应答谦和：拿起话筒后首先向发话人问好并自报家门。在私人寓所接听电话时，为了自我保护，有时可以用电话号码作为自报家门的内容，或者不报家门。若接到误打进来的电话，要耐心向对方说明，如有可能，应向对方提供帮助。

通话时，不论何种情况都应聚精会神地接听，对发话人的态度要谦恭友好，当对方身份较低或有求于自己时，更应表现得不卑不亢。当通话因故中断后，要等候对方再次拨入。

③前后照应：接听电话时，不要做与此无关的事情，不要对发话人表示“电话来的不是时候”。万一在不宜接听电话时候有人来电话，应向对方说明原因，表示歉意，并另约时间，届时由自己主动打过去；约好下次通话时间后，即应遵守，在下次通话开始时，勿忘再次致歉。通话时，适逢另一个电话打进来，切忌置之不理，可先向通话对象说明原因，要其勿挂断电话，稍等片刻，然后立即去接另一个电话，分清两个电话的轻重缓急，再做妥善处理。

（2）代接电话的礼仪

①礼尚往来：在日常生活中，经常会为他人代接、代转电话，遇到这种情况，不要拒绝对方的请求，或托辞不找，尤其是不要对对方所找之人口有微辞。

②尊重隐私：代接、代转电话时，不要询问对方与其所找之人的关系。当别人通话时，不要在旁倾听，更不要插嘴。

③记录准确：若代找的人不在，可在向其说明后，问一下对方是否需要代为转达，如对方有此要求时，认真做好笔录要求转达的内容，在对方讲完后，还应重复一遍，以验证自己的记录是否正确。

④传达及时：代接听电话后，要尽快设法找到本人传达电话内容，以免误事。

（二）移动通讯

现代通讯工具使用的礼仪规范是精神文明的具体体现，因此在使用通讯设备时也需遵守必要的礼仪要求。

1. 放置到位 携带通讯设备者，应将其放在不易察觉之处，常规放置位置有：随身携带的提包内、衣袋内，或暂交秘书、会务人员代管。

2. 遵守公德 在一些寂静、严肃的场合，应关掉通讯设备。在正式场合，不宜当众使用手机，应侧身并轻声讲话。无论场合是否适宜，旁若无人地大声说话，会让周围的人觉得是在有意张扬，同时也是一种对他人的妨碍。

3. 注意安全 使用移动通讯工具时，必须牢记安全至上的原则。在驾驶车辆时，不宜使用手机，以免导致交通事故。乘坐飞机时，必须自觉地关闭手机，以免影响飞机安全。也不要在油库、医院特殊病房内使用手机，以免发生火灾，妨碍治疗等。

4. 保证畅通 看到未接电话，要及时回复电话，及时交费，以免因欠费停机，而影响与外界的联系。更换手机号码时，应尽快告知自己的朋友，以保证彼此联络通畅，也不失礼于人。

5. 尊重隐私 手机的号码属个人专有，如主人不愿意可不告诉他人，也不应当随便打探他人的手机号码，更不应当不负责任地将别人的手机号码转告他人。同样，也不要随便借用别人的手机。

（三）电子邮件

电子邮件，又称电子函件或电子信函，使用电子邮件，不仅安全保密，节省时间，清晰度高，而且能降低费用，使用电子邮件时，应当遵守的礼仪规范有：

1. 认真撰写 向他人发送电子邮件时，要注意以下几点：①主题明确：一般一个电子邮件只有一个主题，往往在主题栏中就要注明。撰写时要突出主题，让人一目了然；②文字流畅，字体适中，一般禁止使用黑体字，或使用大量的感叹号、问号；③内容简洁：邮件内容应简明扼要；④格式完整：要求按书信的格式撰写，不要“有头无尾”或“无头无尾”；⑤使用文明用语：要注意礼貌，特别是称谓、祝辞部分要使用相应的礼貌用语。

2. 避免滥用 不要向他人乱发电子邮件，更不要向别人的信箱发送“垃圾邮件”。收到重要邮件后，要及时回复。

3. 注意编码 不同地区使用的中文编码系统可能不同，因此向不同编码系统的地区发送邮件时，最好同时注明自己所使用编码系统，以保证对方可以收到自己的电子邮件。

二、文书礼仪

（一）传统书信礼仪

书写书信的礼仪要求有以下几个方面。

1. 书信的构成 书信由笺文和封文两大部分组成。

（1）笺文：由台头、启词、正文、祝词、署名、日期及附言几个部分组成。

台头：即对收信人的称呼。首行顶格书写，以示对收信人的尊敬。台头之后加冒号，以引出下文。台头应视收信人的具体情况选择合适的尊称。

启词：是信文的开场白，或客气寒暄，或提示写信的原因等。于台头之下空两格另行书写，多用“您好！”表达。

正文：是书信的主体，是写信者对收信者所谈的正事，正文从信笺的第二行开始书写，前面空两格。如果启词单独成行，正文可在启词的下一行空两格开始书写，转行时顶格书写。一封信中可专写一事，也可兼叙数事，根据内容作适当分段。书信的内容各不相同，写法上也无需完全相同，以表情达意准确为原则。一般应先谈有关对方的事情，表示关切、重视或敬意，然后再谈自己的事情。正文写好后，如发现内容有遗漏，可补充写在结尾后面；或写在信右下方空白处，并在附言之前加上“另”、“又”等字样；或在附言的后面写上“又及”或“再启”字样。

祝辞：是在书信结尾时，向收信者表示祝愿、钦敬与勉慰的短语。要依据对象、书信内容、时令、场合等的不同而选择贴切的词语。如对长辈应用“恭请X安”、“敬颂崇祺”等；对平辈可用“顺颂安好”、“恭敬”等词；对晚辈可用“顺祝”、“即颂”等。祝辞应根据具体情况恰当择用。

如果祝词内容较多，可使之单独成行，前面空两格书写。另外也可将其分两部分，不在同一行书写。有两种具体办法可供借鉴：①将“祝”、“此致”等词单独占一行，前面空四格书写，而将“好”、“敬礼”等词另行顶格书写；②将“祝”、“此致”等词紧接正文末尾书写，不另成行，而将“好”、“敬礼”等词另起一行顶格书写。

署名：即写信者的签名。在祝词后另起一行，书写在右下方。署名前可加上对自己的称呼，如姐、侄、晚辈等。署名后面可加启禀词，如对尊长用“叩上”、“敬禀”等；对平辈用“谨启”、“顿首”等；对晚辈用“字”、“示”等。

日期：日期可空一格写于署名后，也可另起一行，写在署名的正下方。

（2）封文

①国内信封的内容及排列顺序如下：收信人邮编、地址、姓名，寄信人的地址、邮编等。

②国际信封正面中央写收信人的姓名、地址、邮编、国名，在信封正面的左上方写寄信者的姓名、地址、邮编、国名。或信封背面的上半部写寄信者的姓名、地址、邮编、国名（正面就不再标写）。

③托人带交的信，应在信封左上角酌情写上“请交”、“烦交”、“面交”、“专送”等字样。

2. 通信的技巧

（1）语言礼貌：书信是一种书面谈话，讲究礼貌，能使收信人产生一种亲切感和尊重感。书信中要采用与通信对象相适宜的书面语言，尽量多使用礼貌语。

（2）字迹工整：书信主要靠文字来表达，文字书写不仅要让收信人看懂，而且应注意字迹工整、规范、清晰，以保证整体美观大方。

（3）及时回复：一般情况下，收到他人来信后，应当尽快回复，并且在复信中对来信中需要回答的问题一一作答。因故迟复他人来信，在回复时，务必向对方解释致歉。

（二）护理文件

护理文件包括：各种执行单、医嘱单、体温单、整体护理病案、特别护理记录单、护理交班的报告等。其礼仪要求是：

1. 书写规范 其要求有：①格式规范：护理文件的记录应当严格按照国家的相关

要求和各地区制定的具体规定的格式正确书写；②文字表达准确，正确使用医学术语及公认的缩写；③文字书写规范，不要自创简化字和滥用代用字。

2. 及时准确 及时准确的记录可以表现出记录者实事求是的工作态度和对患者认真负责的精神。同时准确严谨的记录也可减少不必要的法律纠纷。

3. 简明扼要 记录内容既要尽可能做到简洁、流畅，又要避免过于笼统、含糊不清或过多修辞，以便医务人员快速获取信息。

4. 重点突出 对需记录内容应择其要录之，而不是有闻必录之。对某种疾病应记录其主要的症状和体征及主要的护理内容。重点不突出会使看的人费时费神，又不得要领。

5. 内容完整 包括文件无破损、丢失；各栏目填写完整，不能将公知的项目随意省略。

6. 语言礼貌 在整个文件的书写中，始终都应注意到文笔的流畅和语言的礼貌性，这要求护士要学习掌握良好的文学修养和礼仪修养，正所谓“文如其人”，书面语言的礼貌同样是一个人礼仪修养的外在表现。如给患者的书面出院指导，开头应使用尊称，结尾应有祝福语等等。

7. 客观平实 护理文件是一种严肃的公务文书，一般不用描绘性、形象性和感情色彩的词语。如“血液川流不息地在全身奔流”、“患者大出血来势凶猛”等带有明显感情色彩的语言就不宜使用。平实的语言能显示出护理人员专业写作客观、冷静的态度。

（三）护理管理文书

护理管理文书包括：护理工作计划、总结、通知、会仪记录、规章制度、请示、报告、请假条等。书写要注意的礼仪是：

1. 格式规范 护理管理文书的文体格式各不相同，护士在写作时要按各种文体格式的规范正确书写。如会议通知要求会议名称、内容、时间、地点、参加人员等缺一不可。

2. 行文严肃 护理管理文书具有很强的公文性质，因此要求行文严肃，文字严谨，语言通俗，实事求是，简练准确，庄严朴实。

3. 用语礼貌 在请示报告中应对请示对象使用敬语；在总结中对上级、同事或下属对自己工作的支持应表示谢意等等。

4. 语法正确 护理管理文书用于部门间互通信息，总结和交流经验，如果语句不通，搭配不当很可能引起误解，造成不良后果。

5. 整体美观 护理管理文书多用于工作场合，为了体现自己认真负责的态度和对阅读者的尊重，书写要求特别注意字体工整、规范、清晰及整体的美观整洁。

第三节　迎送礼仪与馈赠礼仪

由于护士在护理工作和日常生活中需要与各种层次，不同种类的人员往来，因此，了解和掌握迎送礼仪与馈赠礼仪也是体现护士良好修养素质的一个重要方面。

一、迎送礼仪

（一）迎接礼仪

对远道而来的客人，要做好迎接工作，如接车、接机等。要掌握客人到达的时间，准备好交通工具，提前恭候客人的到来。若系迎接素不相识的客人，应制作迎接牌，写上客人姓名，举牌迎候。客人乘坐的车辆到达时，要热情相迎；车辆停稳后，应一手拉开车门，一手遮挡车门框上沿，以免客人头部碰撞到车顶门框。应提前为客人准备好住宿，帮助客人办理好一切手续并将客人领进房间，同时向客人介绍住处的服务、设施，将活动的计划、日程安排告知客人，并把准备好的地图、旅游图或有关活动的介绍材料送给客人，以使客人能做到“心中有数”而免于陷入“茫然不知所措”的被动局面。

（二）接待礼仪

对来访的客人，无论职务高低、是否熟悉，都应一视同仁，微笑相迎，请客人入座时，应让其上座，主人在旁陪同。端茶要用双手，交谈时，应注意为客人续茶。如备水果、香烟，应及时给客人送上。在接待客人时要做到谈吐文雅、举止大方，接待周到。

而日常生活中，若是在科室或办公室等接待场地和条件受限时，虽不能如在会客厅一般周到礼至，但必要的礼貌礼节也不能不要，对往来科室的各种人员，如来诊的患者、来访的友人、检查工作的有关人员等，在客人到来时仍需注意起身微笑相迎，礼貌称呼，热情问好，主动让座，耐心听问，细致解答等。

（三）送客礼仪

客人准备告辞时，要等客人起身后，主人再起身热情相送，并送至门口或楼下。客人辞行时，应与客人握手道别，最后还要表示欢迎客人下次再来。若是在医院里送行患者，则应注意辞别用语，不要使用患者忌讳的语言，如“欢迎常来”等等。

如果是远方的客人要返程，需事先了解客人的返程时间和交通要求，提前为客人预订好机票、车票或船票，并安排送行人员和车辆，如有必要可准备适当的纪念品，在离别时赠送。

二、馈赠礼仪

馈赠礼仪是礼品的选择、赠送和受赠过程必须遵守的惯例和规范。

（一）择礼的要求

任何人在选择礼品时，都是将其视为友情或敬意的物化，因而对其倍加重视。受人欢迎的礼品通常符合以下要求：

1. 适用性 送给他人的礼品，首先要符合对方的某种实际需要，或是有助于对方的工作、学习或生活，或是可以满足对方的兴趣、爱好。“送人千金，不如投其所好”，赠礼的礼品必须符合受礼者的性格、年龄、爱好、习惯才是适当的礼物，所以要讲究礼品的实用性。

2. 独创性 送人礼品应当精心构思、富有创意，力争使之新、奇、特。独具匠心的礼品能使受礼者耳目一新，更能体现出送礼者对受礼者的重视。

3. 时尚性 挑选礼品时，还需注意符合时尚。不要选择过时，落伍的礼品，以免让人感觉是搪塞应付之举，而且还有对受赠者轻视之嫌。

4. 纪念性 多数情况下，送人的礼物无需过分强调其价值、价格，而主要突出其纪念意义。所谓“千里送鹅毛，礼轻情意重”，指的就是礼品所代表的独特的纪念意义。

（二）赠送的要素

赠送的要素即“六W原则”，包括送给谁（who）、为什么送（why）、送什么（what）、何时送（when）、在什么场合送（where）、怎么送（how）。

1. 送给谁（who） 这是首先要考虑的问题。赠送时根据赠送对象的年龄、性别、兴趣、习惯、知识、品位、彼此间的关系等选择礼品。

2. 为什么送（why） 即赠送的目的。赠送目的有探望患者、恭贺新禧、庆贺生日、亲友远行、酬谢他人、探亲访友等等，赠送时一定要明确赠送的目的，否则可能会使对方感到莫名其妙。

3. 送什么（what） 赠送什么样的礼品要根据赠送对象的需要、赠送目的的精心选择投其所好，避其所讳。

4. 何时送（when） 赠送礼品须选择合适的时机。人们往往选择这样的时机：道喜、道谢、鼓励、慰问及纪念之时。切忌当着外人送礼，也不宜事后补礼。

5. 何地送（where） 选择赠送礼品的地点应遵循以下原则：在公务交往中，赠送礼品应当在工作地点或交往地点；在私人交往中，赠送礼品应当在家里。

6. 怎么送（how） 赠送的形式有三种：当面赠送、邮寄赠送、托人赠送。当面赠送最常见，最有助于受赠对象接受礼物。

（三）赠送的礼仪规范

1. 精心包装 包装精美的礼品显得正式、高档，而且还能使受赠者感到自己备受重视。

2. 礼貌大方 赠送礼品通常是为了表达自己的心意，所以应当表现大方。赠送礼品一般在会面后进行，届时应当郑重其事地起身站立，走近受赠者，双手将礼品递送对方手中，不宜放下后由对方自取。若礼品过大，可由他人帮助递交，但赠送者本人最好还是要伸以援手。若同时向多人赠送礼品，最好先长辈后晚辈、先女士后男士、先上级后下级，有条不紊地进行。

3. 适当说明 当面赠送礼品时，要辅以适当的说明。

（1）说明因何送礼：如送礼的同时，说“祝你早日健康”，对方自然会明白送礼的原因。

（2）表明自己的态度：送礼时切勿自我贬低，如“没有准备，临时才买来的”，“小意思，不值钱”等，应当实事求是地说明自己的态度，如“这是为你精心挑选的，希望你能喜欢”。

（3）说明礼品的寓意：送礼时介绍礼品的寓意，能让对方更加理解送礼者的心意。如“这九十九朵玫瑰寓意我们的长长久久”等等。

（4）说明礼品的用途：若送的礼品较为新颖，则还有必要向受赠者说明其用途、用法，让对方明了礼品作何之用，以及如何使用。

（四）受赠的礼仪规范

1. 欣然接受　接受礼品时，应面带微笑，注视对方，不要只盯着礼品；双手接过礼品的同时表示谢意。如果是比较正式的场合，接受礼品后可用左手托住礼品，右手与对方握手致谢；如果是大型的礼品，可先放下后再握手，但不可随手乱丢。按我们的传统习惯，一般不当面打开观赏，如果客人请你打开，才可打开并比较具体地赞赏一番。但在接受恭贺新婚的礼品时，习惯上不当面打开礼品。

2. 委婉拒绝　有时出于某种原因，不能接受他人赠送的礼品，拒绝时需要讲究方式、方法，切忌令人难堪。一般可用婉言相告法，向赠送者暗示自己难以接受对方的好意。或用直言缘由法，即在不影响赠送人情面，又不失原则的情况下，可直截了当地向赠送者说明自己难以受礼的原因。还可采用事后退还法。在大庭广众拒绝他人的礼赠，往往会使人尴尬难堪，故可以事后退还，使对方有可下的台阶，但退还礼品不宜拖延过久，最好应在接受礼品 24 小时之内，切勿将退还之物私下拆封，更不能在用过之后再退还。

3. 适当还礼　接受他人礼物后，应在适当的时候、以适当的方式，向对方回赠礼品。回赠时间可选择在客人临别时；或登门回访时；或对方婚、丧、喜庆的日子。回赠的方式，可用与对方同类的礼物还礼，也可用大致等价的礼物还礼；还可选择另外能表示谢意或敬意的方式还礼，如受礼后给对方写信致谢等。

第四节　护理工作中的交往礼仪

随着社会的进步，护理的工作模式转为以人为中心，满足患者对健康的需要。因此，将礼仪规范引入到医院的护理活动中，有助于提高护理质量，融洽护患关系，并进一步促进医院的精神文明建设。

一、迎送患者的礼仪

（一）接待门诊患者

当患者来到门诊就诊时，导诊护士应面带微笑热情迎接并使用敬语诚恳地作自我介绍：“您好！我是导诊护士，请问您需要我帮忙吗?”、“请问您哪儿不舒服?”等。在使用文明用语的同时，还应注意形体语言，例如，应站立迎接患者，在指示方向时应将四指并拢，手心向上指向患者询问的方向；如果线路复杂，应尽可能地引导患者到达目的地。

（二）接待急诊患者

当急、危、重症患者就诊时，护士应立即上前迎接，帮助患者家属推入抢救室，立即电话通知医生并配合医生果断采取措施。打电话时应避免因着急而声音急促、刺耳或大声喧哗，以免影响其他患者或患者家属的心情。

（三）迎接入院患者

当入院患者来到病室时，护士要立即起立，面带微笑，热情地安排患者就坐，同时应亲切地问候并作自我介绍："您好，我是办公室护士，今天由我来接待您，请您把病历交给我。"并用双手接过病历以示尊重。如果同时还有其他护士在场，也应该抬起头来，面带微笑、点头致意。办公室护士安排好床位后，应将患者引导至病床旁，并将责任护士及主管医生介绍给患者。

（四）迎送出院患者

患者痊愈出院时，应予以真诚地祝贺，例如："刘先生，祝贺您康复出院！"、"张奶奶，您气色看上去好多了，真为您高兴，祝贺您！"、"出院后要按时复诊并坚持康复锻炼，如果您能按照我交给您的方法去做，您一定会恢复得更快！"当患者离开病室时，可热诚地送至病区门口或电梯口，并握手道别："请慢走"、"请走好"、"请多保重"等，禁忌说"再见"或"欢迎再来"等。

二、护理不同年龄患者的礼仪

（一）护理患儿时的礼仪

1. 护士要为患儿树立良好的自我形象，如服装得体、清洁、美观，言谈亲切、和蔼，保持精神饱满，面带微笑，发音清晰，语音柔和，并多用文明语，如请、谢谢、您好、对不起、别客气、没关系等，少用命令式语句，如不许、不行、不要等。

2. 护士要尽快与患儿沟通。如"小朋友，我们互相认识一下好吗？我是××阿姨，你叫什么名字？""小朋友，我们拉拉手，交个朋友好吗？欢迎你的到来！"

（二）护理老年患者时的礼仪

1. 使用尊称 如对尚不了解其身份的老年患者，可以试探地询问"请问这位老先生（老师傅、老大爷、大伯）贵姓？"，"请问前辈您的尊姓大名？"当了解了患者的基本情况后，分别给予适当的称呼。

2. 多用敬语和谦语，并用商量的语气交谈 如"您昨晚睡得好吗？"，"您看这样行吗？"，"您觉得哪儿不舒服？"。而且由于老年患者的记忆力、听力、反应能力均下降，因此在与他们进行交谈时，声音要大一点，语速要慢一点，要不厌其烦地多交代、多询问，在生活方面要给予周到细致地照顾。

3. 充分发挥手势等身体语言的作用 护士在为老年患者做护理或交谈时，应以聆听为主，适当地表明自己的意见，辅以热情、耐心的表情以及轻柔的动作，辅助其顺利完成各项诊疗、护理操作。

（三）护理孕妇、产妇时的礼仪

护士在孕妇待产、分娩过程中，在语言、举止上都要表现出对孕产妇的极大关怀。如经常观察产程的进展，随时通报情况，在孕产妇出现宫缩时，应尽可能陪伴其身边，指导其减轻疼痛的方法。不要在孕产妇出现剧烈疼痛时全然不顾其感受，仍津津乐道与此无关的事情。不要在接生过程中出现一些不良症状就随口说出，应及时给予恰当的处理后再告知患者。不要对未婚产妇及超生产妇表现出冷嘲热讽、态度生硬以及轻视、不屑一顾的态度。当胎儿顺利产出，擦净后抱给产妇看时要表示祝贺："恭喜您当妈妈了，是个男孩（女孩）。宝宝很健康，你安心休息。"

（四）护理年轻异性患者时的礼仪

护士在给年轻异性患者护理时应注意掌握交往分寸，避免过度热情，应做到不卑不亢，以礼相待，做好该做的事情。在年轻异性患者面前应避免谈论个人的事情，特别是感情方面的话题。交流时要注意语气平缓，尊重患者。

三、同事间交往的礼仪

（一）互相尊重，以礼相待

同事间友好的相处，是顺利开展工作的基本条件。所以礼待同事也是做好护理工作不可缺少的礼仪要求。

1. 同事见面的礼仪　互相见面，互致问候。每天相遇，同事间点头示意、相互打招呼问好，是一天好心情的开始。这一声招呼、一次问好，就显示了人们相互协调、友好相处的愿望。

2. 同事共事的礼仪

（1）尊重同仁，举止文明：同事间往来，互相支持、互相尊重、文明相处、礼貌相待，是为人处世的基本道德，也是最基本的职业要求。

（2）宽以待人，严于律己：与同事相处，要处处为别人着想，以礼相待。别人礼仪礼节若有不周之处，自己不必耿耿于怀，更不要形成私怨。

（3）谦虚谨慎，不骄不躁：能力大小、水平高低是客观上存在的，但每个人的人格都是平等的，不可因个人资质的高低而对人"另眼相看"。谦虚谨慎，平等待人更能体现个人的高尚品德。

（二）同事间交往的禁忌

1. 忌无原则为小事纠缠不休　同事相处，要避免在无原则的小事上纠缠不休。每个人都有自己的性格特点、处世方法、苦恼与欢乐等等，不必因他人的某些小缺点、小毛病耿耿于怀，为了小事纠缠不休只会损害同事间的友好关系。

2. 忌挑拨离间搬弄是非　同事交往，注意不要搬弄是非，有意无意间成为一个挑拨离间的挑唆者。人都会有缺点、毛病，对他们的短处应当宽容大度，而不是把别人的短处作为背地里的笑料、枪靶。

3. 忌态度冷漠 同事关系也是同志关系，应当有正常的同志感情，不要对同事持冷漠的态度。相互尊敬、相互关心帮助，会使同事间关系融洽，工作顺利。

四、护患关系中的交往技巧

1. 赞赏患者 赞赏方式一般可用非语言形式，如微笑、点头或用热情帮助患者的行动来传递你赞赏的信息，也可用美好的语言形式来表示，如对患者接受护理操作时的合作态度说“谢谢”，或在操作之前说“请您配合我的操作，我一定会争取让您满意”等。

2. 认真倾听 如患者在向护士谈其疾病的发病过程时，护士要耐心聆听其有效信息部分，在倾听时应表现出乐意听讲的动作语言，如点头，身体前倾并发出一些注意听讲的声音，如“嗯”、“啊”等。但如果患者谈话离题，护士可以提一些顺应性的问题，如“等一等，我没听清楚，您好像是说……”，以帮助患者的谈话归入正题。

3. 积极交流 护士应改变观念，积极引导患者参与护患关系的建设，向患者解释操作的目的、方法、注意事项及操作后反应等，表现出以患者为主体的护患关系。

4. 化解冲突 解决冲突可用强迫式或妥协式，但最有效地解决护患冲突的方法是一种变冲突为合作的化解方式。护士可以就冲突问题与患者进行沟通，并提出几个可以接受的解决方法供患者挑选，或者将自己所处的困难向患者说清楚，请求患者帮助解决。当患者感觉受到尊重时，就很容易以最大的合作态度来满足护士的要求。

5. 主动咨询 在护患交往中，护士常能发现患者的一些行为不符合患者本身的利益，如抽烟、酗酒等，此时，护士应主动给患者讲解不良习惯与疾病的关系，并提出一些积极有效、切实可行的建议，扮演“顾问”的角色。

思　考　题

1. 称谓的原则有哪些？称谓时有哪些避讳？
2. 使用电话时如何保持自己良好的形象？
3. 使用移动工具时的礼仪要求有哪些？
4. 书信的礼仪要求有哪些？
5. 书写护理文书的礼仪要求有哪些？
6. 护患关系中的交往技巧有哪些？
7. 护士小张分管了五位病人，他们分别是1床，赵××，男，53岁，局长；2床，李××，男，63岁，退休人员；3床，陈××，男，20岁，大学生；4床，宋××，女，40岁，工人；5床，张××，30岁，小学教师。请问，小张该如何称呼这六位患者？其中，1床是新患者，她该如何作自我介绍？

CHAPTER 第七章

护士工作礼仪

护士是保护和促进人类健康的白衣天使，护理工作是爱心和艺术的结合。因此，护理人员必须不断充实自我，既要掌握过硬的护理技术，又要学习丰富的人文科学知识，在护理工作中既能有丰富的学科知识和技能为患者提供优良的医疗护理服务，又能有良好的礼仪修养为每一个需要健康帮助的人提供全方位的优质服务，以最佳的精神面貌和温文有礼的形象面对护理工作，做文明礼貌的“健康使者”。

第一节 门诊护士工作礼仪

门诊是医院工作的第一个环节，是患者与医护人员接触的第一关，同时也是医院面向社会的窗口，而在门诊与患者接触最多的就是门诊护士。因此，门诊护士的工作态度、礼仪修养，往往也就成了医院形象的代表，加强门诊护理工作人员的礼仪培训，自然也成为护理礼仪修养工作的重点。

一、接诊礼仪

患者到医院就医，客观上存在一种被动、求助的自卑心理，加上疾病缠身，又面对医院陌生的环境，难免产生孤独和恐惧感，自然就加重了他们的依赖心理。此时，患者最希望得到医护人员的理解、同情和关心，因而他们对医护人员的言行，甚至面部表情都非常敏感。护理人员礼貌周到的工作态度，文明端庄的仪表等，就成了抚慰患者的良方，成为解除患者心理恐惧的重要因素。因此，要求护理人员在接待患者时应具体做到：

1. 仪表端庄得体 护士的仪表应文明端庄，做到上岗着装合适得体，不化浓妆，不戴首饰；工作服必须清洁平整，无污渍，无缺损；梳妆整齐、短发不过肩、长发需盘髻；佩戴的胸牌清晰、端正，做到衣冠齐整，给患者以文明、大方的感觉，留下良好的第一印象。

2. 语言文明亲切 门诊护士最基本的礼仪要求：和患者接触时必须做到语言文明、态度诚恳，说话态度和蔼、亲切，语气声调柔和、悦耳。它有利于护患关系的融洽，增加患者的亲切感，消除患者对医院的恐惧心理。如门诊导诊护士见到患者应主动热情的迎上说“先生（女士），您好！您要看病吗？您有什么不舒服?”，“请先到挂号处挂××科号，然后到诊室看病。”患者进入诊室后，护士应对患者温和地说：“请坐，这位是×医生，您有什么不舒服请告诉×医生”，给候诊患者送上一杯水，递上一本书(或是医院的宣传资料)，再道一声“请您坐此稍候”等等，无不使患者感到莫大的安慰。

3. 表情微笑和蔼 这里主要是指从面部表情的变化上表达的内心情感。护士与患者接触时，表情应当和蔼亲切，面带笑容，表达出对患者由衷的关爱之情。如表现出理解的微笑，患者感到的是战胜疾病的鼓励；表现出热情的微笑，患者感受到的是热诚和欢迎；表现出慈爱和乐观情绪，患者则感受到的是温暖和积极向上的鼓舞。

4. 眼神热情慈祥 眼睛是心灵的“窗户”，护士通过这个“窗户”可向患者传递语言不能充分表达的信息。护士在工作中流露的眼神，应当与语言、表情、动作协调，表现出热情、亲切、和蔼的目光。热情、慈祥的目光，能使患者信心倍增，精神振奋；淡漠、责备的目光，则使患者不知所措，灰心失望。

5. 动作端正规范 指护士身体的动作，包括护士站、坐、行的姿态、操作的动作和头、手、身体等各部位的体态语。接诊患者时，护士的站姿、坐姿都要端正、规范。进行护理操作时，动作应轻柔准确，身体的各种体态语要表露恰当，做到心口如一，给患者以真诚相助的感觉；而不能嘴上说的是“甜言蜜语”，体态表现却是“冷若冰霜”，使人感觉到的是虚情假意的应付。

二、护理治疗工作中的礼仪

到医院就医的患者中，有相当部分是接受治疗的，在为患者进行护理治疗过程中，除了规范、娴熟的操作外，还应注意工作中的文明礼貌行为。

首先，进行治疗前应礼貌地对患者作一些关于治疗措施的科学解释，要充分尊重患者的知情权，让患者了解治疗措施的意义。例如，要给一个发热患者进行肌内注射退热药时，应这样向患者说明：“××您好，您正在发高烧，长时间高烧会损害大脑，同时会消耗大量水分，对您的健康很不利，所以现在我要按医嘱给您注射退烧药，我给您注射的是复方柴胡注射液，请您把裤带松开，把裤子解下，让我来为您注射治疗好吗?”……注意在整个治疗操作过程中要求患者配合时一定要“请”字当先，不可以命令式的口气对患者说话。

其次，进行治疗操作时既要严格执行操作规程，又要做到轻柔，神情专注，态度和蔼。当患者配合治疗结束后，还应当向患者致谢，并给予适当的安慰。如；“谢谢您的配合。您现在需要好好休息，一会儿就会感觉好些的，请不必担心。如果有什么不舒服可随时叫我。”整个治疗过程中都应注意保持举止有度，言谈有礼，即使遇上某些患者挑剔、为难也要保持冷静、耐心，始终以礼相待。

第三，患者在门诊治疗结束离去前，除了必需的医嘱交待外，还需礼貌关心地嘱咐患者注意保重身体，给患者留下联系办法，把患者送到诊室门外，说上几句祝福、送别的礼貌语，如“您请走好，注意按时服药，保重身体，有何不适请随时与我们联系或来诊，药袋上有我们的联系电话。祝您早日康复!”等礼貌语，让患者来时痛苦、焦虑，去时舒畅、满意。

第二节　急诊护士工作礼仪

急诊服务的对象是一个特殊的群体，当危重患者推进急诊室时，患者和家属焦虑、忐忑不安的心情交织在一起，他们把希望都倾注在医务人员的身上。一名优秀的急诊护士，除了应具备高尚的思想品德、优良的身体素质、良好的心理素质和掌握精湛熟练的护理技术外，礼仪修养也是至关重要的。

一、急诊接待礼仪

急诊护士面对的是急危重的患者，因此，社会对他们的服务水平提出了更高的要求。急诊护士只有树立更科学的服务理念，并将这种理念体现在具体的护理服务工作中，才能满足社会高标准的要求，在激烈的服务竞争中，赢得社会的尊敬和承认。在急诊接诊中体现出这种高水准的服务质量，也是现代护理学面临的新课题。

（一）掌握急诊患者的心理

急诊患者的特点主要是起病急、病情重，急需抢救处理。急诊护士应当掌握急诊患者与普通患者不同的病情特点和心理特征，以便抢救治疗中恰当地掌握患者的心理，更有效地进行救治工作。

1. 焦虑心理　恐慌、不安、焦虑等是急症患者常见的心理状态，如高热患者、休克患者就常见这种情况。

2. 惧怕心理　由于起病突然（如各种外伤、大出血、剧烈疼痛等），患者往往缺乏心理准备，对突如其来的病情感到非常恐惧，惧怕死亡、惧怕失去原有的正常生活、害怕诊断不准确而被贻误等等。

3. 依赖心理　突然的伤病造成患者的行为退化、情感幼稚，有“返童”现象。如患者因疼痛、发热而呻吟、辗转，甚至大声哭喊。

4. 听天由命心理　有些患者患急病后，觉得事已到此，只能听天由命，听任医务人员的摆布，对病情和治疗结果持无可奈何的态度。

面对患者的各种心理状态，护士应懂得有针对性地采取措施，适时、恰当地给予安慰和治疗。同时，急诊患者是比较特殊的护理对象，对护士的仪表态度又十分敏感。在与急诊患者较短的接触时间里，护士洁净整齐的着装，高雅大方的仪表，端庄稳重的举止，体贴入微的言谈，以及良好的工作态度，对患者的心理有着明显的良性刺激作用，可以减轻或消除患者紧张、恐惧心理，增加患者对医护人员的依赖感受和战胜疾病的信心，使患者能配合抢救治疗工作，确保抢救的成功。

（二）接待急诊患者的礼仪

针对急诊患者的不同心理状态和实际情况，急诊护士接诊时应采取适当的救治措施和恰当的礼仪接待方式。

1. 稳定情绪，陈述利害 急诊患者由于病情急重，家属缺乏心理准备而表现得情绪紧张、惊恐不安。护理人员要针对这种情况，在紧张环境中有条不紊地开展救治工作，同时给患者和家属以必要的、适当的安慰和解释，晓以利弊，尽快使患者和家属消除紧张情绪，以便于进一步对病情做出处理。

2. 抓紧时机，果断处理 护士对病情大致了解后，应迅速对伤病员进行必要的救治处理。救治工作的方法要正确，决策要果断，措施要得力，充分体现护理人员处理问题的针对性、及时性，增强患者对护理人员的信任。

3. 急不失礼，忙中守节 急重症患者心理较复杂，总是有一种恐慌和绝望感，急诊护士在接待患者时应考虑到患者的特殊心理，态度要温和礼貌、耐心而富有关爱之情。护士处理病情要及时果断，繁忙中仍要不失礼节。

二、急诊救护礼仪

危、重、急患者一旦入院，急需采取有效的救治措施。此时急诊护士就需要将平时学习、积累的知识和经验充分发挥出来，尽快为抢救工作铺设绿色通道。

1. 急而不慌，忙而不乱 急诊护士必须有较强的应变能力，急诊患者发病急，来势凶猛，这就要求医护人员果断采取最佳的急救措施、要做到沉着应战，临危不乱，始终保持急而不慌，忙而不乱、从容礼貌的工作态度，以稳定患者和家属的情绪，争取得到更好的配合，有利于进一步的救护。

2. 团结协作，文明礼貌 急诊救护是一项涉及医疗、护理、化验、放射、收费、药房、挂号及行政等多个方面的工作，这些工作往往是一环扣一环的，在涉及多个科室的病情救治时，各科医护人员要紧密配合、团结协作，注意同事间的文明礼貌，互相理解、互相尊重，共同协作完成急救工作，不要因言语不慎，行为过激而伤害同志感情，影响对患者的抢救工作。

第三节　病房护士工作礼仪

当患者经医生初步诊断确定需要住院检查或治疗时，患者和家属的心情往往比较沉重，一是感到自己身患重疾，将要经受一番痛苦磨难，心理已是十分沮丧；二是人地两生的医院环境，增添了患者许多的不安。此时，病房护士如能热情礼貌地接待、宽慰患者，将使患者焦虑不安的心理得到缓解和安慰。这同样要求病房护士必须具备优良的职业道德和礼仪修养，能善解人意，礼待患者，使患者能安心住院治疗，树立战胜疾病的信心。

一、患者入院时的护理礼仪

首先，要做到彬彬有礼，落落大方，热情接待，体贴关怀，使患者感受到亲切和温暖，给入院患者留下良好的第一印象。

（一）办理入院手续

患者需住院治疗时，护士应礼貌地指导患者或家属持住院证到住院处办理入院手续，如：填写登记表格，缴纳住院押金等。由于患者对医院的制度、环境往往是陌生的，而且此时心情也比较焦虑，在办理住院手续的过程中可能会表现得不知所措或急躁不耐烦，此时护士一定要耐心、细致地指导患者，一方面要对患者罹病的不幸要表示出同情和关心，另一方面对患者作住院的详细指导安排，不要因患者对医院制度的不知情而态度冷淡，甚至给患者脸色、恶语斥责患者。

（二）护送患者进入病区

护送患者进入病区时要满腔热情地关心患者，嘘寒问暖，主动与患者交流沟通，尽可能了解掌握患者更多的疾病信息，解决他们的实际困难。如主动给患者介绍病房情况，耐心细致地解答患者或家属的提问，给患者予以关心体贴的安慰，消除患者的疑虑等等，使患者能尽快地适应角色的转变。护送患者进入病区，对能步行的患者可扶助步行，不能行走或病情危重的患者可用轮椅或平车护送，要根据病情安置合适卧位，保证患者安全。护送过程中注意保暖，不中断输液或给氧。整个过程操作动作要轻快敏捷，又要娴熟稳重。送入病区后，护送人员还要礼貌、耐心、仔细地与值班护士就患者病情、物品进行交接，做到有始有终，服务环环相接。

二、患者进入病区后的护理礼仪

护士表现出文明礼貌的行为举止，是实施整体护理的要求，是服务对象的希望，是护理工作人员良好职业道德修养的体现。

（一）新入院患者的接待礼仪

1. 迎接入院患者的礼仪　当新入院患者来到病房，护士要起身迎接，微笑相迎，边安排患者坐下，边亲切地予以问候和自我介绍："您好，我是办公室护士×××，现在由我来接待您，请您先把病历交给我"，同时双手接过病历以示尊重。如果同时还有其他护士在场，也应抬起头来，面向患者，亲切微笑，点头示意，以示欢迎。

2. 向入院患者做介绍的礼仪　责任护士对新入院患者进行入院介绍时，要耐心、细致，首先向患者简单介绍一下自己及医生的情况："你好！我是您的主管护士，我叫×××，你叫我小×就行了，有什么需要可随时找我。您的主管医生是×××大夫，希望您能积极配合治疗，安心治病，我们会尽可能让您早日康复的。"然后根据患者是否有过住院经历、病情、感觉等具体状况，询问是否有需要帮助解决的问题，再介绍病区环境，如护士办公室、医生办公室、卫生间、治疗室、处置室等等；送患者到床旁，温和地告诉患者："这是您的床位，床下有脸盆架、鞋架、床旁有床头柜，床头安装有呼叫器，您有什么事和要求可通过它呼叫，也可采取其他方式反映给我们，我们会尽快来帮助您解决问题”。介绍住院有关制度时（作息时间及住院规则等），需注意语气和措词，尽可能多用“请”、“谢谢”、“为了您……”等文明、客气的语句，避免使用“不准……”，“必须……”等命令式的祈使句，使患者在愉悦的心情中接受护士的介绍，指导患者逐渐适应患者角色。这样，才能消除患者的紧张、恐惧心理，取得良好的配合。

（二）患者住院中的护理礼仪

在护理工作中，护士的行为举止直接影响患者的治疗效果，要求护士进行护理活动时必须做到亲、轻、稳、准、快。同时还应注意以下几方面：

1. 自然大方 护士在站、坐、行及各种操作中应姿势规范，动作优美、舒展。比如：行走时庄重自然，轻盈快捷，推车要平稳，开关病房门要轻，各项操作轻快准确，给患者以安全、优雅、轻松、灵巧、清新的感受。护士镇静、自然的神态能使患者对护士的水平和能力产生信任感。如在抢救一位大出血休克的患者时，护士神态从容、镇定，各种抢救措施进行得有条不紊，迅速建立起静脉通道，及时为患者擦干血渍等，就能使患者和家属很快便对护士产生信任感。如果护士在患者面前表现得惊慌失措或举止浮躁，会加重患者的害怕、恐惧心理，从而对医护人员的救治水平和工作质量产生怀疑。

2. 亲切温柔 新患者进入病房，都存在一个适应新环境的过程，每个患者住院后都希望被认识，被重视，并常认为自己被尊重就会得到较好的治疗和关照。护士亲切的语调，关怀的问候最能使患者感到温暖，是患者摆脱孤独感的最重要因素。查房、治疗时先道一声亲切的问候，一个亲切的称呼，要求患者配合时说声“请”，得到患者配合后说声“谢谢”等等，在与患者交谈时不要一边看机器数据（或一边头也不抬的干着别的活），一边与患者说话，而应面对着患者，并且还要看着患者的脸说话，因为患者感觉这“看着”的意义远远大于“说着”的作用。有时一杯水或一个搀扶的动作就可使患者产生一种亲近、信任和敬重之情，可缩小和患者之间的距离。

一个人的情感往往是借助语言并配合一定的举止行为来表达的。有些举止行为常常是“此时无声胜有声”。在紧张繁忙的工作中，应善于控制自己的情感，善于利用一定的行为举止表达恰当的感情，不论什么原因带来的个人思想不愉快、情绪不佳，都不得在患者面前表露出来。

3. 敏捷准确 快速及时、安全准确的服务无疑会获得患者的信赖和尊重。护士在临床护理中，必须做到思维敏捷、动作准确无误。特别是遇到患者病情紧急的情况下凭借科学的态度和丰富的知识经验，给予及时准确的判断和处理，是为患者赢得治疗时间的关键，也是护士职业素质的基本要求。

4. 技术娴熟 患者入院后都有一种安全感的需要，他们会顾虑到医院的医疗水平，医疗措施等能否保障其健康安全，渴望能通过医护人员的诊断、治疗和护理减轻或消除病痛，恢复身心健康。护士娴熟的技术是消除患者顾虑，赢得患者满意，树立患者的信心和安全感的重要因素，同时也是护士完成护理任务的关键。因此，一名合格的护士，要熟练掌握操作技能，并不断钻研业务，学习掌握广博科学知识，掌握现代护理新理念、新技术。

5. 满足患者的需要　对患者的不同需要，要尽量给予满足，以取得患者的配合。例如，患者住院后，往往急于了解自己的病情和治疗方案，预后怎样等问题。如果此需要得不到满足，就会感到焦虑和恐惧，不利于治疗与康复。主管护士应针对患者的具体情况给予健康指导，介绍有关疾病方面的知识，根据患者的发病的症状、体征、年龄和身体情况给予恰当的解释。根据患者病情所需要采取的护理措施，简要告知患者什么是特级护理、一级护理、二级护理、三级护理等，以取得患者对护理工作的理解和配合。

当然，满足患者的需要也不能无原则的迁就，不能违反医院的规章制度和违背社会公德、社会利益，不能侵犯他人的利益。

三、患者出院时的护理礼仪

1. 出院前的祝辞　患者将要出院前，首先对患者的康复（或好转）表示祝贺，感谢患者在住院期间对医院工作的支持和配合，谦虚地对自己工作的不足之处、对患者关照不到的地方表示歉意，并表达对患者一如既往的关怀之情，随时都会为患者提供力所能及的帮助等等。

2. 出院时的指导　患者出院时，主管护士要做好出院指导。指导和帮助患者办理出院手续，告诉疾病治疗的情况，如何服药，如何随访，如何进行康复锻炼，如何学会控制自己的饮食起居、适应出院后的生活，出院后的注意事项和复查的时间等等。

3. 出院送别的礼节　患者的出院手续全部办清，必要的医嘱、健康指导详细交代妥当后，准备出院时，责任护士将患者送到门口或车上，祝贺患者的康复（或好转），嘱咐患者多保重身体等，并向患者行握手礼、挥手礼或行鞠躬礼告别。

第四节　手术室护士工作礼仪

手术室护士工作特殊，地位重要，其任何差错事故都可能给手术带来不可挽回的影响。所以手术室护士必须严格要求自己，以最好的精神面貌，最佳的心理状态，最文明的工作态度，最优秀的效率和质量完成工作。

一、术前工作礼仪

手术是一种创伤性的治疗手段，对患者也是一种极为严重的心理刺激。大多数患者是害怕手术的，尤其是第一次手术，患者多表现出焦虑、恐惧和紧张的心理。手术给患者带来生存希望的同时也给患者带来了强烈的刺激，引起种种不良的心理和生理反应。这就要求护士不仅要协助医生进行手术治疗，而且还要具备关心患者、尊重患者、文明礼貌的高尚职业道德，以减轻手术对患者造成的不良心理影响，保证手术成功。

（一）术前对患者疏导的礼仪

手术前的患者往往出现焦虑、恐惧的心理。由于担心手术不成功甚至危及生命和健康，患者吃不下、睡不着、心神不定、焦躁不安。术前的这种恐惧心理如果得不到缓解，将会影响术中的配合和术后的效果，甚至可引起并发症。为此护士要针对患者术前的心理特点给患者做详细的疏导工作。这项工作要做得有礼有节，科学可靠，措词准确，富有教育、开导作用。

1. 与患者交谈，进行心理沟通　与患者交谈要用亲切、平等的话语了解患者的心理和想法，了解患者的生活习惯（吸烟史、饮酒史）、社会背景（职业、社会地位等）、性格爱好、接受手术的态度和对医疗护理工作的协作程度，启发患者说出自己对手术的看法，有哪些顾虑、要求、根据患者的具体情况因人施护，有针对性地给予恰当地说明和解释，给予患者激励和安慰，消除患者不安心理，解除患者的顾虑，使患者对手术治疗做好充分的心理准备。应注意不宜在术前疏导时，向患者机械地宣读术前的各种注意事项，使患者感觉如接受宣判一般。

2. 交谈中的注意事项　交谈时要注意言谈的礼仪要求，用通俗易懂的语言温和缓慢地与患者交流沟通。选择好适宜的时间，错开患者进食等某些不便的时刻，交谈的时间不要过长，以不引起患者紧张和疲劳为宜。护士不知道或不明白的事情，不要含糊地回答患者，而应有礼貌地对患者表示歉意，然后请医生或其他有权解释的知情人作解答。交谈中避免说一些会引起患者不安的话语，如癌症、死亡等。也不必要对手术过程进行详细说明，以免增加患者的心理压力。

对手术患者的语言运用既要讲究临床医学语言的科学性，还要充分发挥礼貌语言的艺术性，调动患者的主观能动性，发挥语言的心理治疗的作用。

（二）手术前签字谈话的礼仪

手术前签字，是一种常规制度。通常情况下，医护人员是在征得患者或家属同意后才进行手术的。患者的承诺和签字说明两个问题：一是说明医务人员（院方）尊重患者对自身治疗的自主权，是对患者人格和权利的尊重。二是意味着患者及其家属对医务人员的信任，对手术治疗手段的认可，并愿意承担手术的一切后果和责任。因此，术前签字谈话的内容和方式是至关重要的。

1. 注意谈话中的文明礼貌和严肃性　与患者谈话要有针对性，首先谈话的态度和方式就要让患者和家属感受到医护人员的诚恳和礼貌，感到医护人员的工作态度是科学严谨的，既要让手术患者或家属接受医生的意见，又要把可能发生的问题说明白，实事求是地向他们讲清楚手术治疗的意义。对一些新开展的手术，医务人员要向患者讲清手术的原理、方法和可能出现的问题，有时可请患者或家属参加术前讨论会，让患者意识到医务人员是对他负责的，从而减少他的顾虑和不安，能够舒畅坦然地接受手术。术前谈话注意不要主观片面，只挑好的说，或只强调患者的责任，而应当全面客观地讲清情况，让患者和家属心中有数，同时也为自己留有余地，千万不能因措词不当而引起误会，成为引发医患纠纷的隐患。

2. 敢于承担责任和风险　敢于承担责任和风险不仅是对患者的尊重，也是医学的职业道德要求。诚信守诺本身就是一种礼仪道德的体现。医务人员应信守职业道德。具备宽广的胸怀，强大的责任感、使命感，勇于承担属于自己的工作责任。不能把患者及其家属的签字当作推卸责任的凭据。不能认为有了签字，就可以不承担风险，不承担手术的任何责任。

二、术中工作礼仪

手术给患者带来的心理压力是巨大的，医护人员的态度对患者心理的影响又是微妙的，礼待患者是医护人员工作的重要内容。手术过程中，医护人员除认真仔细地开展手术外，应尽量避免一些无关的言谈，表情、举止也要安详、从容，不要加重患者的心理负担。

（一）待患者如亲人

护士对待每一个患者，无论其年龄长幼、地位高低，都应像对待自己的亲人一样，始终以高度的责任心和细心，照顾手术患者。如护士推着或扶着患者进入手术间时，可边走边向患者介绍手术间的布局、设备，以打消患者对手术室的恐惧感及神秘感。进入手术间后，将患者扶到手术床上，轻柔、带有保护式地帮助患者摆麻醉体位，同时向患者介绍正确体位对手术、麻醉及预防术后并发症的重要性，像亲人一样爱护、安抚患者，尽力满足患者的要求。常以亲切、鼓励的话安慰患者，如“请放心，我在这儿”等等。当手术将要结束，患者进入麻醉苏醒期间时，护士先来到患者耳边，用手抚摸患者的面部，小声而亲切地呼唤患者的名字，轻声对患者说“×先生（女士、小朋友）您醒醒，手术已经做完了，您不痛吧?”促使患者早些苏醒过来。

（二）术中言谈举止要谨慎

手术中，由于麻醉方式不同，患者的心理反应也不同，在非全身麻醉的手术中，患者对医护人员的言谈很留心，对器械的撞击声和自我体验都非常敏感。所以参加手术的人员，除认真仔细地进行手术外，还要尽量做到举止安详，不要在非全身麻醉患者面前露出惊讶、可惜、无可奈何等表情，以免患者受到不良的暗示，造成心理负担。

手术中，医护人员应尽可能少交谈，更不要讲容易引起患者误会的话，如“糟了”，“血不能止了”，“错了”等等，因为非全身麻醉的患者，对医务人员的一举一动、一言一行都在非常认真地体会和考虑，如果术后发生一些不良情况时，患者常会把手术中听到的只言片语及当时的情景联系起来，误认为是产生问题的原因。

三、术后工作礼仪

手术完毕，并不是治疗的终结，许多病情变化都发生在术后。关心、重视术后患者的病情，及时发现问题，对保证患者生命安全是十分重要的。

（一）术后对患者的鼓励和安慰

术后患者身体虚弱，又因切口的疼痛，往往情绪烦躁，心境不佳，护士要体谅患者的心情，关心爱护患者。除了通过用药物和心理暗示法减轻患者的痛苦外，还应细心的照顾好患者，鼓励患者进行相应的活动，减少并发症的发生，促进切口愈合等等，给予患者更多的礼遇。

例如手术结束后，护士将患者送入 ICU 病房，将患者安置在病床上后，认真同病房护士交接，并告知家属注意体位、保温、输液等。然后，以和蔼可亲的态度告诉患者手术一切须利，术后效果良好，表扬他战胜恐惧、配合手术的精神，使手术圆满成功。鼓励他继续发扬这种精神，配合病房护士做好战胜术后痛苦的护理工作，祝他早日康复。这样亲切、礼貌的态度对手术后的患者是极大的安慰和鼓励。

（二）严密观察

1. 勤观察，常沟通 手术后，护士还要密切观察患者术后的情况，关心患者，经常耐心细致地与患者或家属交流、询问病情和术后情况，直到病情平稳。

2. 科学礼貌地解释术后的症状 手术后的患者常会伴随一些不适症状，对此要礼貌、科学地给患者及其家属讲清道理，争取得到患者和家属的理解和配合，让患者认识到术后病情是逐渐好转的，以增强患者的信心。如术后的“随症反应”（把术中体会到、听到的情况与术后的不适联系起来看），医护人员要给予指导，帮助患者减少“角色行为”，告诉患者术后不适是暂时现象，伤口愈合后就会消失的，以减轻患者紧张的心理。

3. 正确指导术后患者的活动 术后患者适当的活动对病情康复是很重要的，护士应正确地指导手术后患者的活动。如鼓励肺部手术后的患者多咳嗽、咳痰，保持呼吸道通畅；腹部手术后患者要适当活动，以加速血液循环，促进康复；骨科手术后患者要保持功能位，加强功能锻炼；颈部手术后患者要防止大出血，影响呼吸等等。这些工作不但需要护理人员的口头嘱咐，还需要他们在具体操作上给予患者示范指导，协助患者活动，要求护士在开展工作时不仅要把礼仪关爱之情溢于言表，还应付诸行动，使患者得到切实的礼貌服务。

第五节　护理操作中的工作礼仪

随着社会的进步，经济的发展，患者对护理质量，医疗护理安全的要求都有了很大的提高，法律意识也不断增强。因此，严格要求护士按护理规程进行护理操作，给患者提供礼貌周到的优质服务，处理好患者护理过程中的每个环节，不仅有利于患者，有利于医院整体服务质量的提高，也有利于护理工作自身的安全和自我保护。

一、护理操作的礼仪要求

建立良好的护患关系，能使患者在诊疗期间保持健康良好心态，也能使医护人员保持稳定的情绪，提高工作效率。在为患者进行护理过程中，友善、礼貌的态度是提高护理质量，降低风险因素，建立良好护患关系的基础。

（一）操作前的礼仪

1. 得体的举止　在给患者进行护理操作前，要考虑到保持衣冠整齐、清洁无污，行走时要轻快敏捷、悄然无声，推治疗车（或持治疗盘）的动作要规范美观，行至病房门口先轻声敲门，再轻推门进入，并随手轻轻将门带上，进入病房应微笑点头、亲切礼貌地与患者打招呼、向患者问好，然后再开始操作前的各项工作。在操作前、操作过程中、操作完成后，自始至终都要保持良好的仪容仪态和得体的行为举止。

2. 礼貌的言谈　操作前解释是为了核对患者的姓名、年龄、性别、使用药物的浓度、剂量、方法、时间，同时对本次操作的目的、操作方法、过程以及患者需做的准备、有可能出现的感觉进行简单的介绍，以取得患者的配合。操作前解释工作是否成功取决于护士言谈的礼貌程度，所以礼貌的言谈也就成为护理操作中必不可少的重要条件。

例如对一个初入院的患者，第二天清晨需要抽血化验，护士应这样礼貌周到而又倍加关切地给患者时进行操作前的解释。

护士：“大叔，您好！我是明天的早班护士，我叫张××，您可叫我小张，请问您就是住 18 床的李××师傅吧？”

患者：“小张，您好！我是李××。”

护士：“根据您的病情需要，医生为您开了化验单，明天清早请您不要吃东西、喝水，六点半我来给您抽血。您有什么不方便的吗？”

患者：“好的。要化验什么项目呀？要抽多少血？”

护士：“化验项目有肝功能、血脂、血糖，抽 5ml 血就够了。抽血对您的健康不会有影响，但对诊断您的病情却很重要，请您不要紧张，配合我们，好吗？还要请您记住明早抽血前一定不要吃任何东西。”

患者：“好的，我记住了”。

护士：“那就谢谢您了。您先好好休息，明天我再来看您。如果临时有什么事可按床头呼叫器，我们随时都会来为您服务的。再见！”

（二）操作中的礼仪

1. 和蔼的态度　在操作过程中，对待患者的态度要和蔼亲切，言谈、表情和体态语的表露都必须是发自内心的对患者由衷的关怀，而不是虚情假意的应付。操作治疗的同时，注意与患者的沟通，友善地解释操作的方法和意义，询问患者的感受，随时为患者解除困难和疑虑，或给予适当的安慰，消除患者对操作治疗的恐惧和神秘感，争取得到患者最大程度地合作。

2. 娴熟的操作技术　过硬的基础知识、熟练的操作技术，是作为一个护士最基本的职业要求，也是对患者的尊重和礼貌。娴熟的操作技术、轻柔的动作、温和的态度，能使患者产生受到尊重和得到礼遇的满足。操作中，一边给患者进行操作护理，一边亲切地指导患者配合操作，并不时给予患者适当的鼓励，指导患者协助完成操作。这样既可减轻患者的痛苦，又可以减少护士操作的难度，提高工作的质量和效率。

例如对一位需要留置胃管、持续胃肠减压的患者，可以这样进行操作和指导：

护士：“王大娘，您好！您肚子一定胀得难受吧，我现在给您做项护理，这样您会感觉好一些的。”

患者：“怎么做呢？”

护士：“就是留置胃管，进行胃肠减压，这是治疗肠梗阻的重要方法。我要给您经过鼻孔插一根胃管到胃内，再从胃管吸出胃肠道内气体和液体，这样可以降低肠腔内压力，减轻腹胀和减少肠腔内的细菌和毒素。这需要您的配合。”

患者：“从鼻孔插管一定会很难受吧？”

护士：“有一点儿，但并不像您想象的那么难受。您别紧张，我一定很轻柔、很仔细地操作，刚开始可能会有点恶心，您别害怕，只要大口喘气、做深呼吸或做吞咽动作，过一会儿就会好的。”

患者：“我还是很害怕，但我会尽量配合你的。”

护士：“那太谢谢您了！您放心，我会很小心操作的。您别动，我先用棉签帮您清洁鼻孔，然后为您测量一下需要的胃管长度。”

“好，请您把头稍后仰，您像我这样轻轻哈气（做示范动作，患者模仿配合），好，现在做吞咽动作……再咽一下，再做一次，……坚持一下，马上就好了……很好，深呼吸（用注射器抽吸，见胃液流出）您配合得很好！我们成功了，不是很难受吧。真是谢谢您了！”

“好了，现在我先给您把胃管固定好，接上减压器抽吸胃液。（开始操作）别紧张，我会很小心（仔细地进行抽吸）……您觉得难受吗？继续深呼吸，您会感觉好些的。”

“您感觉轻松一些了吗？肚子不那么难受了吧？已经吸出1000ml 胃液了。”

“现在我还需要把这些植物油通过胃管注进胃内，您不会有什么特殊感觉的，只是有一些胀，但不严重。（一边用注射器注射植物油，一边安慰患者）您别担心，很多肠梗阻的患者通过这种治疗方法都治好了，您也会好起来的。”

“您很难受吗？（患者做恶心状）想吐吗？我再推慢一点，我帮您拿痰盂吧。”

……（轻柔熟练地完成操作）

整个操作过程，既要技术娴熟，又要礼貌体贴的关心爱护患者，使患者感觉得到亲人般的呵护，既能减轻患者的心理压力，又能取得患者的配合，使护理操作能顺利地进行。

（三）操作后的礼仪

1. 诚恳地致谢 当患者配合护理人员开展完工作后，护士应当对患者的合作表示诚恳的谢意，应当把患者的配合理解为是对护理工作的支持，是对护理人员的理解和尊重，同时也让患者知道，他（她）的配合更有利于其健康的恢复，具有重要意义。向患者致谢是护理人员良好的礼仪修养和高尚职业道德的具体体现。

2. 亲切地嘱咐和安慰　操作后不但应对患者致以诚挚的谢意，还要根据病情给予患者亲切的嘱咐和安慰。这不仅是出于礼貌的表现，也是护理操作的一项必要的程序。嘱咐是指操作后再次核对，寻问患者感觉，观察了解预期效果，交待相关注意事项等，安慰则是对操作治疗给患者带来的不适和顾虑给予安慰等。

例如：就上一位留置胃管的患者操作完毕后，进行嘱咐和安慰时可以这样说：

护士：“王大娘，非常感谢您的合作。现在油已经打完了，您感觉怎么样？没有什么不舒服吧？是不是好一些？”

患者：“比刚才好些，不太胀了。只是刚插的管子有点不习惯。”

护士：“小心一些，您会慢慢习惯的，下一次我们还要通过它继续治疗呢。我已经把胃管末端夹闭了，现在不能继续接胃肠减压器抽吸，因为这样会很快把打进去的油都吸出来，就起不到治疗作用了。”

（护士一边给患者解释安慰，一边帮助患者摆好体位，盖好被子，整理好床铺。）

“您现在需要安静休息，一个小时后我再来为您打开胃管。还有什么不舒服就按呼叫器，我会立即过来的。”

（护士收拾好治疗盘，轻带门离去。在整个操作过程中对患者提出的疑问及时做出解答，同时也为患者做好相关知识的健康教育工作。）

正确规范的护理操作和文明礼貌的服务、恰当的操作解释，不但使患者明确每项治疗及护理措施的目的和意义，而且加深了护患间的沟通，改变了传统生物医学模式理论指导下的主动－被动型护患关系，进一步建立了以生物、心理、社会医学模式理论为指导的指导－合作型护患关系，为深层次、高质量的现代共同参与型护患关系打下了良好的基础。

二、常用护理操作礼仪范例

护理操作的礼仪要求不是千篇一律的，应当根据操作的具体要求和操作对象的不同性别、年龄、职业、个性等，分别给予区别应用。因时、因地、因人制宜，做到触类旁通、举一反三，而不是机械地生搬硬套。要学会让每一个需要健康帮助的人都能享受到“白衣天使”诚心诚意地帮助。

护理操作的礼仪规范，就是要掌握好操作前、操作中、操作后的每个注意事项。这种礼仪修养的培养，与护理操作技术一样，是需要勤奋的学习和丰富的实践经验的。下面列举的是护理操作的一些实例，希望通过这些例子，给护理工作者们提供举一反三的帮助。

（一）体温、脉搏、呼吸、血压的测量

［病例］患者王某，男，60 岁，工人，因贫血原因待查入院，护士要为他测量体温、脉搏、呼吸、血压。

1. 操作前解释

护士：“王老师，下午好，我要为您测量一下体温、脉搏、呼吸和血压。您在半小

时内喝过热水吗?”

患者：“没有。喝热水是不是对体温有影响?”

护士：“是的，这会使体温升高。好，我先给您测好体温。”

患者：“我自己来吧。”

2. 操作中指导

护士：“还是我来帮您吧，请您将衣服解开，我给您用纱布擦干腋下。”

患者：“为什么要擦呢?”（患者疑惑）

护士（微笑回答）：“因为天气热，腋下有汗，这样测的体温会不准确的。”

患者：“噢，明白了。”

护士：“请您将体温计夹紧，要求屈臂过胸 10 分钟，然后看结果。”（边说边帮患者摆正姿势）

患者：“护士，我在家测体温可没这样正规。要 10 分钟，我没戴表。”

护士：“我已经看表计时了，您放心，这是我的职责。”

患者：“到医院来就得听大夫护士的。”

护士：“请您安静片刻，暂不要说话，我来给您数脉搏、测呼吸。”（进行测量）

患者：“我的脉搏怎么样?”

护士：“您的脉搏正常，每分钟 70 次。”

患者：“护士，你不是说还要测呼吸吗？怎么先测血压?”

护士：“我已经测过了。数呼吸时，我没告诉您，这样您的呼吸会更自然，计数更准确。现在给您量一下血压，请您脱下一侧袖子，并保持安静。”（护士测量血压）

患者：“听说，量血压得先休息一会儿?”

护士：“是的，您的血压有些偏高，高压 160 毫米汞注，低压 100 毫米汞注。您家中还有人患高血压吗?”

患者：“我父亲就是高血压，请问高血压是否遗传?”

护士：“有这方面的因素。您这次住院彻底检查治疗一下，以后要注意吃的清淡一些，如果确诊是高血压就要遵照医嘱服用降压药，不要间断。”

患者：“我明白了。”

护士：“时间到了，请您把体温表给我。”

患者：“好，我发烧吗?”

护士：“有一点，37.5 摄氏度，天气热，再观察几天，多喝些水。”

患者：“好的。”

3. 操作后嘱咐

护士：“您稍稍休息一下，一会儿我带您去做其他检查项目。”

患者：“谢谢，我向您学习了不少知识。”

护士：“不客气，这是我应该做的。我该谢谢您的配合呢。”

（二）口腔护理

［病例］患者宋某，女，65岁，退休工人，因慢性胆囊炎急性发作、胆结石急诊入院。目前禁饮食，持续胃肠减压，生活不能自理，每日口腔护理两次。

1. 操作前解释

护士："宋大娘，您感觉好些了吗？肚子还疼吗？您的身体很虚弱，又插着胃管，需要做口腔护理。"

患者："什么是口腔护理？"

护士："就是要帮您漱漱口，洗洗牙。这样可以清除口腔的病菌，预防口腔炎症。我一定动作轻稳仔细，请您放心。"

2. 操作中指导

护士："宋大娘，我把您假牙取下来刷洗一下，这几天您不能吃东西，假牙我给您泡在冷开水杯里。等您能吃东西时，我会为您戴上的。"

"请您张开嘴，我看一下好吗？请您再张大点……好，您配合得很好……感觉累吗？如果不舒服就告诉我……快好了。"（护士边操作边指导患者配合，并鼓励患者，同时要注意观察患者的反应。）

3. 操作后嘱咐

护士："大娘，您感觉舒服一些吗？您配合得很好，谢谢。下午我还会再来给您做一次。您还有什么事吗？"

患者："姑娘，你真好。谢谢你了！"

护士："这都是我应该做的。有事请您按这个呼唤器就行了，我会经常过来看您的，您休息吧。"

（三）晨、晚间护理

1. 晨、晚间护理

［病例］某外科病房，清晨。

护士："大家早上好！现在我们来为大家做晨间护理，帮助大家洗漱，整理病房。"

"小王（阑尾切除术后第二天患者），您应该下床活动活动，这样可以促进肠蠕动，防止肠粘连，我来扶您起来。"

"李大娘（新入院患者），您老昨晚睡得好吗？您下床来走一走，现在我们帮您整理床位。"

"张大嫂（急性胰腺炎已发病危通知的患者），您感觉好一些吗？您看起来精神很差，昨晚没有休息好吧？您要安心休息养病，不要胡思乱想，很快会康复的。这是您的漱口水，我来帮您漱口，漱完把水吐在这个弯盘里。再帮您擦擦脸（替患者洗脸），我把您的头发重新梳理一下吧。昨天您呕吐的很厉害，床单衣服都脏了，我们帮您更换，您配合一下好吗？大嫂，我扶您先向左侧翻身，我现在用红花油帮您按摩受压的部位，您会感觉舒服一些的。您不要动，很快就会好的……顺便帮您再更换一下床单。再翻到右边（协助患者翻身），我给您按摩另一侧，这样做可以促进血液循环，防止形成压疮。床单已经换好了，这是干净的衣服，我帮您换上。您感觉舒服多了吧，您盖好被子，一定要安心养病，思想负担过重会影响您康复的。”

“晨间护理就给大家做完了，现在开窗通风30分钟，呼吸一下新鲜空气，请大家把衣服穿好了，盖好被子防止着凉。”

2. 晚间护理

[病例] 某医院内科病房，晚上十点。

护士：“大家晚上好，现在是晚间十点钟，应该休息了，我来为大家做晚间护理。”

“小赵（大叶性肺炎患者），请您把收音机的音量放低些好吗？我已经为您准备好热水，洗脸吧，你想康复得快，就要注意早点休息。”

“刘大爷，您昨晚没有休息好，今晚我帮您用热水好好泡泡脚，您再喝些热饮食，这样可帮助您入睡。水温合适吗？今天天气很冷，您老再盖上一床毛毯吧，当心别着凉了。”

（护士边说边放下窗帘，开地灯，关大灯，操作收拾完毕）

“大家晚安。”

（四）静脉输液

[病例] 患者孙某，男，40岁，司机，胃穿孔修补术后，给予输液治疗。

1. 操作前解释

护士：“孙师傅，今天感觉怎么样？看起来您的精神好多了。伤口疼得厉害吗？现在我来为您输液。因为您暂时还不能吃饭喝水，所以要输的液体很多，一共有7瓶。您要不要先小便一下？”（递给患者便壶）。

2. 操作中指导

护士：“请您把手伸出来。”（铺治疗巾，扎止血带，选择血管）

“您的血管很好，放心，我会为您一针扎上的，只是进针时有一点疼，请您握住拳头”（穿刺、固定、调节输液速度）。

3. 操作后嘱咐

护士：“好了，谢谢您的配合。输液的时间比较长，您活动时要小心，否则针扎穿血管需要重新再扎一针，增加您的痛苦。”

“液体滴速我已经调节好了，每分钟60滴，请你不要自己随意调节。”

患者：（看了看滴速）“60滴？是不是太快了？”

护士：“输液速度是根据病员的年龄、病情、药物性质而调节的，小儿、年老体弱、有心脏疾病的速度要慢一些。您的体质很好，又没有心脏病，每分钟60滴是完全可以承受的，而且您输的液体很多，输得太慢会输不完，也影响您休息。”

患者：“如果太快了有什么后果？”

护士：“如果患者年龄偏大，或者有心脏病，滴快了有可能加重心脏负担，造成肺水肿、心衰。请您放心，这个速度，您不会出现这些问题的。等一会输含钾药物时我会为您调慢一些的。因为含钾的药物会使人感觉比较疼痛。”

患者：“我放心，只是问一问，谢谢你。”

护士：“不客气，您还有什么问题吗？有事请您按床头的呼叫器。您休息吧，我们会经常巡视，并及时为您更换液体的。”

（五）使用约束用具

［病例］患者刘某，司机，车祸致头部、腹部复合外伤，处于昏迷状态，采取保护措施，确保安全。

1. 操作前解释

“您是刘师傅的家属吧？刘师傅现在处于昏迷状态，意识不清楚，容易发生坠床、撞伤、抓伤的危险。为了避免意外的发生，我们已经安装了床档，但是现在还需要约束带限制他肢体活动，防止腹腔引流管被拽出，希望您能理解。等刘师傅清醒，我们会马上为他解下来的。”

2. 操作中的指导

（边操作边解释）“现在我要把刘师傅的手腕和膝部固定了，这是约束带，在固定的时候，我不会绑得太紧，不会影响正常的血液循环，但也不能太松，否则就没有意义了，起不到固定作用。”

3. 操作后嘱咐

“我们已经用约束带固定了刘师傅的手和膝部，这是短时的保护性制动措施，约束带里衬有棉垫，我们会定时放松，并进行局部按摩，促进血液循环，不会产生不良后果。刘师傅的病情必须这样做，以确保他的安全。请您原谅。”

（六）皮肤准备

［病例］患者张某，男，52 岁，干部，慢性胆囊炎、胆石症，术前 1 日进行术区皮肤准备。

1. 操作前解释

“张先生，明天您要做手术，请您随我到处置室，为您做一下皮肤的准备。”

2. 操作中的指导

“张先生，请您躺下（一边扶助患者躺到病床上，一边进行解释），备皮就是要清除皮肤上的微生物，减少感染的机会以免伤口因感染而难于愈合。现在我要用肥皂水清洗干净手术区的皮肤，再用剃刀剃除毛发。您不要紧张，不会有什么疼痛感的。”

“张先生，您手术要取腹部正中切口，所以我要对肚脐内的污垢进行一下处理。”（边解释，边帮助患者擦试、清洗。）

3. 操作后嘱咐

“张先生，备皮工作已经完成了，您可以起来了（一边扶助患者起身、穿衣），请您回病房再去洗一个澡，并更换衣服，修剪指甲，注意不要着凉、防止感冒，不要太用力搓洗皮肤，以免造成损伤影响手术。张先生，您回病房去休息吧。谢谢您了，还有什么不明白的，可以随时来找我。”

三、行为模拟训练

设计一个模拟病区（有条件的学校可直接在病房内进行），让学生进行角色扮演，分别演示患者、陪护、护士等角色，模拟假设一种或多种护理操作场景，开展护理操作治疗工作，工作中充分运用文明礼貌的言谈交流，以和蔼的态度，得体的举止，给“患者”以亲人般的关怀，用熟练的操作技术为“患者“提供优质的护理服务。让学生在模拟训练中学习护理工作的礼仪技巧，学会怎样礼貌地善待患者，怎样争取得到患者的配合和理解，怎样成为一个受人欢迎和爱戴的“白衣天使”，学习做一个合格的现代文明护士。

思考题

1. 门诊护士接诊时应注意哪些方面的礼仪？
2. 患者住院中护士应注意哪些方面的礼仪？
3. 患者出院时护士应注意哪些方面的礼仪？
4. 怎样对手术患者进行术前疏导？
5. 手术工作中护士应注意哪些方面的礼仪？
6. 如何关心、安慰术后的患者？

CHAPTER 第八章

护士涉外礼仪

礼仪是一门综合性较强的行为科学，是指在人际交往中，自始至终地以一定的、约定俗成的程序、方式来表现的律己、敬人的完整行为。由于地区和历史的原因，各地区、各民族对于礼仪的认识各有差异。在长期的国际往来中，逐步形成了外事礼仪规范，也叫涉外礼仪。

涉外礼仪就是对涉外交际礼仪的简称，即人们在对外交往中，用以维护自身形象，向交往对象表示尊敬与友好的约定俗成的习惯做法。其基本内容就是国际交往惯例，指的是参加国际交往时必须认真了解并遵守的常规通行的做法。概括而言，就是国际通则。

随着我国改革开放脚步的加快，人们在生活和工作中外事交往增多。了解涉外礼仪的内容和要求，掌握与外国人交往的技巧则显得尤为重要。近些年来，医院的对外交往日益频繁，护理工作与国际间的交流不断增多，因此，要求我们的护理工作者应该学习和掌握一定的涉外礼仪常识，以适应涉外护理事业的发展和需要。

在本章中，主要从政务、商务和日常生活三个方面，详细地阐述和分析中外礼仪的差别和涉外礼仪的一些常识和要求。人和人之间有接触才有了解，有了解才能沟通，有沟通才会互动，这是三个重要的程序。

第一节　涉外交往的基本原则

涉外工作的政治性、政策性极强，任何单位和个人的涉外活动，都要遵循一定的涉外礼仪规范，这既是我国对外政策的要求也是我国对外政策的体现。为此，在涉外活动中，每一位从事涉外工作的人员，都必须遵守以下几项基本原则。

一、维护形象

在国际交往之中，人们普遍对交往对象的个人形象备加关注，并且都十分重视遵照规范的、得体的方式塑造、维护自己的个人形象。在涉外交往中，每个人都要注意维护自己在正式场合留给初次见面的外国友人的第一印象。个人形象在构成上主要包括六个方面，它们亦称个人形象六要素。

一是仪容，指一个人个人形体的基本外观。二是表情，通常主要是一个人的面部表情。三是举止，指的是人们的肢体动作。四是服饰，是对人们穿着的服装和佩戴的首饰的统称。五是谈吐，即一个人的言谈话语。六是待人接物，具体是指与他人相处时的表现，亦即为人处世的态度。

二、不卑不亢

不卑不亢，是涉外礼仪的一项基本原则。它的主要要求是：每一个人在参与国际交往时，都必须意识到自己在外国人的眼里，是代表着自己的国家，代表着自己的民族，代表着自己所在单位的。因此，其言行应当从容得体，堂堂正正。在外国人面前既不应该表现得畏惧自卑，低三下四，也不应该表现得自大狂傲，放肆嚣张。

周恩来同志曾经要求我国的涉外人员“具备高度的社会主义觉悟，坚定的政治立场和严格的组织纪律，在任何复杂艰险的情况下，对祖国赤胆忠心，为维护国家利益和民族尊严，甚至不惜牺牲个人一切”。

江泽民同志则指出，涉外人员必须“能在变化多端的形势中判明方向，在错综复杂的斗争中站稳立场，再大的风流中也能顶住，在各种环境中都严守纪律，在任何情况下都忠于祖国，维护国家利益和尊严，体现中国人民的气概”。他们的这些具体要求，应当成为我国一切涉外人员的行为准则。

三、求同存异

首先，对于中外礼仪与习俗的差异性，是应当予以承认的。尤其是我国与交往对象所在国之间的礼仪与习俗的差异性，重要的是要了解，而不是要评判是非，鉴定优劣。

在涉外交往中，基本上采用本国礼仪。同时，适当地采用一些交往对象所在国现行的礼仪，更要对于国际上所通行的礼仪惯例认真地加以遵守。

四、入乡随俗

“入乡随俗”，是涉外礼仪的基本原则之一，它的含意主要是：在涉外交往中，要真正做到尊重交往对象，首先就必须尊重对方所独有的风俗习惯。之所以必须认真遵守“入乡随俗”原则，主要是出于以下两面的原因：

原因之一，是因为世界上的各个国家、各个地区、各个民族，在其历史发展的具体进程中，形成各自的宗教、语言、文化、风俗和习惯，并且存在着不同程度的差异。这种“十里不同风，百里不同俗”的局面，是不以人的主观意志为转移的，也是世间任何人都难以强求统一的。

原因之二，是因为在涉外交往中注意尊重外国友人所特有的习俗，容易增进中外双方之间的理解和沟通，有助于更好地、恰如其分地向外国友人表达我方的亲善友好之意。

五、信守约定

所谓“信守约定”的原则，是指在一切正式的国际交往之中，都必须认真而严格地遵守自己的所有承诺。说话务必要算数，许诺一定要兑现，约会必须要如约而至。在一切有关时间方面的正式约定之中，尤其需要恪守不怠。在涉外交往中，要真正做到“信守约定”，对一般人而言，尤须在下列三个方面身体力行，严格地要求自己。

1. 在人际交往中，许诺必须谨慎。

2. 对于自己已经作出的约定，务必要认真地加以遵守。

3. 万一由于难以抗拒的因素，致使自己单方面失约，或是有约难行，需要尽早向有关各方进行通报，如实地解释，并且还要郑重其事向对方致以歉意，并且主动地负担按照规定和惯例因此而给对方所造成的某些物质方面的损失。

六、热情有度

“热情有度”，是涉外礼仪的基本原则之一。它的含意是要求人们在同外国人打交道时，不仅待人要热情而友好，更为重要的是，要把握好待人热情友好的分寸。否则就会事与愿违，过犹不及。

在涉外交往中要遵守好“热情有度”这一基本原则，关键是要掌握好下列四个方面的具体的“度”。

1. 要做到“关心有度”　在涉外交往中，不可对外国友人表现的过于关心，让对方感觉我们管的过宽，

2. 要做到“批评有度”　在涉外交往中，只要外国友人不触犯我国法律，没侮辱我方的人格、国格，就不宜当面进行批评。

3. 要做到“距离有度”　在涉外交往中，人与人之间的正常距离大致可以划分为以下四种，它们各自适用不同的情况。

（1）私人距离：其距离小于0.5米之内，它仅适用于家人、恋人与至交。因此，有人称其为“亲密距离”。

（2）社交距离：其距离为大于0.5米，小于1.5米。它适合于一般性的交际应酬，故亦称“常规距离”。

（3）礼仪距离：其距离为大于1.5米，小于3米。它适用于会议、礼仪、庆典、仪式以及接见，意在向交往对象表示敬意，所以又称“敬人距离”。

（4）公共距离：其距离在3米开外，适用于在公共场同陌生人相处。它也被叫作“有距离的距离”。

4. 要做到“举止有度”　要在涉外交往中真正作到“举止有度”，要注意以下两个方面。

（1）不要随便采用某些意在显示热情的动作。

（2）不要采用不文明、不礼貌的动作。

七、不必过谦

不必过谦原则的基本含意是：在国际交往中涉及自我评价时，虽然不应该自吹自擂，自我标榜，一味地抬高自己，但是也绝对没有必要妄自菲薄，自我贬低，自轻自贱，过度地对外国人进行谦虚、客套。

八、不宜先为

“不宜先为”原则的基本要求是，在涉外交往中，面对自己一时难以应付、举棋不定，或者不知道到底怎样做才好的情况时，一方面，应当尽可能地避免采取任何行动，免得出丑露怯。另外一方面，必须采取行动时，最好先是观察一些其他人的正确做法，然后加以模仿，或是同当时的绝大多数在场者在行动上保持一致。

九、尊重个人隐私

在涉外交往中，下列八个方面的私人问题，均被海外人士视为个人隐私，务必要严格遵守。收入支出、年龄大小、恋爱婚姻、身体健康、家庭住址、个人经历、信仰政见、所忙何事。要尊重外国友人的个人隐私权，首先就必须自觉地避免在对方交谈时，主动涉及这八个方面的问题。为了便于记忆，它们亦可简称为“个人隐私八不问”。

十、爱护环境

“爱护环境”的主要含意是，在日常生活里，每一个人都有义务对人类所赖以生存的环境，自觉地加以爱惜和保护。

在涉外交往中，之所以要特别地讨论“爱护环境”的问题，除了因为它是作为人所应具备的基本的社会公德之外，还在于，在当今国际舞台上，它已经成为舆论备加关注的焦点问题之一。

在国际交往中与此有涉时，需要特别注意的问题有两点：

1. 光有“爱护环境”的意识还是远远不够的，更为重要的是，要有实际行动。

2. 在“爱护环境”的具体问题上要严于自律，备加注意的细节问题，可分为下列八个方面：不可毁损自然环境；不可虐待动物；不可损坏公物；不可乱堆乱挂私人物品；不可乱扔乱丢废弃物品；不可随地吐痰；不可到处随意吸烟；不可任意制造噪声。

十一、以右为尊

正式的国际交往中，依照国际惯例，将多人进行并排排列时，最基本的规则是右高左低，即以右为上，以左为下；以右为尊，以左为卑。大到政治磋商、商务往来、文化交流，小到私人接触、社交应酬，但凡有必要确定并排列时的具体位置的主次尊卑，“以右为尊”都是普遍适用的。

第二节　涉外交往的基本礼仪

一、涉外国际常用礼仪

1. 国际社会公认的“第一礼俗”

“女士优先”原则是国际社会公认的“第一礼俗”。在一切社交场合，每一名成年男子，都有义务主动自觉地以自己的实际行动去尊重女士、关心女士、保护女士、照顾女士，并且还要为女士排忧解难。国际社会公认，唯有这样的男子才具有绅士风度。

当男士给女士让座时，女士不要过于谦让，更不能把座位再让给其他男士，避免尴尬。

2. 国际上常用的见面礼节

（1）握手礼：握手是大多数国家见面和离别时相互致意的礼仪。握手既是人们见面相互问候的主要礼仪，也是祝贺、感谢、安慰或相互鼓励的适当表达。如对方取得某些成绩与进步时，对方赠送礼品，以及发放奖品、奖状、发表祝词后，均可以握手来表示祝贺、感谢、鼓励等。

（2）鞠躬礼：与日本、韩国等东方国家的外国友人见面时，行鞠躬礼表达致意是常见的礼节仪式。鞠躬礼分为15°、30°和45°的不同形式；度数越高向对方表达的敬意越深。基本原则：在特定的群体中，应向身份最高、规格最高的长者行45°角鞠躬礼；身份次之行30°角鞠躬礼；身份对等行15°角鞠躬礼。

（3）拥抱礼：两人正面站立，各自举起手臂，将右手搭在对方的左肩后面，左臂下垂，左手扶住对方的右后腰。首先向左侧拥抱，然后向右侧拥抱，最后再向左侧拥抱。

（4）亲吻礼：长辈与晚辈亲吻的话，长辈吻晚辈的额头，而晚辈吻长辈的下颌。同辈人或兄弟姐妹亲吻的话，只能相互贴一贴面颊。

（5）吻手礼：吻手礼即男士亲吻女士的手背或手指。吻手礼的接受只限于已婚的女性。男士以右手或双手轻轻抬起女士的右手，俯身弯腰用微闭的双唇，象征性去轻触一下女士的手背或手指。

（6）合十礼：又称合掌礼。这种礼节通行于东亚和南亚信奉佛教的国家或佛教信徒之间。

欧洲人非常注重礼仪，他们并不习惯与陌生人或初次交往的人行拥抱礼、接吻礼、面颊礼等，所以初次与他们见面，还是以握手礼为宜。

3. 国际上常用的称呼礼仪

（1）在涉外交往中，一般对男子均称某某先生，对女子均称某某夫人、女士或小姐；对已婚女子称夫人、女士，未婚女子称小姐；对不了解其婚姻情况的女子也可称作小姐或女士。对地位较高、年龄稍长的已婚女子称夫人。近年来，女士已逐渐成为对女性最常用的称呼。

（2）对于有学位、军衔、技术职称的人士，可以称呼其头衔。

（3）对于地位较高的官方人士（一般指政府部长以上的高级官员），按其国家情况可称“阁下”，如某某“总统阁下”、“主席阁下”、“部长阁下”等；对君主制的国家，按习惯对其国王、皇后可称为“陛下”；对其王子、公主或亲王可称为“殿下”；对其公、侯、伯、子、男等有爵位的人士，既可称呼其爵位，也可称呼“阁下”或者“先生”。但是美国、墨西哥、德国等国却没有称“阁下”的习惯，因此对这些国家的贵宾可称先生。

（4）对社会主义国家和兄弟党，如朝鲜民主主义人民共和国等国家、越南共产党等其各种人员都可称作“同志”，有职衔的可另加职衔。

（5）夫人专指已婚女性。夫人称呼之前可以加丈夫的头衔和姓名，而不是夫人自己的姓。

4. 国际上常用的介绍礼仪

（1）介绍的方式：在涉外场合与初次见面的人士认识，可由第三者介绍，也可做自我介绍相识。为他人介绍时，要先了解双方是否有结识的愿望，不要贸然行事。无论自我介绍或为他人介绍，做法都要自然。正在交谈的人中，有你所熟识的，便可趋前打招呼，这位熟人顺便将你介绍给其他客人。在这些场合亦可主动自我介绍，讲清姓名、身份、单位（国家），对方则会随后自行介绍。为他人介绍时还可说明与自己的关系，便于新结识的人相互了解与信任。介绍具体人时，要有礼貌地以手示意，而不要用手指指点点。

（2）介绍的次序：应把身份低、年纪轻的先介绍给身份高、年纪大的，把男子先介绍给女士。介绍时，除女士和年长者外，一般应起立，但在会谈桌上、宴会桌上可不必起立，被介绍者只要微笑点头示意即可。

5. 国际上常用的接到邀请礼仪

（1）接到请柬、邀请信或口头的邀请，能否出席要尽早答复确认。对注有 R. S. V. P（请答复）字样的，无论出席与否，均应迅速答复；注有“Regrets only”（不能出席请复）字样的，在不能出席时才回复，但也应及时回复；经口头约妥再发来的请柬，上面一般注有“To remind”（备忘）字样，只起提醒作用，可不必答复；答复对方，可打电话或复以便函。

（2）在接受邀请之后，不要随意改动。万一遇到不得已的特殊情况不能出席，尤其是主宾，应尽早向主人解释、道歉，甚至亲自登门表示歉意。

（3）应邀出席一项活动之前，要核实宴请的主人、活动举办的时间地点、是否邀请了配偶以及主人对着装的要求等情况；活动多时更应注意，以免出现走错地方，或主人未请配偶却双双出席等尴尬。

6. 国际上常用的涉外活动中入座礼仪

（1）应邀出席重大的涉外政务、公务、商务活动或隆重的仪式活动，需服从礼宾次序安排。

（2）入座前，预先了解自己的桌次和座次。

（3）入座时注意桌上座位卡是否写着自己的名字，忌鲁莽或随意入座。

（4）女性入座时应注意姿态端正并整理裙装。

（5）在条件许可时应从座椅的左侧入座。

（6）入座时如遇邻座是身份高者、年长者、妇孺、残疾人士，应主动礼让或协助他们先坐下。

二、涉外交往的着装礼仪

在国际交往中涉外人员所接触的场合，大体上可以分为三类，即工作场合、社交场合和休闲场合。在这三类不同的场合中，涉外人员穿着的服装在款式、色彩、面料等方面应当有所区别。

1. 工作场合　涉外人员的着装应严格按照工作要求着装。

2. 社交场合　涉外人员的着装应当重点突出“时尚个性”的风格。尽可能使自己的衣着时尚一些，并且使之充分地体现出自己与众不同的个性特点。

3. 休闲场合　涉外人员的着装应当重点突出“舒适自然”的风格。

三、涉外交往的餐饮礼仪

（一）宴请礼仪

以宴请方式款待外宾，是涉外交往中经常进行的活动，这不同于一般的餐饮应酬。礼节在宴请中占有举足轻重的地位。主要注意以下四点。

1. 宴请地点　最好选择在客人下榻地以外的饭店举办，因为他们把所住的宾馆看成是自己“临时的家”，在“自己家里”宴请自己是不合适的。

2. 举办规格　根据政治气候、宾客身份、外宾所属国文化传统及民族习惯而定。

3. 准备工作　宴会前发请柬，交换讲话稿，安排好迎接，考虑如何照料、陪伴译员，确定服务员、服务规格，确定餐具、酒水和菜肴道数。

4. 宴后送别　宴会结束后要礼貌周到送别客人。

（二）西餐礼仪

1. 座位的排序　西餐桌次的高低依距主桌远近而定，右为高，左为低，桌数多时应摆放桌次牌。吃西餐均用长桌，每桌人数一般不超过十人。客人席位的高低依距主人座位远近而定。西方是以女主人座位为准，排列席位时，应按照面门为上，女士优先，以右为尊，距离定位，交叉排列的规则。

2. 餐具的使用　西餐餐具有刀、叉、匙、盘、杯等，吃不同的菜，要用不同的刀叉，饮不同的酒，要用不同的酒杯。

入座后打开餐巾，最好摊放在两腿上。如果有事暂时离席时，应将餐巾折好放在自己所坐的椅面上，如果将餐巾放在桌上，则意味着自己已经吃好。餐巾内面可用来擦嘴，但不可用它擦桌子或擦餐具。

吃西餐时，应右手握刀，左手持叉。先用刀将食物切成小块，再用叉送入嘴里。正餐中刀叉的数目与上菜的道数相等，并按上菜顺序由外至内排列，刀口向内。取用刀、叉时，也应按照由外向内的顺序，吃一道菜，换一套刀叉。暂时离席时，刀叉应交叉摆放或摆成“八”字形，以示尚未吃完。若已经吃好，应将刀叉并排放置于盘上。

3. 西餐的吃法 西餐习惯上菜的顺序是冷盘、汤、热菜，然后是甜食和水果。一般情况下，要等同桌人的菜全部上齐后，才能开始吃。面包应在上汤后食用，每次掰一小块，用刀抹黄油或果酱，送入口中，不能用手整个拿着吃或用叉子叉着吃。喝汤时不能发出吸食声音，也不能端起汤盘喝，喝汤必须借助于汤匙。吃鸡、肉、鱼时应用刀切开，以叉取食。吃鱼时不可翻身，吃完一面后，用刀叉把鱼骨剔掉后再吃另一面。鱼刺、鸡骨应用左手掩口吐于叉子上、放于盘中。用手去剔鱼刺、鸡骨，或吐于桌上都是不礼貌的。吃其他食物或水果，也要用刀先切成小块以叉取食。

（三）饮用咖啡礼仪

饮咖啡是一种文化，必须注重礼节，才能体现出一个人的品位与高雅。咖啡有速溶的，有以咖啡豆煮制的，国外以自制为高档。饮时可饮清咖啡，也可加入牛奶或搪。取用方糖需用方糖夹，不要用手直接拿。

咖啡匙是用来搅拌咖啡的，如果咖啡太热，也可用匙转轻搅动，使其变凉。饮用时应将匙取出，平放在咖啡盘中，不能用咖啡匙一匙一匙地舀着喝。饮咖啡时，应用右手的拇指和食指握住杯耳，左手轻托杯盘，慢慢将杯移近嘴边轻吸，不可满把握杯大口吞咽，也不要俯首就杯而饮。饮咖啡时，一定不要发出声响。饮咖啡吃点心，不要一手拿点心一手握杯，吃一口、喝一口地交替进行，而应在饮咖啡后放下咖啡杯，才可吃点心。

（四）餐饮礼节

进餐时，身体不要紧靠椅背或紧贴餐桌，也不要将胳膊放在桌子上。进餐中，不能随意脱下上衣、松开领带或挽起袖子。用餐速度不宜过快，饮酒时不要一饮而尽；不要高声评价菜肴好坏，不应站起身来取菜，不能用自己的餐具从大盘中取菜或为别人劝菜。用餐期间不要吸烟，不能用餐具对着别人指指点点。手脏了，应用餐巾揩，不要乱擦拭，更不能用嘴吮吸手指。

四、涉外交往的参观礼仪

出国参观所提出的参观项目，要符合访问目的，但也要客随主便，不要强人所难。参观过程中，可以广泛接触，交谈，以增进了解，增进友谊。同时也要注意对方的风俗和宗教习惯。如要拍照，需事先向接待人员了解有无禁止摄影的规定。参观完毕，向主人表示感谢。如主人在门口送行，上车之后，应挥手致意。

五、涉外交往的签约礼仪

经过长期洽谈之后，南方某市的一家公司终于同美国的一家跨国公司谈妥了一笔大生意。双方在达成合约之后，决定正式为此而举行一次签字仪式。

因为当时双方的洽谈在我国举行，故此签字仪式便由中方负责。在仪式正式举行的那一天，让中方出乎意料的是，美方差一点要在正式签字之前“临场变卦”。

原来，中方的工作人员在签字桌上摆放中美两国国旗时，误以中国的传统作法“以左为上”代替了目前所通行的国际惯例“以右为上”，将中方国旗摆到了签字桌的右侧，而将美方国旗摆到签字桌的左侧。结果让美方人员恼火不已，他们甚至因此而拒绝进入签字厅。这场风波经过调解虽然平息了，但它给了人们一个教训：在涉外交往中，对于签约的礼仪不可不知。

签约，即合同的签署。被视为一项标志着有关各方的相互关系取得了更大的进展，以及为消除彼此之间的误会或抵触而达成了一致性见解的重大的成果。

在国际交往的实践中，尽管君子协定、口头承诺、“说话算数”，在一定程度上有着作用，但是更有效的取信于人、让交往对象心安理得的，则是“口说无凭，立此为据”的文字性合同。

合同，是指有关各方之间在进行某种合作时，为了确定各自的权利和义务，而正式依法订立的，并且是经过公证的、必须共同遵守的条文。在许多情况下，合同又被叫作合约。而在另外一些时候，人们所说的合约则是指条文比较简单的合同。带有先决条件的合同，如等待律师审查、有待正式签字、需要落实许可证的合同，又被叫做准合同。严格地说，准合同是合同的前身，也是最终达到合同的一个步骤。

为了省事，在一般场合，往往将合同、合约与准合同混为一谈，统统把它们叫做合同。这样做虽不甚精确，但也有助于大家“删繁就简”，减少麻烦。

根据仪式礼仪的规定，对签署合同这类称得上有关各方的关系发展史上“里程碑”式的重大事件，应当严格地依照规范来讲究礼仪，应用礼仪。为郑重起见，在具体签署合同之际，往往会依例举行一系列的程式化的活动，即所谓签约的仪式。

六、涉外交往的庆典礼仪

庆典，是各种庆祝礼仪式的统称。涉外人员参加庆祝仪式的机会是很多的，既有可能奉命为本单位组织一次庆祝仪式，也有可能应邀去出席外单位的某一次庆祝仪式。

就内容而论，庆祝仪式大致可以分为四类：

第一类，本单位成立周年庆典。通常，它都是逢五、逢十进行的。即在本单位成立五周年、十周年以及它们的倍数时进行。

第二类，本单位荣获某项荣誉的庆典。当单位本身荣获了某项荣誉称号、单位在国内外重大展评中获奖之后，这类庆典基本上均会举行。

第三类，本单位取得重大业绩的庆典。

第四类，本单位取得显著发展的庆典。当本单位确定新的合作伙伴、兼并其他单位时，自然都值得庆祝一番。

就形式而论，各单位所举行的各类庆祝仪式，都有一个最大的特色，那就是要务实而不务虚。若能由此而增强本单位全体员工的凝聚力与荣誉感，并且使社会各界对本单位重新认识、刮目相看，那么大张旗鼓地举行庆典，多进行一些人、财、物的投入，任何理智、精明的单位，都会对此在所不惜。反之，若是对于宣传本单位的新形象、增强本单位全体员工的自豪感无所作为，那么举行一次庆典即使花不了几个钱，也没有必要好大喜功、非要去搞它不可。

组织庆典与参加庆典时，往往会有多方面的不同要求。庆典的礼仪，即有关庆典的礼仪规范，就是由组织庆典的礼仪与参加庆典的礼仪等两项基本内容所组成的。

组织筹备一次庆典，先要对它做出一个总体的计划。涉外人员如果受命完成这一任务，需要记住两大要点：其一，要体现出庆典的特色；其二，要安排好庆典的具体内容。

毋庸多言，庆典既然是庆祝活动的一种形式，那么它就应当以庆祝为中心，把每一项具体活动都尽可能组织热烈、欢快而隆重。不论是举行庆典的具体场合、庆典进行过程中的某个具体场面，还是全体出席者的情绪、表现，都要体现出红火、热闹、欢愉、喜悦的气氛。庆典的宗旨就是塑造本单位的形象，显示本单位的实力，扩大本单位的影响，才能够真正地得以贯彻落实。

庆典所具有的热烈、欢快、隆重的特色，应当在其具体内容的安排上，得到全面的体现。

七、涉外交往的出行礼仪

（一）步行礼仪

在任何国家，每个人都有自觉遵守交通规则的义务，这体现了一个行人的文明素质。

在一般情况下，单行行进时，通常讲究“以前为尊，以后为卑”，也就是说，应当请客人、女士、尊长行走在前，主人、男士、晚辈与职位较低者随后而行。如果客人、女士、尊长对行进方向不了解或是道路较为坎坷时，主人、男士、晚辈与职位较低者须主动上前带路。

两人或两人以上并排行走时，一般讲究“以内为尊，以外为卑”，即以道路内侧为尊贵之位。若当时所经过的道路并无明显内侧、外侧之分，则可采取“以右为尊”的国际惯例，以行走方向而论，将右侧视为尊贵之位，当三个人并排行进时，有时也可以居于中间的位置为尊贵之位，以前进方向为准，并行的三个人的尊卑位次依次为：居中者、居右者、居左者。

在涉外交往中，尤其是在国外，步行时应禁忌出现以下几种情况：

1. 忌行走时与他人相距过近，尤其要避免与对方发生身体碰撞。
2. 忌行走时尾随他人身后，甚全对他人窥视或指指点点。
3. 忌行走时速度过快或过慢。
4. 忌在私人居所附近进行观望，甚至擅自进人私宅或私有草坪、花园。

5. 忌边走边吃喝或边吸烟。

6. 忌与成年的同性行走时勾肩搭背。

（二）乘车礼仪

1. 讲究秩序　在涉外交往中，尤其是在正式场合，必须遵守上下车的先后顺序，为了表示自己对他人的礼貌，一般应当请尊者、妇女、儿童、残疾人、病人等先上车，后下车。

2. 座次尊卑　乘坐不同类型的车辆，其座位的尊卑顺序是不尽相同的。在轿车上，由专职司机驾车时，双排五座的轿车，其座位的尊卑顺序是后排右座、后排左座、后排中座、副驾驶座。乘坐公共汽车、火车或地铁时，往往需要对号入座。

3. 律己敬人　乘车时，尤其是乘坐公共交通工具时，必须讲究社会公德，遵守公共秩序。处处严格要求自己，着装要文明，坐姿要优雅，对待他人要相互礼让，不可抢座、占座，如不小心撞、踩了他人时，要马上道歉，不可强词夺理。

（三）乘机礼仪

在出国访问或旅游时，乘坐飞机通常是人们优先选择的出行方式。在乘坐飞机时，必须遵守乘机礼仪。

1. 维护安全　上机时不得违规携带有碍飞行安全的物品，登机时应当认真配合例行的安全检查，飞行中务必要遵守有关安全的各项规定，当飞机起飞或降落时．要自觉地系好安全带。当飞机受到高空气流的影响而发生颠簸时，也要将安全带系好切勿自己站立、走动。在飞机飞行期间，移动电话、手提电脑、激光唱机、电子游戏机、调频收音机等电子设备均应严禁使用。另外，乘机时还要对安全设备有一定的了解。

2. 以礼待人　上下飞机时，要注意依次而行。在机上放置自己随身携带的行李时，与其他乘客要互谅互让。在自己的座位上就座时要保持自尊、自律。当自己休息时，不要使身体触及他人，或是将座椅调得过低，以免妨碍他人。与他人交谈时，声音切勿过高。不要在机上吸烟或者乱吐东西。万一晕机呕吐，务必要使用专用的清洁袋。

第三节　涉外交往的馈赠礼仪

馈赠是涉外交往中一种表达友好、敬重和感激的常用形式。由于世界各国文化上的差异，馈赠成了一种复杂的礼仪，运用得当可以加深双方的理解，增进双方的友谊；如果运用不当则会影响双方的正常交往。因此，在涉外交往中，必须遵守馈赠的礼仪。

一、馈赠礼品选择礼仪

在馈赠行为中，应将礼品视为友情或敬意的物件，必须要倍加重视。如果挑选礼品时，不讲章法，敷衍了事，馈赠非但不能取得成功，反而会适得其反、冒犯对方。挑选礼品送给外国友人时必须恪守以下四项原则。

（一）突出馈赠礼品的纪念性

在涉外交往中送人的礼物无需过分强调其价值、价格，而主要突出其所代表的独待的纪念意义，即所谓“千里送鹅毛，礼较情意重”。在许多国家都不时兴赠送过于贵重的礼品如现金、有价证券、天然珠宝和贵金属首饰等，否则可能有行贿受贿之嫌。

（二）体现馈赠礼品的民族性

在向外国友人赠送礼品时，最具有中华民族特色的东西，往往是最好的。如中国人司空见惯的风筝、二胡、笛子、书画，以及独具匠心的民间工艺品等，一旦到了外国人手里，便会备受青睐、身价倍增。

（三）馈赠礼品的针对性

“送人千金，不如投其所好”。挑选礼品时应当因人、因事而异。因人而异，指的是赠送的礼品必须符合受礼者的身份、性格、品位、爱好与习惯；因事而异，则是指在不同的情况下，赠送的礼品应有所不同。

（四）馈赠礼品的差异性

向外国友人赠送礼品时，绝对不能有悖于对方的风俗习惯，这就是涉外礼品的差异性。选择礼品，首先要了解受礼人所在国的风俗习惯，主动回避可能存在的“择礼六忌”。

1. 与礼品品种有关的禁忌，如法国等许多西方国家的人忌讳送菊花，拉丁美洲人忌讳送刀剑和手帕。

2. 与礼品色彩有关的禁忌，如红色和茶色被菲律宾人视为不祥之色，白色备受珍爱，而印度人却忌讳白色。

3. 与礼品图案有关的禁忌，如阿拉伯人忌讳动物图案，特别是有猪等动物图案的礼品。

4. 与礼品形状有关的禁忌，沙特阿拉伯人忌讳“十”字形、六角星形状的礼品。

5. 与礼品数目有关的禁忌，如西方人忌讳“13”，日本、朝鲜人忌讳“4”。

6. 与礼品包装有关的禁忌，如日本人包装礼品时，不能扎蝴蝶结等等。

上述择礼禁忌，赠送礼品时均应注意避免。

二、馈赠礼品赠送礼仪

向外国友人赠送礼品，不仅要重视品种的选择，而且一定要注意赠送礼品的方式方法，具休是指在礼品的包装、送礼的时机、送礼的途径等方面，必须表现得有礼有节，不乱章法。

（一）馈赠礼品的包装

在国际交往中，礼品的包装被视为礼品的外衣，送礼时不可或缺。包装精美的礼品不仅显得正式、高档，而且还能使受赠者感到自己备受重视。因此，送给外国人的礼品，一定要事先进行精心的包装，同时，外包装的色彩、图案、形状乃至缎带结法等，都要尊重受赠者的风俗习惯。

（二）馈赠送礼的时机

在涉外交往中，由于宾主双方关系不同，所处的时间、地点以及送礼的目的不同，送礼的时机自然也有所不同。在会见、会谈时如果准备向主人赠送礼品，一般应当选择起身告辞时；向交往对象道别、祝贺时如打算向对方赠送礼品，通常应当在双方见面之初相赠。出席宴会时，向主人赠送礼品，可在起身辞行时进行，也可选择餐后吃水果之时。为专门的接待人员、工作人员准备的礼品，一般应当在抵达当地后尽早赠送给对方。作为东道主接待外国来宾时，如欲赠送一些礼品，可在来宾向自己赠送礼品之后进行回赠，也可以在外宾临行的前天、在前往其下榻之处进行探访时相赠。

（三）馈赠送礼的途径

一般情况下，送给外国友人的礼品，大都可以由送礼人亲自当面交给受礼人。有些时候，例如，向外国友人贻赠贺礼、喜礼或者向重要的外籍人士赠送礼品，亦可专程派遣礼宾人员前往转交，或者通过外交渠道转送，如果有必要，礼品也可以提前送达受礼人的手中。

通常，送给外国人礼品时，尤其是委托他人转送给外国人礼品时，应附上送礼人的名片。它既可以放在礼品盒内，也可以放在一枚写有受礼人姓名的信封里，然后再设法将这枚信封固定在礼品的外包装之上。尽量不要采用邮寄的途径向外国人赠送礼品。

三、礼品接受礼仪

（一）欣然接受

当外国友人向自己赠送礼品时，一般应当大大方方、高高兴兴地接受下来，没有必要跟对方推来推去，过分地客套。在接受礼品时，应当起身站立，面带微笑，用双手接过礼品，然后与对方握手，并且郑重其事地向对方道谢。

（二）启封赞赏

在国际社会，特别是在许多西方国家里，受赠者在接受礼品时，通常习惯于当着送礼人的面，立即拆启礼品的包装，然后认真地对礼品进行欣赏，并且对礼品适当地赞赏几句。如果接受礼品后不当场启封，或是暂且将礼品放在一旁，都是非常失礼的表现。

（三）拒绝有方

如果不能接受外方赠送的礼品，应当即向对方说明原因，并且将礼品当场退还。可能的话，最好不要在外人面前这么做。若对方并无恶意，在退还或拒收礼品时，还须向对方表示感谢。

（四）事后再谢

接受外方人员赠送的礼品后，尤其接受了对方所赠送的较贵重的礼品后，最好在一周之内写信或打电话给赠礼人，向对方正式致谢。

第四节 涉外交往的禁忌

一、涉外活动言行禁忌

1. 举止忌 严忌姿势歪斜，手舞足蹈，以手指人，拉拉扯扯，相距过近，左顾右盼，目视远处，频频看表，舒伸懒腰，玩弄东西，抓耳挠腮。

2. 谈话忌 严忌荒唐淫秽，他人履历，女子私事，工资收入，私人财产，衣饰价值，批评尊长，非议宗教，嘲弄异俗。

3. 语气忌 严忌大声辩论，高谈阔论，恶言恶语，寻根问底，争吵辱骂，出言不逊。

4. 礼遇忌 严忌冷落他人，独谈到底，轻易表态，打断异议，纠缠不止，随意插话，随意辞别。

二、涉外活动拍照禁忌

在涉外活动中，人们在拍照时，必须不能侵犯特定国家、地区、民族的禁忌。凡在边境口岸、机场、博物馆、住宅私室、新产品与新科技展览会、珍贵文物展览馆等处，严忌随意拍照。在被允许情况下，对古画及其他古文物进行拍照时，严忌使用闪光灯。凡在“禁止拍照”标志的地方或地区，人们应自觉忌讳拍照。通常情况下，应忌讳给不相识的人（特别是女子）拍照。

三、涉外活动卫生禁忌

1. 个人卫生 忌蓬头垢面，忌衣装鞋帽或领口袖口不洁。在正式场合，忌讳挖眼屎、擤鼻涕、抠鼻孔、挖耳秽、剔牙齿、剪指甲等不卫生的动作。患有传染病的人忌参加外事活动。

2. 环境卫生 切忌随地吐痰、乱弹烟灰、乱丢果皮纸屑或其它不洁之物，忌讳把雨具及鞋下的泥水、泥巴等带入室内，忌讳把痰盂等不洁器具放在室内醒目的地方。所有的西方人都认为随地吐痰是极为讨厌的坏习惯。如果非吐不可，应去洗手间，千万别吐在烟灰缸或废纸篓中。

四、涉外活动体育禁忌

在中国通行的那些体育项目，如高尔夫球、网球、保龄球、足球等等无需加以谈论，因为这几种球类在其他地方也是同样玩法。你可能遇上一些别的球类运动，例如在美国有棒球和美式足球，在其他地方有曲棍球和橄榄球。现分别加以简单介绍。

1. 棒球（Baseball） 棒球流行于美国、日本及古巴，其规则复杂，如应邀前往观看，则主人定当加以解释。棒球赛每场历时 2 ~ 3 小时。棒球被视为文明体育项目。

2. 美式足球（American Football）　这种球类运动只限于在美国进行，它是足球运动的一种，比赛时以手持球。

3. 橄榄球（Rugby Football）　英国、法国、意大利、罗马尼亚、阿根廷、南非、澳大利亚、新西兰及太平洋诸岛国家是开展橄榄球运动的主要国家。比赛历时 90 分钟。橄榄球运动远比英式足球（Soccer）剧烈，但被认为是比较高尚的体育项目，是很容易看懂的球类运动。

4. 曲棍球（Cricket）　英格兰、加勒比海各岛国、印度、巴基斯坦、斯里兰卡、南非、南部非洲国家、澳大利亚及新西兰等国有曲棍球运动。曲棍球比赛与其他球类比赛不同，它至少历时一整天，有时甚至达 5 天。在上述国家，人们认为曲棍球在改进人们的行事为人、道德风尚方面有益，当然它也作为一种娱乐。它是享有这些声誉的唯一一项球类运动。如果你对曲棍球有兴趣，在上述任何一处，你的主人会对你产生深刻的印象，并且认为你是一位真正的文明人士。如同棒球那样，上述盛行曲棍球的国家中，任何人都会乐于长时间向你解释曲棍球的规则。

5. 驾船　这在许多地方，包括香港和新加坡都很盛行，如果应邀参加，请记住要穿类似球鞋那样带有白色或浅色橡胶鞋垫的鞋，以免弄脏船甲板。多数人第一次驾船会头晕，但无人担心此事。

五、涉外活动婚礼禁忌

婚礼可以分为两类，即宗教仪式及民间仪式，无论是宗教仪式或是民间仪式，实际结婚典礼之后都要举行婚宴，规模盛大。婚礼及宴会的花费由新娘的父亲负担（他可能因此而倾家荡产）。如果新娘是第一次结婚，她便穿一身白色结婚礼服。参加婚礼的其他人的穿着，在新娘父亲所发参加婚礼的请柬上注明。民间婚礼仪式与在中国所见者相同，宗教婚礼仪式则历时稍长，并常在仪式中唱歌。

在婚礼中，宾客的位置根据来宾是新娘或新郎的朋友而定：新郎的朋友坐在右边，新娘的朋友坐在左边。当你进入婚礼礼堂时，有人可能问你是新娘的朋友，或是新郎的朋友，这是为了问明你是男方或是女方的朋友，以便告诉你坐在何处。新娘和新郎在结婚之日举行婚礼之前彼此看见对方，被认为是很不吉利的，因而为避免此事发生，由新郎的朋友将新郎在婚礼前一夜邀出饮酒，如果你是新郎的男朋友，你可能被邀前往。

美国有在花园举行婚礼的传统，而欧洲人则认为这是个奇特的习俗，欧洲人总是在教堂或是民间婚姻机构结婚。

如果参加婚礼，则赠送结婚礼品是正确的。从前，人们将结婚礼品一一陈列。但是现在已不再认为要这样做。目前，常在婚礼之前问问新娘她喜欢什么礼品，并在私下馈赠。

婚礼之后的婚宴比婚礼时间要长，而且总是称之为结婚早餐，虽然它并不是早餐。它的意思是说这是新婚夫妇一起食用的第一顿饭。结婚早餐在饭店或餐馆一起举行，期间总是有人讲话祝贺，未能参加婚礼的人所发贺词则当众诵读。婚礼上举行舞会是相当常见的。当新郎新娘换下结婚礼服以便度蜜月时，婚礼便告结束。

六、涉外活动丧礼禁忌

如同在中国那样，在西方，火化已属常见，骨灰则常洒入大海。美国人在丧礼方面比其他国家有点小题大做而且大笔花钱。欧洲国家的丧礼比较简单。丧礼的具体形式根据死者生前的宗教信仰不同而有不同的规矩。给死者家属寄送一封吊唁信，这样做肯定是对的。如果应邀参加丧礼，则应穿深色正式服装，男士应系黑色领带（不是黑色蝴蝶结，而是普通的黑色领带）。

近年来，欧洲国家仅限于家人参加丧礼已成为普通的习俗，这一丧礼之后另行举办一次宗教性的追思仪式，邀请朋友及同事参加。在此种场合，也应穿深色服装，男士则系黑色领带。

七、涉外交往中的数字、肢体和颜色禁忌

1. 数字禁忌 各民族及不同宗教信仰的人们对数字均有一些忌讳，如信奉天主教、基督教的信徒十分忌讳“13”和“星期五”，认为这一数字和日期是厄运和灾难的象征。在涉外活动中要避开与“13”、“星期五”有关的一些事情，更不要在这一天安排重要的政务、公务、商务及社交活动。日本人忌讳4字，是因4字与死的读音相似，意味着倒霉和不幸。所以与日本友人互赠礼品时切记不送数字为4、谐音为4的礼品；不要安排日本人入住4号、14号、44号等房间。

2. 肢体禁忌 同一个手势、动作，在不同的国家里表示不同的意义，比如拇指和食指合成一个圈，其余三个手指向上立起，在美国表示OK，但在巴西，这是不文明的手势。在中国，对某一件事、某一个人表示赞赏，会跷起大拇指，表示“真棒”！但是在伊朗，这个手势是对人的一种侮辱，不能随便使用，想赞赏伊朗人忌伸大拇指。在我国摇头表示不赞同，在尼泊尔则正相反，表示很高兴、很赞同。另外注意适当地运用手势，可以增强感情的表达；但与人谈话时，手势不宜过多，动作不宜过大，应给人含蓄而彬彬有礼的感觉。

3. 颜色禁忌 日本人认为绿色是不吉利的；巴西人以棕黄色为凶丧之色；欧美国家以黑色为丧礼的颜色；叙利亚人将黄色视为死亡之色；比利时人最忌蓝色；土耳其人认为太花的颜色是凶兆，因此，布置房间时不用太花的颜色；埃及人认为蓝色是恶魔的象征。

八、涉外交往中常见的宗教禁忌

1. 基督教 进教堂要态度严肃，保持安静。在聚会和崇拜活动中禁止吸烟。基督徒一般饮食中不吃血制品。

2. 天主教 根据教会的传统，天主教的主教、神父、修女是不结婚的。所以，同

天主教人士交往时，见到主教、神父、修女不可问他（她们）“有几个子女”、“爱人在哪里工作”等问题。进入教堂应保持严肃的态度，切忌衣着不整或穿拖鞋、短裤。禁止在教堂内来回乱串、大声喧哗、交头接耳、东张西望、打情骂俏、争抢座位等，更不允许在教堂内吃东西、抽烟。

3. 伊斯兰教　接待穆斯林客人一定要安排清真席，特别要注意不要出现他们禁食的食物。穆斯林禁食自死的动物、非穆斯林宰杀的动物、动物的血。此外，还禁食生性凶猛的食肉动物，如：狮、虎、豺、狼、豹等；穴居的食肉动物，如：狐、獾、狸等；猛禽，如鹰、隼、鹞、鹫、猫头鹰等；污浊不洁的动物，如鼠、蜥蜴、穿山甲等；两栖动物，如蛇、蛤蟆、鳄鱼等；以及豢养而不能吃的动物，如：马、驴、骡、狗、猫等。穆斯林严禁饮用一切含酒精的饮料，对他们是不能祝酒的。

虔诚的穆斯林每天都要面向圣城麦加方向礼拜五次，要注意避开他们朝拜的方向。伊斯兰国家规定星期五为休息日（聚礼日），穆斯林晌午要到清真寺集体做礼拜，即聚礼。如果遇星期五注意安排时间让虔诚的穆斯林做礼拜。穆斯林忌讳用左手给人传递物品，特别是食物。给穆斯林递东西时，同样注意不要用左手。

4. 佛教　在信奉佛教的国家里，如缅甸、泰国等东南亚国家，人们非常敬重僧侣。僧侣和虔诚的佛教徒一般都是素食者。他们非常注重头部，忌讳别人提着物品从头上掠过；长辈在座，晚辈不能高于他们的头部；小孩子头部也不能随便抚摸，他们认为只有佛和僧长或是父母能摸小孩的头，意为祝福，除此就是不吉利，会生病。当着僧人的面不能杀生、吃肉、喝酒等，男女也不能做过分亲昵的举动。在与僧人有直接面对的场合，女士穿着要端庄，不要穿迷你裙等过于暴露的衣着。

5. 印度教　信仰印度教（比如印度、尼泊尔等国）的教徒奉牛为神，认为牛的奶汁哺育了幼小的生命，牛耕地种出的粮食养育了人类，牛就像人类的母亲一样。他们不吃牛肉，而且也忌讳用牛皮制成的皮鞋、皮带。

6. 犹太教　犹太教认为唯一可以食用的哺乳动物是反刍并有分蹄的动物，如牛肉，而不允许吃猪肉和马肉。大多数饲养禽类（如鸡、鸭、鹅等）是被允许的，但禁食鸵鸟和鸸鹋，食用的鱼类必须有鳃和鳞，禁食软体动物和甲壳类动物。犹太教认为血是“生命的液体”而严禁食用。此外，奶品和肉品必须分开食用。

7. 道教　道教是中国的传统宗教，包括正一派和全真派两大派别，所有道士不分男女可尊称为道长。农历初一、十五及道教节日期间，道士和虔诚的道教徒一般都要素食。道教活动场所特别是殿堂内禁止大声喧哗、打闹嬉戏、行为不端。在与道士直接面对的场合和进入道教活动场所，女士衣着要端庄，不能过于暴露。道士的服饰物品特别是法服冠帽等忌讳别人触摸。与道士交往一般行抱拳礼。与全真派道士交往，一般不询问年龄、出家入道原因和有关家庭的问题。

第五节　西方国家部分的传统节日习俗

一、复活节

复活节是基督教纪念耶稣复活的节日。传说耶稣被钉死在十字架上，死后第三天复活升天。每年在教堂庆祝的复活节指的是春分月圆后的第一个星期日，如果月圆那天刚好是星期天，复活节则推迟一星期。因而复活节可能在3月22日至4月25日之间的任何一天。复活节还象征重生和希望。

在多数西方国家里，复活节一般要举行盛大的宗教游行。游行者身穿长袍，手持十字架，赤足前进。他们打扮成基督教历史人物，唱着颂歌欢庆耶稣复活。如今节日游行已失去往日浓厚的宗教色彩。节日游行洋溢着喜庆的气氛，具有浓烈的民间特色和地方特色。在美国，游行队伍中既有身穿牛仔服踩高跷的小丑，也有活泼可爱的卡通人物米老鼠。在英国，游行多以介绍当地的历史和风土人情为主，游行者化装成为苏格兰风笛乐队以及皇宫卫士，吸引了众多的游客。复活节的到来还使人们纷纷换上新衣。过去基督教教徒会在节前去教堂行洗礼，然后穿上自己的新袍，庆祝基督的新生。穿戴一新的习俗保留至今，因为人们认为节日里不穿新衣是要倒运的。复活节期间，人们还喜欢彻底打扫自己的住处，表示新生活从此开始。

节日期间，人们按照传统习俗把鸡蛋煮熟后涂上红色，代表天鹅泣血，也表示生命女神降生后的快乐；大人孩子三五成群地聚在一处，用彩蛋做游戏；他们把彩蛋放在地上或土坡上滚，最后破裂者即为获胜，胜利者可以得到所有游戏者的彩蛋。该活动非常普通，即使是白宫，也要在复活节中组织这种游戏，不过这里是将彩蛋放在草坪上滚；人们相信，彩蛋在地上来回滚动可以使恶魔不断惊颤、倍受煎熬。这种风俗历史悠久，鸡蛋是复活节的象征，因为它预示着新生命的降临，相信新的生命一定会从中冲脱出世。

复活节的另一象征是小兔子，原因是它具有极强的繁殖能力，人们视它为新生命的创造者。节日中，成年人会形象生动地告诉孩子们复活节彩蛋会孵化成小兔子。许多家庭还会在花园草坪里放些彩蛋，让孩子们玩找彩蛋的游戏。复活节小兔和彩蛋也成为节日期间抢手的商品，商场出售各式各样的小兔和彩蛋状商品，还在小小的食品店和糖果店摆满了用巧克力制成的小兔和彩蛋，这些“食品小兔”神态可爱，彩蛋形状不一，吃起来味道香甜，送给朋友也很适宜。

复活节中美国人的食品也很有特点，多以羊肉和火腿为主。

二、圣诞节

12月25日，是基督教徒纪念耶稣诞生的日子，称为圣诞节。从12月24日于翌年1月6日为圣诞节节期。节日期间，各国基督教徒都举行隆重的纪念仪式。圣诞节本来是基督教徒的节日，由于人们格外重视，它便成为一个全民性的节日，是西方国家一年中最盛大的节日，可以和新年相提并论，类似我国过春节。

西方人以红、绿、白三色为圣诞色，圣诞节来临时家家户户都要用圣诞色来装饰。红色的有圣诞花和圣诞蜡烛。绿色的是圣诞树。它是圣诞节的主要装饰品，用砍伐来的杉、柏一类呈塔形的常青树装饰而成。上面悬挂着五颜六色的彩灯、礼物和纸花，还点燃着圣诞蜡烛。

据说有一位农民在一个风雪交加的圣诞夜里接待了一个饥寒交迫的小孩，让他吃了一顿丰盛的圣诞晚餐，这个孩子告别时折了一根杉树枝插在地上并祝福说："年年此日，礼物满枝，留此美丽的杉村，报答你的好意。"小孩走后，农民发现那树枝竟变成了一棵小树，他才明白自己接待的原来是一位上帝的使者。这个故事就成为圣诞树的来源。

据说他原是小亚细亚每拉城的主教，名叫圣尼古拉，死后被尊为圣徒，是一位身穿红袍、头戴红帽的白胡子老头。每年圣诞节他驾着鹿拉的雪橇从北方面来，由烟囱进入各家，把圣诞礼物装在袜子里挂在孩子们的床头上或火炉前。

圣诞卡是祝贺圣诞及新年的贺卡，上面印着关于耶稣降生故事的图画，以及"庆祝圣诞、新年快乐"之类的祝愿的话。圣诞歌，长期以来一直流行的圣诞歌主要有三个，一个是《平安夜》；一个是《听，天使报佳音》；第三个是《铃儿响叮当》。

圣诞大餐，正像中国人过春节吃年饭一样，欧美人过圣诞节也很注重全家人围坐在圣诞树下，共进节日美餐。

圣诞大餐吃火鸡的习俗始于1620年。这种风俗盛于美国。英国人的圣诞大餐是烤鹅，而非火鸡。澳大利人爱在平安夜里，全家老小约上亲友成群结队地到餐馆去吃一顿圣诞大餐，其中，火鸡、腊鸡、烧牛仔肉和猪腿必不可少，同时伴以名酒，吃得大家欢天喜地。

三、母亲节

母亲节作为一个感谢母亲的节日，最早出现在古希腊，时间是每年的1月8日，而在美国、加拿大和一些其他国家，则是每年5月的第二个星期天，其他一些国家的日期也并不一样。母亲们在这一天通常会收到礼物，康乃馨被视为献给母亲的花。

这一天，人们总要想方设法使母亲愉快地度过节日，感谢和补偿她们一年的辛勤劳动。最普通的方式是向母亲赠送母亲节卡片和礼物。节日里，每个母亲都会满怀喜悦的心情，接受孩子们和丈夫赠送的玫瑰花或其他花束、糖果、书和纪念品，特别是当她们收到小孩子们自己动手制作的上面用蜡笔稚气地写着"妈妈，我爱你"字样的卡片时，更会感到格外自豪和欣慰。但最珍贵、最优厚的礼物还是把她们从日常的家务劳动中解放出来，轻松地休息一整天。这一天，许多家庭都由丈夫和孩子们把全部家务活包下来，母亲不必做饭，不必洗盘刷碗，也不必洗衣服。不少家庭还有侍候母亲在床上吃早饭的惯例。

四、感恩节

1月的第4个星期四是感恩节。感恩节是美国人民独创的一个古老节日，也是美国人合家欢聚的节日，因此美国人提起感恩节总是倍感亲切。

在第一个感恩节的这一天，印第安人和移民欢聚一堂，他们在黎明时鸣放礼炮，列队走进一间用作教堂的屋子，虔诚地向上帝表达谢意，然后点起篝火举行盛大宴会。第二天和第三天又举行了摔跤、赛跑、唱歌、跳舞等活动。第一个感恩节非常成功。其中许多庆祝方式流传了300多年，一直保留到今天。

每逢感恩节这一天，美国举国上下热闹非常，人们按照习俗前往教堂做感恩祈祷，城乡市镇到处都有化装游行、戏剧表演或体育比赛等。劳燕分飞了一年的亲人们也会从天南海北归来，一家人团团圆圆，品尝美味的感恩节火鸡。

美国人一年中最重视的一餐，就是感恩节的晚宴。在美国这个生活节奏很快，竞争激烈的国度里，平日的饮食极为简单。但在感恩节的夜晚，家家户户都大办筵席，物品之丰盛，令人咋舌。在节日的餐桌上，上至总统，下至庶民，火鸡和南瓜饼都是必备的。因此，感恩节也被称为“火鸡节”。

感恩节宴会后，人们有时会做些传统游戏，比如南瓜赛跑是比赛者用一把小勺推着南瓜跑，规则是不能用手碰南瓜，先到终点者获胜。比赛用的勺子越小，游戏就越有意思。

思考题

1. 涉外礼仪的概念？涉外交往如何注意个人形象？
2. 涉外的基本礼仪？
3. 涉外交往中馈赠应遵守的礼仪？
4. 涉外交往中主要的禁忌？
5. 涉外着装礼仪有哪些？

CHAPTER **第九章**

其 他 礼 仪

第一节 求职上岗礼仪

随着社会主义市场经济的迅速发展，现代社会进入一个“双向选择、自主择业”的时代，求职已经成为各类学校毕业生的主旋律。如何适应这种形势，并在激烈竞争的就业市场找到自己的一席之地，开发自己的潜能，实现自己的人生价值，是每一位求职者所面临的问题。因此学习求职上岗礼仪规范也是不容忽视的，它对每一位求职人员来说都具有十分重要的意义。

一、求职礼仪的概述

求职礼仪是公共礼仪的一种，它是求职者在求职过程中与招聘单位、接待者、招聘者接触过程中所应具备的礼貌行为和仪表规范。它通过求职者的应聘材料、应聘语言、仪态举止、仪表服饰等方面体现出来，是求职者文化修养、道德水准、个性特征的体现。因此，他对于能否实现求职者的愿望，能否被理想的单位所录用起着重要作用。

二、求职礼仪的特点

（一）广泛性

所谓广泛性，主要是指求职礼仪在整个人类社会的发展过程中是普遍存在的，并被人们广泛认同。对于每一位毕业生来说，为了社会的不断发展、为了实现自己的人生目标，在毕业后都需要通过求职来获得一份满意的工作，来实现自己的人生价值。因此，求职礼仪具有广泛性。

（二）时机性

求职具有较强的时机性，尽管求职者为了获取一份工作都会做大量的工作，但是求职的结果往往取决于双方接触的短暂时间内，尤其是面试求职，是求职成功与否的关键。因此，对于每一位求职的人员来说抓住面试时机是至关重要的。

（三）目的性

求职对于招聘单位和应聘者来说其目的性非常明确。招聘单位希望录用综合能力强、整体水平高的人员。但是招聘单位往往把面试时应聘人员的仪表、言谈、行为等第一印象作为是否录用的重要条件。所以，应聘者应根据这一点有目的的准备，从而促进求职的成功。

三、求职礼仪的种类

根据招聘单位的机制、性质、招聘形式的不同，求职的形式分为书面求职、电话求职、网络求职三种形式，三者可以是单一的出现，也可以综合的出现。其中以书面求职为多见。

四、求职礼仪的具体要求

（一）求职前的礼仪

1. 仪表仪容

应聘者的基本外表形象要求是服装合体，搭配合理，色调和谐，服装整洁。女性的最佳效果是端庄、干练，尽量使用淡妆，不要浓妆艳抹，否则给人以轻浮的印象。女士的着装要大方得体，应注意服饰整体的搭配，以简单朴素为主：一般不穿超短裙，也不穿极薄透明的或紧绷的衣服；可穿西装套裙，西装应稍短，以充分体现腰部等的曲线美，裙子不宜太长，以免因紧张而不慎绊倒。男性不要留长头发，将鼻毛和胡须修好，使人显得面部光洁神采奕奕。男士的穿着以正式的西装为宜，领带要打端正，袜子颜色最好配合西装颜色。应聘前不喝酒、不吃辛辣味的食物，以免给主考官留下不好的印象。如果有口臭者，最好应聘前多喝几杯茶，应聘前少吃些食物。

2. 心理准备

（1）知己知彼，有的放矢：所谓知己就是明确自己的专业特长、个性特点、兴趣爱好、业绩、职业向往等，这是今后职业生涯的基石；同时知己也要求清楚自己的优缺点，使求职更具有针对性、以增加求职的成功率。知彼则是求职者应提前了解和掌握应聘单位的相关资料，这样才能够准确定位，有的放矢，把握时机，充分发挥自己的长处，积极展示自己的才能，从而获得成功。

（2）培养自身扎实的专业基础：培养自身扎实的专业基础不仅是面试前应注意准备的内容，同时也是学生在校期间不断努力的方向。因此，学生应该在学校期间努力学习、培养精益求精的学术作风，并注重技术的训练，从而给人以较好的专业素质形象。

（3）保持良好的身体状态：良好的身体素质是体现一个人全面发展的重要指标，也是学习和工作的个人必要条件。因此求职者平时要养成健康的生活方式，积极地参加锻炼，给人以精力充沛、健康向上的感觉。

3. 应聘资料的准备

如果说求职的过程是一个推销自我的过程，那么应聘资料就好比广告和说明书，把求职者的特点、能力及基本情况全部展现出来，其目的是为了得到面试机会，它必须在最少的篇幅内突出个人的特点，以赢得招聘者关注。一份好的应聘材料无疑是求职的敲门砖。因此，对于求职者而言，资料的准备就显得尤为重要。常见的应聘材料有求职信和个人简历。

（1）求职信和个人简历：求职信和个人简历是求职、应聘时必备的材料，也是用人单位全面了解求职者情况的重要依据。为了给招聘单位留下好的印象，在书写求职材料时应遵守以下原则：

①诚信原则　求职者在求职中要遵循实事求是的原则，对提供的求职材料内容要真实，既不夸大事实，也不隐瞒情况。特别是自己的经历、学历、成绩、奖罚情况等应如实填写，任何弄虚作假和自吹自擂，从长远看来对本人都将产生不利影响。

②规范性原则　这是求职礼仪的一种最基本的礼貌。求职是一件较正式的社会活动，在求职过程中求职材料要求完整简洁、通篇不得出现文字和语法的错误。求职用语要求措辞准确、礼貌谦和。

③灵活性原则　由于求职单位不同，求职者在准备内容及面试方法方面都存在一定的差距。针对不同的求职单位，在应聘资料的准备上其侧重点应有所不同，从而提高面试的成功率。

（2）求职信写作方法：求职信是个人求职意愿的反应，没有严格的格式。一般由标题、称呼、正文和落款几部分构成。

①标题　求职信的标题通常单独构成，即在第一行中间写上“求职信”。

②称呼　顶格写明求职单位的领导称谓或姓名，称呼要写用人单位的全称；后加问候语“您好”。如无具体求职单位的求职信，则可略去单位，直接写“尊敬的领导您好”即可。

③正文　开头：简明交待自己的基本情况，如身份、年龄、学历等。给用人单位一个完整的印象。主体：是求职信的主要部分，需详细简述求职者的资格和能力。应突出自己的专业特长、业务技能、外语水平以及潜在的能力和优点。结尾：结尾部分往往请求对方给予面试机会，并表明自己的愿望和决心，但要注意写作口气要自然。最后写上感谢或致敬的惯用语。

④落款　在正文的右下方署上求职者的真实姓名和成文的年月日。

以下为求职信示例：

求职信

尊敬的医院领导：

您好！

我叫李小明，是××学校毕业生，今年22岁，专科毕业，主修护理专业。借此择业之际，我怀着一颗赤诚的心和对事业的执著追求，真诚地向贵院推荐自己。望贵院能给予考虑。

本人在××学校护理专业就读期间，系统学习了医学基础知识、护理基础知识和临床护理知识，学习成绩优秀，曾获得校级一等奖、优秀共产党员的光荣称号。计算机通过国家二级、英语达到四级水平。

实习期间，我理论联系实践，实践巩固理论，使自己在护理技术方面有了丰硕的收获，使自己变得更加成熟稳健，专业功底更加扎实。实习中，始终以“爱心、细心、耐心”为基本，努力做到“眼勤、手勤、脚勤、嘴勤、脑勤”，想病人之所想，急病人之所急，树立了良好的医德医风。能正确回答带教老师的提问，规范熟练进行各项基础护理操作及专科护理操作理论知识和基本技能。

在生活中我把自己锻炼成为一个能吃苦耐劳的人，工作热心主动，脚踏实地，勤奋诚实，能独立工作，独立思维，身体健康，精力充沛。

过去并不代表未来，勤奋才是真实的内涵。对于实际工作，我相信我能够很快适应工作环境，并且在实际工作中不断学习，不断完善自己，做好本职工作。如果有幸能够加盟贵单位，我坚信在我的不懈努力下，一定会为贵单位的发展做出应有的贡献。

最后衷心的祝工作顺利，事业蒸蒸日上！我真诚的期待着您的回音！

此致

敬礼！

求职人：李小明

年　　月　　日

（3）个人简历的写作：个人简历一般包括三个主要部分：介绍个人情况、本人求职目的、资格和能力；附参考性资料。

①介绍个人情况：内容包括：姓名、性别、民族、政治面貌、籍贯、学历、通讯地址、联系方式等。书写时应注意：性别要填写，年龄应与身份证相吻合；通讯地址要详细填写，联系方式要准确无误（最好是自己的手机号或宅电），并注意电话要随身携带，如果有邮箱应一并将邮箱号告知用人单位，以便能及时与你联系；个人简历一般要求应聘者附贴一寸免冠照片，照片最好是近期照，不可随便贴生活照，以免给人不严肃的感觉。

②本人求职目标、资格和能力：该项可用简洁、清晰的几句话来说明自己希望谋求的工作岗位。在书写内容上尽可能充分体现在该方面的优势和专长，以增加被录用的机会。本人的资格和能力是个人简历的重要组成部分，书写时语气要积极、坚定、有力，以具有较强的说服力。其中以学历、工作经历、教育背景为其主要内容。

③附参考资料：为了增加简历的真实性和可信性，在结尾应附上相关的证件和资料，如：毕业证、有关证件（英语水平证书、计算机证书、各种奖励证书等）及主要的社会活动和兼职聘书等。

（4）求职材料书写的基本礼仪要求

①外观整洁大方：求职材料是求职者首次向用人单位传递个人信息的正式文件，是对求职者真实、准确的反映。因此在完成相关内容的陈述时，其书写款式、字迹色

彩、字体的种类均不能忽视。书写款式要大方、自然。注意内容的结构、层次和书写格式。在选纸、笔墨色彩上也要体现礼节礼貌。纸张要选为白色，白色给人整洁、庄重的感觉，避免使用其他颜色和带有花纹的纸张。笔墨应以黑色或蓝色为好，避免使用圆珠笔，以免给人留下不严肃之感。

②字体清楚工整、语句精炼：求职材料主要是靠文字来表达其内容，因此文字的书写不仅要让人看懂，还要给人以心情舒畅的感觉，这是体现求职者的礼貌和尊重他人美德的一种方式。求职材料的字体一定要工整、清晰，最好使用电子版；避免有错别字及标点符号的错误，以免给人以粗心大意、工作不踏实、马虎、缺乏诚意、不尊重人的感觉。语句要精确、顺畅，尽量使用简短精炼的词语和句子，避免繁杂冗长。

③力求精确：求职材料内容要真诚，严禁抄袭。阐述经验、能力要尽可能的准确、不夸大也不要误导。确信所写与本人实际能力及工作水平相同，还要写上以前的工作时间及单位。刚就业的学生要写清楚曾经兼职的单位，如果表达或材料的某个细节，让人感到可疑，会给人不诚实的感觉。

（二）面试过程中的礼仪

面试过程是双方交流和认识的起点，对决定求职者能否成功有着重要意义。具体来说，面试过程中礼仪有以下几点。

1. 守时 守时是职业道德的一个基本要求，也是一个人良好素质和修养的体现。所以准时面试是求职面试的基本礼仪。如果你面试迟到，不管你有什么样的理由，也会被视为缺乏自我管理和约束能力，即缺乏职业能力，给应聘单位留下不好的印象，会被对方认为对其不尊重。如果由于特殊原因导致迟到，应尽早打电话通知面试单位并表示歉意。

2. 遵守应试礼仪 对面试的接待人员要以礼相待，要多用“谢谢您”等礼貌用语，恰当表达礼貌。切忌对接待者熟视无睹，往往会给人留下极其恶劣的印象。在进入面试办公室时，必须先敲门再进入，经主考官示意允许后，方可进入。进门后主动与面试者打招呼，并对自己作简洁的自我介绍。在面试者没有请求职者入座时，不要自己主动落座，否则会被视为傲慢无礼。当面试者允许求职者入座时，在入座前应表示谢意。入座的动作要轻而缓，不要随意拖拉椅子，发出很大的声音。身体不要前后左右晃动，背部要与椅背平行，沉着、安静地坐下。落座后，上身要保持直立状态，既不要前倾也不要后仰。这样，给人以端庄、矜持的感觉。

3. 面试中的言谈礼仪 通过面试的交谈，可以让面试者感受求职者的基本素质，并做出是否被录用决定。因此，注意面试中的交谈礼仪非常重要。

在谈话时要注意语气平和、语调要始终一致，必要时要使用适当的专业术语。在回答面试者的问题时，要有问有答、谦虚诚恳。对于自己一时回答不上的问题，先回答自己所了解的内容，然后坦率承认对于此问题还没有经过认真考虑。在回答问题时，要重点突出，对面试者感兴趣的话题多说，不感兴趣的话题尽量不说或少说。在面试时，要注意认真聆听面试者的讲话，礼貌地正视对方，以示专注。交谈时恰当的眼神能体现出智慧、自信以及对未来的向往和热情，但应避免长时间凝视对方，否则易给人咄咄逼人之感。同时可以适当通过点头和“是的”、“对”等简单的做答，提高对方谈话的兴趣，从而获得更多的知识。切忌在说话时信口开河、夸夸其谈和多余的手势，会给人装腔作势、缺乏涵养的感觉。

4. 告别礼仪 当面试者通知面试结束后，求职者把必须要讲的问题，简单有力的讲述完毕后，便可结束。在离开时，对面试者行礼、面带微笑、握手后再离开，给对方留下积极、良好的印象。

（三）面试后的礼仪

一般情况下，招聘单位在面试结束后，都要进行讨论和投票，然后送人事部门汇总。最后确定录用人选，可能要等3~5天。求职者在这段时间内要耐心等候消息，不要过早打听面试结果。如果你在面试两周后或招聘单位的通知时间到了，还没有收到对方的答复时，就应该写信或打电话给招聘单位，询问是否已做出了决定。电话咨询时最好不要超过3分钟，信件要简洁，最好不超过1页。

招聘中不可能人人都是成功者，万一你在竞争中失败了，也不要气馁。就业机会不止一个，关键是必须总结经验教训，找出失败的原因，并重新做好下一次面试准备，谋求“东山再起”。

五、上岗礼仪

如果说求职礼仪是自我推销，那么上岗就是展现自我能力地开始。作为一名刚刚参加工作的人员，要想给他人留下深刻的“第一印象”，就要掌握上岗礼仪有关知识。

（一）上岗须知

1. 准时到岗、切忌迟到 当你得到用人单位的录用通知时，一定要记准报道时间，准时上班，这是最起码的劳动纪律。如果有紧急情况不能按时到达者，及时与录用单位联系并争得同意。不得擅自迟到、早退。

2. 着装要整洁，言行要有礼 第一天上班着装一定要得体，给人以干净利落、有专业精神的印象。女性尽量穿职业装，颜色不要过于艳丽，要化淡妆，切忌不要浓妆艳抹。男性要穿西装以黑色、蓝深色为主，要系领带。刚到单位，会有许多陌生的面孔，遇人要主动打招呼，如果有人给你介绍同事，一定要起身打招呼或点头示意。

3. 了解单位的各项规章制度 单位的各项规章制度是需要每一位员工遵守，它是每一个单位正常运转的保障。如上下班时间、岗位工作职责、请假制度及奖罚制度等；并在极短的时间内熟悉领导的姓名及其分管的工作，了解机构的设置和理念，以便自己尽快融入到团队中去。

（二）热爱本职工作

热爱本职工作是每个劳动者的基本素质，也是员工与用人单位保持稳定和谐的劳动关系的基础。良好的开端是成功的一半，当你刚走向工作岗位时，要以热忱的态度做好自己的本职工作，这既是对帮助过你的人最好的报答，也是自身价值和能力的检验。对接触的新工作，难免有失误和不解之处，应怀着认真、诚恳的心理向他人请教学习。切忌对工作不求上进，不思进取。

（三）要有敬业精神

敬业精神是支撑现代社会的精神支柱之一。它是人们对自己所选择的职业的高度认同和热爱，同时也是社会责任感的具体体现。它是一种发自内心的持久的动力，而不是一时的激动和热情。它是一种职业素质、职业精神的表现，是一种做事做人的境界。

第二节 社交活动礼仪

社交在汉语中又称为社会交往、社会交际，是人类生活不可缺少的重要组成部分。是人们因为某种需要，试图与别人建立或改善人际关系的活动。

一、社交礼仪的原则

（一）互惠原则 在社交活动中不要只考虑自己的要求，还要顾及其他人的需求，要通过社交活动建立多方的关系，这样才能在社交中有所收获。

（二）平等原则 社交活动中要贯彻平等原则，人人平等。要尊重他人的人格、意愿，同时也要充满自信，不卑不亢。

（三）信用原则 遵守信用是社交活动中的一项基本原则。个人是否讲信用，不仅关系到个人的形象，而且可能关系到其所在组织的形象。一个人没有信用，最终将名誉扫地。

（四）相容原则 在社交过程中难免会有矛盾和误解，只要能宽容和理解别人，才能得到他人的理解和认可。

二、宴会礼仪

宴会，是以餐饮的方式进行的人际之间的感情交流，是人们社会交往，特别是涉外交往中常见的一种礼仪活动。人们通过宴会，不仅可以获得饮食艺术的享受，而且能促进人际间的交往。

（一）宴会的形式

宴会的名目很多，在宴会进餐的形式上分为：立餐宴会、座餐宴会；在宴会的规格上分为：国宴、正式宴会和便宴；在宴会类别分为：中餐、西餐；在宴会举行时间上分为：早宴、午宴和晚宴。

（二）宴会组织礼仪

主办者和赴宴者都应该遵循礼仪要求，全力把事情做好。主办者的礼仪原则：真诚、热情、周到，让来宾度过一段愉快、美好的时光。

1. 认真准备宴会，明确宴会的目的、名义、对象和形式 宴会的目的可为某一个人或某一件事而举办；宴会名义，即以谁的名义发出宴会邀请，要注意主宾身份对等；

宴会对象选择，应根据宴会的目的，列出邀请人员名单，以免遗漏或凑数；宴会的形式在很大程度上取决于当地的风俗习惯。一般来说，隆重的、人数不多的宴会以正式的形式为宜；私人宴请的，以便宴、家宴为宜。

（1）选择宴会的具体时间和地点：宴会时间的确定，应根据宴请目的及各主宾情况来定。一般来说，宴会时间不应与宾客的工作和生活安排冲突，尽量避开重大的节假日、活动日或禁忌日。地点根据活动的性质、主人意愿及实际情况来定。

（2）发出邀请：各种形式的宴会活动均应提前发出请柬，以便被邀请人及早做好安排。请柬上要将活动的目的、名义、时间、地点写清楚。这既是对宾客的尊敬，又是对宾客的一种提醒。请柬发出后应及时落实出席情况，以便做出尽早安排。

（3）根据宴会的性质确定菜单：确定菜单时要考虑宾客的爱好和禁忌，注意营养、荤素的搭配；尤其对于异地的宾客，在征求其意见的基础上，适当突出本地特色。

（4）做好席位安排及环境和餐具的准备：如果宴请客人不止一桌，需要安排桌次。在安排桌次时，首先确定主桌的位置。一般来说，主桌通常安排在餐厅醒目的位置，其它桌次依据距离主桌距离的远近确定。同时注意宴会餐厅最好选择环境幽雅的地方，幽雅的环境、清洁的卫生餐具都显示主人对宾客的尊重。

2. 热情迎接宾客

（1）仪容仪表：整洁、大方的服饰显示出对客人的尊重，因此负责接待的人员应注意自己的仪表。男士接待应着套装、剃须修面；女士应化淡妆、着时装，做到整洁、大方、优雅。

（2）热情迎接：作为主办方应提前到达，在门口热情迎接客人。当客人到达后，主人应热情问候并陪同客人进入休息间或直接进入餐厅。如果客人是分批到来，要派专人迎候。如果有客人来迟，主人不要表现出任何的不满。

（三）宴会过程中礼仪

主人应陪同主宾一道入席。待宾客坐好后，主人应先拿起餐巾，即表示宴会开始。作为主办一方，要照顾好客人就餐，主人要主动介绍地方特色菜肴及吃法，适当进行交谈。宴会结束前，主人应祝酒，用简单的语言对来宾表示欢迎。宴会结束后主人应向宾客礼貌道别送客。

（四）宴会客人一方的礼仪原则

礼貌、文雅、友好，让主人心情愉悦。

（1）及时回复邀请：客人接到请柬时，不管能否出席均应尽早答复对方，以便主人做出安排。接受邀请后，一般不要随意要求对方改变安排。如果临时有事不能赴约，应立即给主人打电话，并说明原因，并致以歉意。

（2）仪表修饰：赴宴前，客人应进行个人仪表修饰，做到整洁、大方、优雅，这是对宴会的重视，也是对主人的尊重。最忌讳客人仪容不佳、衣冠不整地赴宴。这常被认为是对主人的不尊重。

（3）准时出席：无论参加任何宴会，最好能按请柬的规定时间准时出席。客人在赴宴时过早或过迟抵达都是失礼的。如果过早会使主人措手不及，过晚会打乱主人宴会的计划。如果迟到时间超多 15 分钟，应及时给主人打电话，请其不要等待。另外，无特殊原因，客人在宴会中途尽量避免退场。

（五）就餐礼仪

1. 中餐的用餐礼仪

（1）餐具的使用：筷子是中餐必不可少的主要餐具，作为一种古老文明，筷子的使用有许多礼仪要求。用餐前，筷子的两端一定对齐，整齐的放在饭碗的右侧，不能随手放在桌子上。在使用筷子取菜、用餐时，不要把筷子平放、横放在碗、盘上；不要将筷子含在嘴里，用筷子夹上食物后应立即放入口中；不要把筷子插在饭菜里，根据民间习惯，只有祭祀死人时才这样做；也不要拿着筷子在盘子里翻来翻去；不要把筷子当牙签使用，用来剔出牙上的食物；更不要拿筷子乱舞或用筷子去指点他人。需要使用汤勺时，应先把筷子放下。

（2）其他物品使用：用勺取食物时，不宜过满，以免溢出弄脏餐桌或自己的衣服。取出的食物应立即食用，不可再放回原处；如果食物过烫，不可用勺子折来折去；勺子不用时应放在自己的碟上。牙签是供剔牙用的，在用餐时，尽量不要当众剔牙，更不要用手指剔牙缝中的食物。如在餐桌上必须使用牙签时，最好用手遮住口部，切勿面朝众人张口或边说话便剔牙。

（3）文雅用餐：用餐时，坐姿要端正，双手置于桌边，上身不可趴在桌子上；用餐时注意自己的吃相，不要狼吞虎咽，摇头晃脑、宽衣解带等不雅的样子；每次进入口中的食物不要太多，避免在咀嚼时讲话，以免食物喷出或掉出。如果别人问话，可等食物咽下后再回话。食物和饮料一旦进入口中，不宜吐出。如果食用鱼、肉带刺的食物时，不要直接吐出，可用餐巾捂嘴用筷子取出放在盘内。

2. 西餐用餐礼仪

所谓西餐是指西方国家餐饮的统称，其基本特点是用刀叉进食。一般来讲，吃西餐的礼节比中餐的规定更严格。

（1）西餐餐具使用：刀叉的摆放：西餐的刀叉摆放一般都是左手叉，右手刀，刀叉总是成对使用。叉子相当于中餐的筷子，刀是进餐的辅助工具。在使用叉子送食物时，应注意在叉子上的食物不要太多，每次只叉起一口的量，叉子从嘴里拿出时，不应带有食物。当用餐完毕或一道菜吃完，可将刀叉横放在盘子上，握把向右，刀口向内，叉齿朝上，这表明自己吃得很满足。在进餐过程中，如需暂时离开或交谈时，应刀右叉左，刀口向内、叉齿向下，呈“八”字形放在餐盘上，这表示用餐尚未结束。

西餐的汤匙通常摆放在刀具的外侧。主要有汤匙、布丁匙、茶匙或咖啡匙三种。匙是用右手拿。用匙舀汤时，要有里向外舀，避免汤汁滴在衣服上；汤匙是不能含在嘴里的。汤匙不用时应放在餐盘里，不能放在汤碗里或竖着放在杯子里。

（2）餐巾的使用：餐巾的主要功能是防止食物沾在衣服上，其次是用来擦去嘴边和手上的油渍。在使用餐巾时，应注意一下几点：①取餐巾时要看时机：当女主人把餐巾摊开使用时，客人方可取下餐巾，切忌不能反客为主；②铺放位置要准确：用餐前，将餐巾铺于自己并拢的大腿上。使用正方形餐巾时，将其折成三角形，并将折线朝向自己。打开餐巾时，动作要轻，切勿凌空抖动，引起他人注意；③说话之前要擦嘴：擦嘴时，拿起餐巾顺着嘴唇轻轻压一下即可，用过的部分应向内折，以免他人看见，引起心中不悦。

(3) 用餐时注意事项：在进西餐时要注意自己的仪表姿势，肢体不要抖动、餐具不能发出声音，不能随意摆弄餐具；进餐时不可高声谈话，更不能狼吞虎咽，对自己不喜欢的食物也应要一点放在盘子里，以示礼貌。

三、舞会礼仪

舞会是人们很喜欢的社交活动。每一个参加舞会的人都应该讲究舞会礼仪规范，以充分展现自己的礼貌、风度和修养。

(一) 仪容仪表

1. 仪容 在仪容方面，舞会的参加者均应沐浴，并梳理适当的发型。男士务必要剃须，女士在穿短袖或无袖装时须剃去腋毛。特别需要强调的有两点：其一，务必注意个人口腔卫生，认真清除口臭，并禁食刺激性气味的食物；其二，外伤、感冒以及其他传染病患者，应自觉地不要参加舞会，否则不仅有可能传染于人，而且还会影响大家的情绪。

2. 化妆 参加舞会前，要根据个人的情况，进行适度的化妆。男士化妆的重点，通常是美发、护肤和祛味。女士化妆的重点，则主要是美容和美发。与家居妆、上班妆相比，因舞会大都举行于晚间，舞者肯定难脱灯光的照耀，故舞会妆允许相对画得浓、烈一些。舞会化妆须讲究美观、自然，切勿搞得怪诞神秘，令人咋舌。

3. 服装 正常情况下，舞会的着装必须干净、整齐、美观、大方。如果是亲朋好友在家里举办的小型生日宴会等活动，要选择与舞会的氛围协调一致的服装，女士最好穿便于舞动的裙装或旗袍，搭配色彩协调的高跟皮鞋；作为男士，一定要头发干净，衣着整洁。一般的舞会可以穿深色西装，如果是夏季，可以穿淡色的衬衣，打领带，最好穿长袖衬衣。

4. 礼貌邀舞 舞曲奏响以后，男方要大方地走到女方面前邀请，如果女方的家人同在，则应先向女方的家人点头致意，并征得他们的同意后，走到女方面前立正，微欠身致意说："小姐，可以请您跳舞吗?"男士如果邀请一位素不相识的女士跳舞时，应先观察对方是否已有男伴，以免发生误会。有时还要向陪伴女方的男士征求说"先生，我可以请这位小姐共舞吗?"得到允许后，再与女方走进舞池共舞。音乐结束后，男士应将女士送回原来座位，并表示感谢，切忌跳完舞后，不予理睬。如果女士邀请男士，男士一般不得拒绝。

5. 共舞礼仪 男女双方共舞时，应相互照应、互相配合。舞姿要大方、高雅、端庄、活泼，身体始终保持平、正、直、稳，身体不要摇晃。男女双方应面带微笑，神情、姿态要轻盈自若，给人以欢快感。身体保持适当距离，不要切贴得太近，也不要疏远。

6. 舞场禁忌 跳舞是一种文明的社交活动，舞者要知道并去遵守约定俗成的禁忌。如赴会前不要吃蒜、葱等带有异味的食品，不可饮用烈性酒；不要在舞厅大声喧哗；不可争抢舞伴或目不转睛地凝视舞伴；两个男士不可共舞；舞会未结束不可在舞池内来回穿梭。

四、交通礼仪

走路乘车对每一个人来说，是不可缺少的社会活动。遵守交通礼仪不仅表现出个人的礼仪修养风范，也是交通安全的基本保障。

（一）走路礼仪

根据社交礼仪，走路时要自尊自爱，以礼待人。走路时，不管是一人独行，还是多人同行；不管是行走在偏僻的小巷还是繁华的闹市，都要遵守基本的礼仪要求。

1. 走路的基本姿态 走姿的基本要求是“行如风”。起步时，上身略向前倾，身体重心落在前脚掌上。行走时，双肩平稳，头部伸直，肩部放松，整个胸部自然舒展挺起，腹部和臀部适度收缩；目光平视，下颌微收，面带微笑。手臂伸直放松，手指自然弯曲。走路时，不要让重心落在脚后跟，而是落在脚前掌。

2. 走路的基本礼节 如果是两人同行，那么前为尊、后为卑，右为大、左为小。如果是三人同行，则以中央为重，右边次之，左边再次之。

3. 走路时的注意事项 自觉遵守行路规则，维护交通秩序。过马路时要走人行横道、天桥或地下通道，要看红绿灯，听从交警指挥；行人之间需礼让，即使是陌生的人也应互相帮助、互相照顾。当他人向你问路时，你知道时应正确热情地告诉对方。路遇熟人，要主动问候，不能视而不见，擦肩而过。如果在路上碰到久别重逢的朋友，想多交谈一会儿，则要靠边站，不要站在路当中或拥挤的地方，以免妨碍交通，增加不安全的因素。走路时不要边走边吃东西，这样既不卫生，也不雅观。如确实是肚子饿或口渴了，也可以停下来，在路边找个适当的地方，吃完后再赶路。走路时要注意爱护环境卫生，不要随地吐痰、随手抛弃脏物。需要问路时，应礼貌地和他人打招呼，然后以客气的口吻问路，不管对方是否指路或回答问题，都应感谢对方。

（二）乘车礼仪

1. 乘车的公共秩序

（1）购票乘车：凡乘坐需出示车票的车辆时，均需购票后上车。在购票时，应自觉排队，按照先后顺序依次购买，不得插队。使用月票者，上车后主动出示月票，不得使用他人或过期的月票。乘坐无人售票车时，要主动投币，不得少交或不交。

（2）排队上车，先下后上：在候车时，应自觉排队，车到站后，按照先下后上的原则依次上车，下车也应依次而下，不可拥挤、加塞。

（3）对号入座：乘坐需对号入座的车辆时，上车后应根据自己的座位号对号入座。

对无需对号的车辆（如公交车、地铁）应按照上车的先后顺序入座，不允许抢座、占座；如遇到尊长、女士、老人、病人、孕妇、儿童、抱孩子的人时，应主动让座。

（4）安全乘车：乘车不带易燃、易爆物品，如果携带上车应及时与相关人员联系，以便妥善保管；上车后，随身携带的物品应稳妥放置在行李架上，不得放在座位或通道上；禁止在车厢内吸烟；不要把头、手伸出窗外。

（5）礼貌乘车：在乘车时，对他人要忍让，对自己要克制。不要在车厢内打架、斗殴；对他人的冒犯，应当心平气和，以礼相待。不在车厢内大声喧哗、赌博。

2. 乘车的礼仪要求

（1）上下车的先后顺序：在涉外交往中，尤其是在许多正式场合，上下车的先后顺序不仅有一定的讲究，而且必须认真遵守。一般认为，先请尊长、女士、贵宾上车，后下车。乘坐轿车时，按照惯例，应当恭请位尊者首先上车，最后下车。位卑者则应当最后登车，最先下车。乘坐多排座轿车时，通常应以距离车门的远近为序，上车时，距车门最远者先上车，距车门最近者先下车。如果主人驾驶轿车时，均应后上车先下车，以便照顾客人。

（2）座次排序：不同类型的车辆，座位的尊卑顺序是有差异的。在比较正规的场合，乘坐轿车一定要分清座次的尊卑。而非正式场合，则不必过分拘礼。

当主人亲自驾车时，若一个人乘车，则必须坐在副驾驶座上，若多人乘车，则必须推举一个人在副驾驶座上就座，否则就是对主人的失敬。第二种情况，是由专职司机驾驶轿车。在这种情况下，双排五座轿车上其他的四个座位的座次，由尊而卑依次应为：后排右座，后排左座，后排中座，副驾驶座。

在轿车上，座次的常规一般是右座高于左座，后座高于前座。以双排五人座轿车为例，车上座次的尊卑自高而低依次应为：后排右座，后排左座，后排中座，前排副驾驶座。根据常识，轿车的前排，特别是副驾驶座，是车上最不安全的座位。因此，按惯例，在社交场合，该座位不宜请妇女或儿童就座。而在公务活动中，副驾驶座，特别是双排五座轿车上的副驾驶座，则被称为“随员座”，专供秘书、翻译、警卫、陪同等随从人员就座。在公共汽车上，座次尊卑的一般规则是：前座高于后座，右座高于左座；距离前门越近，其座次便越高。在有的公共汽车上，座位被安排在通道两侧。碰到这种特殊情况时，一般应以面对车门的一侧为上座，而以背对车门的另一侧为下座。在火车上，座次的常规通常为：距离火车头愈近的车厢，其位次便愈高。距离车厢中部越近的包厢、铺位或座位，其位次便愈高。皆以面对火车行进方向的一侧为上位，而以背对火车行进方向的一侧为下位。卧铺则以下铺高于中铺，中铺高于上铺。在同一排座位之中，以临窗者为上座，以临通道者为下座。在同一行座位之中，则以右座高于左座。

（3）行为举止：在乘坐车辆时，尤其是在乘坐公用交通工具时，必须将其视为一种公共场合。因此，必须自觉地讲究社会公德，遵守公共秩序。在乘车时注意举止，不要往车外丢东西、吐痰，不在车上脱鞋、换衣服。夏天乘车，不穿拖鞋、背心、三角裤，给人不庄重、不文明的感觉。恋人在公共汽车上，不要过分亲昵，否则有失风雅。通过他人面前时，要说：“对不起，请您让一下”，别人给你让路要说：“谢谢”。不要对他人不理睬，横冲直撞。不论是乘坐何种车辆，就座时均应相互谦让，争座、抢座、不对号入座，都是非常失礼的。在相互谦让座位时，除对位尊者要给予特殊礼遇之外，对待同行人中的地位、身份相同者，也要以礼相让。

五、文化场所礼仪

（一）观看演出礼仪

观看演出，是人们一种高层次的娱乐活动，也是陶冶情操的艺术享受。同时也是重要的社交场所。要想创造一个高雅、文明的演出环境和气氛，我们一定要遵守相关的礼仪，这样不仅是对观众的尊重，也是对演出者的尊重，同时也是一个人素质的展现。有关礼仪礼节包括以下几方面：

1. 仪容仪表 当观看大型演出时，应穿整洁、庄重、大方的服装。男士可穿深色西服套装、打领带；女士可化淡妆、穿漂亮的长裙、旗袍或晚礼服。若观看曲艺、杂技、电影可穿便装，但要注意衣着整洁、大方。不能穿背心、短裤、拖鞋进入。

2. 出入场礼仪 无论观看何种文艺演出要凭票入场。要尽量提前入场，并排队检票按顺序入场。严格来说，听音乐会一定要准时，若确实有事迟到者，应等演出中场休息时再入场，以免影响演出。若看电影迟到时，应找服务员引导入座，行走时脚步要轻，姿势要低，以免影响他人。入座时，如要通过已就座的观众时，应当礼貌地面对对方说：“对不起”，同时注意不要让手提包等物品从观众的头上过去。如果和年长者、女士同行，让年长者、女士先行就座，年轻者和男士随后并坐在其左侧，以便照顾。演出中途没有特殊情况，不要离场，如果有紧急事情必须离场时，要等中场休息时方能离开。当演出结束后，观众要在座位稍坐片刻，不要急于退场，以免引起全场混乱，应按座位的先后顺序依次退场，不要前挤后拥。

3. 观看礼节 观看文艺演出时，当演出开始后，观众应自觉保持肃静，不要大声说笑、打哈欠、大声咳嗽等。热恋中的青年，应当自重，在公共场合不要交头接耳、窃窃私语、过分亲昵。不要吸烟、吃零食，不随地吐痰、不乱扔废物。为了不影响演出，观众进场后应关掉手机、传呼机等通讯工具。在观看演出时，观众的鼓掌是表示对节目的肯定和演员的鼓励，当演出一幕结束后，观众应热烈鼓掌，以表示对演员的支持。如在演出中对某个节目不欣赏或演出中出现差错和失误，面对演员不要喝倒彩、鼓倒掌，更不要起哄、吹口哨等冷落演员的表现。

观看体育比赛时，进场后对号入座。如果比赛开场，应就地入座，比赛中不能随意走动，待中间休息时再寻找自己的座位。入座后，要遵守赛场秩序，不抽烟、不吃带皮的食物。不大声喧哗，切忌起哄、吹口哨、怪声尖叫、喝倒彩、扔东西。比赛过程中照相不能使用闪光灯；以免影响运动员的比赛。观看体育比赛时应热情地为双方运动员加油，要给对方运动队、运动员以礼貌的致意；不嘲讽、辱骂裁判员、运动员、教练员，不做有损国格、人格之事。当举行颁奖仪式时，举行升旗仪式，观众应当面向国旗，肃立致敬，不能嬉笑打闹或者随意走动。对于其他国家的国旗、国徽，也应当本着相互平等、相互尊重的原则，给予应有的尊重和礼遇。比赛结束时，要向双方运动员鼓掌致意；待比赛完全结束再有秩序地退场，不要争先恐后。

足球比赛是对抗性、冲撞性很强的球类运动。当观看足球比赛，情绪起伏会很大，因此，应特别注意控制自己的情绪。球队入场，要为双方球员鼓掌，为营造赛场氛围，球迷可以穿着与自己喜爱球队相同颜色的球衣，可以采取有节奏鼓掌、摇摆旗帜等方式喝彩助威。当场上出现争议时，不喝倒彩，不辱骂、不用语言攻击场上队员、教练员、裁判员。

（二）游览观光礼仪

随着人们生活水平的不断提高，外出旅游观光应景成为一种时尚而休闲的活动。

1. 着装得体　一般情况下，着装应以休闲装为主。夏季天气炎热时，男士不宜只穿短裤、袒胸露背；女士不宜穿过于暴露的服装去旅游。

2. 保护环境　进入旅游景点，注意保持环境的卫生、绿化。最好不要吸烟，不要随地吐痰、不要乱扔果皮，丢弃的塑料袋、包装盒、饮料瓶等不要将其抛入山林、湖泊、下水道及动物饲养室内。不得随地大小便，不要将自己的宠物带入。

3. 爱护公物　爱护公物，是社会公德的基本要求，对公共建筑、公共设施和文物古迹，甚至花草树木，都不要随意破坏。到名胜古迹参观时，不要在柱、墙、碑等建筑物上乱写、乱画、乱刻；不要踏入草坪、不要攀折树枝、不要攀登雕塑作品等。对动物园里饲养的动物，不准向其投放喂食、或用棍棒触摸动物。

4. 注意行为文明　当游人较多时，不要横冲直闯，应主动谦让年长者、女士和儿童。遇到道路不好走的景点，不要急抢占先，应按顺序依次慢慢通过，以免发生危险。游园的椅凳是供游人休息时使用，不要争抢座位、替他人占座位，更不要在椅凳上睡觉。在游览中，如遇到游人拍照，应暂停脚步，以免影响他人。如果有人需要你帮忙拍照时，应当热情帮忙。当需要别人帮忙时，说话要有礼貌，他人为你拍照后，要向对方道谢。在名胜古迹拍照前，要先注意拍照的有关事项。对于禁止拍照的景点，不要偷拍、强拍。对文物、字画等文物拍照时不要使用闪光灯，避免损害文物。

第三节　行政工作礼仪

一、行政工作礼仪概述

礼仪是行政人员文明行为的道德规范与标准，是行政人员的生活行为规范与待人处事的准则，是对行政人员仪表、仪容、言谈、举止、待人、接物等各方面的具体规定。它不仅是衡量行政人员个人道德水准高低和修养程度的尺度，也是衡量行政队伍精神文明建设的重要标志。

二、办公礼仪

所谓办公礼仪，是机关工作人员在自己办公室内，执行公务和处理公事等活动时应当遵循的礼仪规范。主要涉及政务处理、环境礼仪和人际关系等三方面的规范要求。

（一）政务处理礼仪

办公室里政务工作虽然是大量的、繁琐的，但却是非常重要的。因为它代表着国家和集体的利益，是实现国家或单位的各种目标的基地。工作人员应该遵循以下礼仪要求：

1. 勤于政务 要热爱自己的工作。做到尽职尽责、勤勤恳恳、一心一意的把一切政务工作处理好。

2. 认真学习 要学习基本的办公规则和方法，抓住工作重点，劳逸结合，井然有序。

3. 时间观念要强 要严格遵守单位规定的作息时间，每天准时上下班，不迟到、不早退。

4. 兢兢业业 上班时间，不做与工作无关的事情。如：玩游戏、打牌、吃东西、打瞌睡等。也不要乱串办公室，影响他人的正常工作。

（二）环境礼仪

每天上班应对办公室进行清扫，保持地面无垃圾，工作期间不得在办公室内随地乱扔纸屑，不随地吐痰；办公室的家具应摆放整体、美观；为了让工作有效进行，应创造安静的工作环境，办公室人员不大声喧哗。

（三）人际关系礼仪

办公室是日常办公的地方，其性质离不开与他人的交往。如同事、上级、下级人员。能否处理好各种人际关系，这直接影响政务工作的正常进行。因此对人际关系得处理不应忽视与之有关的礼仪。

1. 与同事之间互相关爱，以诚相待

同事之间应该在工作上彼此关心、相互支持、真诚帮助、以合作的团队精神共同出色地完成任务；对同事的喜怒哀乐应做出真诚而适当的反应，从而创造良好的工作氛围和和谐的人际关系；相互尊重是处理好人际关系的基础。在与同事来往时，应该时时处处以尊重为先，取长补短、相互学习、共同成长，而不要在对方面前骄傲自满、盛气凌人、指手画脚；应该心胸开阔、落落大方、平等对人。应该互信不疑、以诚相待，切忌虚情假意，有意见当面不说，背后犯自由主义等。男女同事相处时，应保持工作关系和一般的朋友关系；在工作之外，需要自我约束，尽可能避免私下交往过密，思想与感情交流过甚。

2. 尊重服从上级，维护其威信

（1）对待上级尊重服从，维护其威信，使其有很大的自尊心，作为下级应当维护上级的自尊。对上级决定和布置的工作任务一定要尊重服从，领会意图，认真完成。

如果有意见，可以用适当的方式提出，但不能以任何借口拒绝执行。

（2）主动配合、维护威信，为了国家和单位的利益和声誉，应该主动支持、配合上级工作。同时，必须明确自己的职责范围，不要擅自越位，自作主张。在平日工作中应当以自己的实际行动维护上级的威信，不再背后议论上级，不在他人面前指责上级，更不能在他人面前捉弄上级。

3. 对待下级尊重爱护，体谅照顾

（1）以身作则、平等友好：上级与下级之间没有贵贱之分，只有分工的不同。作为上级，必须严格要求自己，不要以“领导”自居，各方面以身作则，以平等友好的态度与下级相处。

（2）尊重下级，谦恭待人：作为上级要在人格上尊重下级，谦恭地对待下级，并落实在自己的言谈举止中。

（3）坚持原则、公平公正：与下级相处，一定要坚持原则、严格要求、不徇私情、不搞特殊。

（4）沟通交流、体谅照顾：工作之余，应当培养广泛的业余爱好，有意识的多与下级交流沟通；同时，也要主动体谅下级、多听取下级的意见，多了解下级的困难、委屈和苦衷，并积极帮助解决，甚至在不违反原则的前提下，尽可能给予适当的照顾。

4. 会客礼仪

对来访者，热情接待，一视同仁，乐于助人，不厌其烦。

（1）接待基本礼节：对所有来访者都应热情欢迎，以礼接待，如：主动上前问候，礼貌称呼、倒水、让座；客人离开时，要起身相送，握手告别等。

（2）认真倾听来访者的叙述：认真倾听来访者的述说，对来访者的意见和观点不要轻率表达，应考虑后再作回答。对一时不能作答的事情，要主动与其另约时间再联系，如果能够马上回答的应给予当场的答复。

（3）任劳任怨，平等对待、不厌其烦：对每日频繁的来访者和大量繁琐的事务工作都要做到认真细致、任劳任怨，不厌其烦地为来访者处理每一件事。对来访者，不管是否认识，都要热情服务，平等对待，一视同仁；做到来者不拒，有求必应，真心实意地想办法帮着对方解决问题，切忌把来访者分为三六九等、推来推去，只说不干，甚至索要好处等。

三、会议礼仪

会议是重要的公务活动，是现代工作机构用来协调内部关系，加强同外界联系、合作和交流普遍采用的方法。对有效地推动工作具有重要意义。因此为了达到良好的会议效果，人们在准备和参加会议的过程中应该遵循会议的礼仪规范。

（一）会议前准备

1. 成立会议小组 对于大、中型会议一般要求成立专门的会议机构来进行会议的筹备及组织协调工作。并根据要求拟订出周密的会议计划，包括会议主题、内容、发放会议通知、布置会场、制定会议议程和日程、出席人员等。该小组应做到分工明确，责任到人。

2. 发放会议通知 会议主办单位一旦确定日程，应尽早将会议召开时间、地点、会议议程、日程及食宿安排等相关事项，一并以书面形式通知所有参会人员。有些重要会议，需要邀请领导或嘉宾时，应发正式请柬。

3. 会场布置 会场及座位的布置应根据会议的性质、内容、形式和参会人数等情况来确定。常见的会场布局有方阵形、O 型、U 型、T 型、“回” 型等。

（二）会议期间

1. 组织签到 在会议期间设立签到处，有助于准确统计到会人员，尤其是有选举和表决内容等决定性的会议，必须组织签到。在签到处的工作人员穿戴要整体、必要时佩戴醒目的标志。

2. 做好会议记录 将发言内容进行文字记录，凡是重要会议，通过手写、电脑录入、录音、录像等形式进行现场记录。

3. 保证会议的顺利进行 对于某些大型会议，应安排专人负责会场监督，以便及时发现问题，及早解决，保证会议的顺利进行。

（三）会议应邀者礼仪

1. 尽早回复 参会人员在接到会议通知后，对自己能否参加，应尽早给与答复，以便主办方尽早做出安排。如果确实不能到会，应向主办方解释并致歉。

2. 准时到会 参加会议的人员，接到通知后，一定要严格地遵守有关会议时间的具体规定，要准时到会。特别是重要的会议更不能迟到，以免给会议带来影响。

3. 遵守纪律 在会议进行中，不要来回走动，不要随便离开现场。如果是短时间离开（如去洗手间），应轻手轻脚，不影响他人。如需长时间离开，应向有关人员说明理由，并表示歉意。

4. 注意礼节 会议参加者应衣着整洁，仪表大方，着装的风格与会议气氛相协调。进出会场要有序，依会议安排落座，开会时应认真听讲，不要私下小声说话或交头接耳，说说笑笑或听收音机、打游戏、吃零食和饮料等，这是对发言人的不尊重。如果参加的是座谈会、讨论会，应主动发表自己意见，尽量使会场气氛活跃。但不要“独占话筒”，控制自己发表意见的时间，应给他人留有发言的时间。发言人发言结束时，应鼓掌致意，但要注意礼节，不要大声喝彩、故意起哄。

（四）主持人礼仪

各种会议的主持人，一般由具有一定职位的人来担任，其礼仪表现对会议能否圆满成功有着重要的影响。

首先作为主持人应衣着整洁，大方庄重，精神饱满，切忌不修边幅；入席后，如果是站立主持，应双腿并拢，腰背挺直。持稿时，右手持稿的底中部，左手五指并拢自然下垂。双手持稿时，应与胸齐高。坐姿主持时，应身体挺直，双臂前伸。两手轻按于桌沿，主持过程中，切忌出现搔头、揉眼、跷腿等不雅动作；主持人言谈应口齿清楚，思维敏捷，简明扼要。主持人对会场上的熟人不能打招呼，更不能寒暄闲谈，会议开始前，可点头、微笑致意。主持人应根据会议性质调节会议气氛，或庄重，或幽默，或沉稳，或活泼。

（五）会议记录及善后礼仪

会议结束后，整理会议记录，更正记录中的问题，保证会议记录的真实性。会议结束后主办方要为外来参会者提供返程的便利，必要时应安排专人送行。

第四节 中国部分习俗礼仪

一、部分传统节日礼仪

（一）春节

中国民间最隆重最富有特色的传统节日。传统意义上的春节是指从腊月初八的腊祭或腊月二十三或二十四的祭灶，一直到正月十五，其中以除夕和正月初一为高潮。这些活动均以祭祀神佛、祭奠祖先、除旧布新、迎禧接福、祈求丰年为主要内容。活动丰富多彩，带有浓郁的民族特色。

春节的另一名称叫过年。在过去的传说中，年是一种为人们带来坏运气的想象中的动物。年一来，树木凋敝，百草不生；年一过，万物生长，鲜花遍地。年如何才能过去呢？需用鞭炮轰，于是有了燃鞭炮、贴春联、剪窗花的习俗，这其实也是烘托热闹场面的一种方式。

春节是个欢乐祥和的节日，也是亲人团聚的日子，离家在外的孩子在过春节时都要回家欢聚。过年的前一夜，就是旧年的腊月三十夜，也叫除夕，又叫团圆夜，在这新旧交替的时候，守岁是最重要的年俗活动之一，除夕晚上，全家老小都一起熬年守岁，欢聚酣饮，共享天伦之乐，北方地区在除夕有吃饺子的习俗，饺子的作法是先和面，和字就是合；饺子的饺和交谐音，合和交有相聚之意，又取更岁交子之意。在南方有过年吃年糕的习惯，甜甜的粘粘的年糕，象征新一年生活甜蜜蜜，步步高。

（二）元宵节

每年农历的正月十五日，春节刚过，迎来的就是中国的传统节日——元宵节。

正月是农历的元月，古人称夜为“宵”，所以称正月十五为元宵节。正月十五日是一年中第一个月圆之夜，也是一元复始，大地回春的夜晚，人们对此加以庆祝，也是庆贺新春的延续。元宵节又称为“上元节”。

按中国民间的传统，在这天上皓月高悬的夜晚，人们要点起彩灯万盏，以示庆贺。出门赏月、燃灯放焰、喜猜灯谜、共吃元宵，合家团聚、同庆佳节，其乐融融。

民间过元宵节有吃元宵的习俗。元宵由糯米制成，或实心，或带馅。馅有豆沙、白糖、山楂、各类果料等，食用时煮、煎、蒸、炸皆可。起初，人们把这种食物叫“浮圆子”，后来又叫“汤团”或“汤圆”，这些名称“团圆”字音相近，取团圆之意，象征全家人团团圆圆，和睦幸福，人们也以此怀念离别的亲人，寄托了对未来生活的美好愿望。

随着时间的推移，元宵节的活动越来越多，不少地方节庆时增加了耍龙灯、耍狮子、踩高跷、划旱船扭秧歌、打太平鼓等传统民俗表演。这个传承已有两千多年的传统节日，不仅盛行于海峡两岸，就是在海外华人的聚居区也年年欢庆。

（三）清明节

清明节是我国传统节日，又叫踏青节，按阳历来说，它是在每年的4月4日至6日之间，正是春光明媚草木吐绿的时节，并且也是我国的二十四节气之一，古代人们根据节气客观地反映了一年四季气温、降雨、物候等方面的变化，以来安排农事活动。《淮南子·天文训》云："春分后十五日，斗指乙，则清明风至。"按《岁时百问》的说法："万物生长此时，皆清洁而明净。故谓之清明。"清明一到，气温升高，雨量增多，正是春耕春种的大好时节。故有"清明前后，点瓜种豆"、"植树造林，莫过清明"的农谚。

清明节是一个纪念祖先的节日。主要的纪念仪式是扫墓，扫墓是慎终追远、敦亲睦族及行孝的具体表现，基于上述意义，清明节因此成为华人的重要节日。清明祭扫坟茔是和丧葬礼俗有关的节俗。据载，古代"墓而不坟"，就是说只打墓坑，不筑坟丘，所以祭扫就不见于载籍。后来墓而且坟，祭扫之俗便有了依托。秦汉时代，墓祭已成为不可或缺的礼俗活动。

（四）端午节

农历五月初五，是中国民间的传统节日——端午节，它是中华民族古老的传统节日之一。端午也称端五，端阳。此外，端午节还有许多别称，如：午日节、重五节，五月节、浴兰节、女儿节，天中节、地腊、诗人节、龙日等等。虽然名称不同，但总体上说，各地人民过节的习俗还是同多于异的。

过端午节，是中国人2000多年来的传统习惯，由于地域广大，民族众多，加上许多故事传说，于是不仅产生了众多相异的节名，而且各地也有着不尽相同的习俗。其内容主要有：女儿回娘家，挂钟馗像，迎鬼船、躲午，帖午叶符，悬挂菖蒲、艾草，游百病，佩香囊，备牲醴，赛龙舟，比武，击球，荡秋千，给小孩涂雄黄，饮用雄黄酒、菖蒲酒，吃五毒饼、咸蛋、粽子和时令鲜果等，除了有迷信色彩的活动渐已消失外，其余至今流传中国各地及邻近诸国。

赛龙舟，是端午节的主要习俗。相传起源于古时楚国人因舍不得贤臣屈原投江死去，许多人划船追赶拯救。他们争先恐后，追至洞庭湖时不见踪迹。之后每年五月五日划龙舟以纪念之。借划龙舟驱散江中之鱼，以免鱼吃掉屈原的身体。时至今日，端午节仍是中华民族一个十分盛行的隆重节日。

（五）中秋节

中秋节是我国仅次于春节的第二大传统节日，节期为农历八月十五，是日恰逢三秋之半，故名"中秋节"。在中国的农历里，一年分为四季，每季又分为孟、仲、季三个部分，也叫“仲秋节”；又因这个节日在秋季、八月，故又称“秋节”、“八月节”“八月会”；又有祈求团圆的信仰和相关节俗活动，故亦称“团圆节”、“女儿节”。

相传古代齐国丑女无盐，幼年时曾虔诚拜月，长大后，以超群品德入宫，但未被宠幸。某年八月十五赏月，天子在月光下见到她，觉得她美丽出众，后立她为皇后，中秋拜月由此而来。月中嫦娥，以美貌著称，故少女拜月，愿“貌似嫦娥，面如皓月”。

中秋节的习俗很多，形式也各不相同，但都寄托着人们对生活无限的热爱和对美好生活的向往。在我国中秋佳节，人们最主要的活动是赏月和吃月饼。

（六）重阳节

农历九月九日，为传统的重阳节。因为古老的《易经》中把“六”定为阴数，把“九”定为阳数，九月九日，日月并阳，两九相重，故而叫重阳，也叫重九，古人认为是个值得庆贺的吉利日子，并且从很早就开始过此节日。

九九重阳，因为与“久久”同音，九在数字中又是最大数，有长久长寿的含意，况且秋季也是一年收获的黄金季节，重阳佳节，寓意深远，人们对此节历来有着特殊的感情，唐诗宋词中有不少贺重阳，咏菊花的诗词佳作。

今天的重阳节，被赋予了新的含义，在1989年，我国把每年的九月九日定为老人节，传统与现代巧妙地结合，成为尊老、敬老、爱老、助老的老年人的节日。全国各机关、团体、街道，往往都在此时组织从工作岗位上退下来的老人们秋游赏景，或临水玩乐，或登山健体，让身心都沐浴在大自然的怀抱里；不少家庭的晚辈也会搀扶着年老的长辈到郊外活动或为老人准备一些可口的饮食。

庆祝重阳节的活动多彩浪漫，一般包括出游赏景、登高远眺、观赏菊花、遍插茱萸、吃重阳糕、饮菊花酒等活动。

二、部分少数民族礼仪与风俗

（一）满族

满族大部分分布在我国东北三省，以辽宁省最多。满族是十分注重礼节的民族。满族有尊上、敬老、好客、守信等美德，又接受了儒家思想，恪守“三纲五常”的封建伦理道德，因而形成了一整套繁琐、严格的礼仪。

“尊上敬老”是满族人礼仪的核心。在路上遇见长辈，要侧身微躬，垂手致敬，等长辈走过再行；不但晚辈见了长辈要施礼，在同辈人中年轻的见了年长的也要施礼问候。平时见长辈行“打千”礼，男子曲右膝，右手沿膝下垂；妇女双手扶膝下蹲。平辈亲友相见，不分男女行抱腰接面大礼。长辈的教诲晚辈要洗耳恭听，不能顶撞。长辈说话时，不经允许，晚辈不得插话。吃饭时，要长辈先坐、先吃，晚辈才能坐下。满族以西为上，室内西炕不得随便坐人和堆放杂物。

满族是个好客的民族。如有客人来家，全家人都要穿戴整齐，到门外去迎接。即便是现在满族也不习惯穿着睡衣或衣服不整地接待客人，因为这被视为对客人的怠慢或不礼貌。满族自古有内眷不避外客的习俗，特别是初次登门的客人，主人还要主动向客人介绍内眷，以示敬意。留客人在家吃饭时，也是很讲规矩的，“酒要斟满、茶斟半碗”，因为有“酒满敬人、茶满欺人”之说，而且客人不放筷子，主人不能先放下筷子。主客之间边吃边说，小辈绝对不许插嘴，但格格（未出嫁的姑娘）例外。外出做客时，长辈与小辈不能同席，父子不同桌。小辈一般都另开一桌。

满族过去信仰萨满教，每年都要根据不同的节令祭天、祭神、祭祖先，以猪和猪头为主要祭品。在大祭时要杀猪，特别是在祭祀祖先时要选用无杂毛的黑猪（有的还必须选黑公猪），宰杀前要往猪耳朵内注酒，如猪的耳朵抖动，则认为神已领受，即可宰杀。此举俗称为“领牲”。有的地方要将猪肠和膀胱放入吊斗挂在杆子上，让乌鸦来吃，如果三天内被吃掉，就为吉利。然后把全猪卸为八块，按原样摆在方盘内，供于家里屋内西山墙的祖宗牌位下，家人按辈份排列免冠叩头三遍，再将肉切碎入锅熬煮，全家围坐，蘸盐而食。此时如有客至，只要在祖先牌位前叩头三次，即可坐下同吃，吃完也不必道谢。满族人家至今还有逢杀猪时请亲邻好友前来品尝头顿猪肉的习惯。

满族禁忌较多，如满族至今有放犬的习俗，家家养狗，但不杀狗，不吃狗肉，不戴狗皮帽子，不铺狗皮褥子，不用狗皮制品。忌讳戴狗皮帽子或狗皮套袖的客人。据说是因为狗在满族先人的长期渔猎生活中起到了帮手作用，人们不忍食其肉、用其皮，于是逐渐形成这个习俗。满族也不准打射乌鸦、喜鹊，也曾有“神鹊救主”的传说。在满族老百姓家里的院子中，都喜欢种柳树，而且不许在柳树下拴马、喂家禽等。满族还有一些禁忌，至今仍保留着。

（二）朝鲜族

朝鲜族主要分布在中国东北的吉林、辽宁和黑龙江三省，少数散居在内蒙古和内地一些城市。朝鲜族有自己的语言文字，朝鲜语属阿尔泰语系。朝鲜族以能歌善舞而著称于世，朝鲜舞蹈包括长鼓舞、刀舞、扇舞、巫舞等。因其喜穿素白服装，所以被称为“白衣民族”。

朝鲜族素有“东方礼仪之族”的美称。在朝鲜族的日常生活当中，处处都能体现对长辈的尊重。饮酒、吸烟，父子不同席。在家宴中年轻人与老年人同席而无法回避时，年轻人举杯背席而饮。晚辈不能在长辈面前喝酒、吸烟；吸烟时，年轻人不得向老人借火，更不能接火，否则便被认为是一种不敬的行为；与长者同路时，年轻者必须走在长者后面，若有急事非超前不可，须向长者恭敬的说明原委；途中遇有长者迎面走来，年轻人应恭敬地站立路旁问安并让路；晚辈对长辈说话必须用敬语，平辈之间初次相见也用敬语；吃饭要先给老人盛，并为其摆单桌，待老人举匙就餐了，全家才开始吃饭。每当迎接“八一五”老人节和“六一”儿童节的时候，要为老人和儿童们多办实事，比平时更加尊敬老人、爱护儿童。

朝鲜族对日常进食及餐具的摆桌方法都有一定的规范，餐桌上，匙箸、饭汤的摆法都有固定的位置。如：匙箸应摆在用餐者的右侧，饭摆在桌面的左侧，汤碗摆在右侧，带汤的菜肴摆在近处，不带汤的菜肴摆在其次的位置上，调味品摆在中心等。吃饭时，匙要放在汤碗里，若放在桌上则表示已吃完；如有客人，先让客人动筷，客人吃完之前主人不能放筷子，客人不能吃尽碗里的饭，须留一点，否则视为不敬。在酒席上，按年庚依次倒酒，老者举杯后其他人依次举杯。路遇长者或客人，必须恭顺地问安行礼并让路。在屋内同客人初次见面，互通姓名时，要双膝跪席，双臂垂前摁席，稍俯上身，恭顺地通报自己的姓名，然后说些客气话。不论男女，不能在客人面前随意伸腿，更不能岔开双腿。

冠礼、婚礼、丧礼、祭礼是朝鲜族众多礼仪活动中最重视的人生礼仪。

在朝鲜族民间日常生活中曾有过很多禁忌，例如孕妇禁用有豁口的瓢、碗饮水，孕妇忌吃鸡肉，怕产后无奶汁。同一个祖宗传下来的同姓男女之间不能婚配；同一个祖宗传下来的异姓男女之间不能通婚；不能与姑表亲、姨表亲通婚；家有丧事，在一年内不能成婚。在丧礼与祭礼时，泥鳅、鳝鱼等没有鳞的鱼，不能用作祭祀食品；另外，在红白喜事日，不杀狗等等。朝鲜族忌讳人称“鲜族”。朝鲜族的各种禁忌习俗，大部分已经废弃，但有一些仍延续至今。

（三）蒙古族

蒙古族主要聚居在内蒙古自治区，其余分布在中国的东北、西北地区。蒙古族是一个历史悠久而又富于传奇色彩的民族。千百年来，蒙古族过着“逐水草而迁徙”的游牧生活。中国的大部分草原都留下了蒙古族牧民的足迹，因而被誉为“草原骄子”。

热情好客，待人诚恳，是蒙古族人民的传统美德。外出路上不论是与同熟人还是陌生人相逢，总是亲切问候。平辈、熟人相见，一般问“赛拜努”（你好）；如遇见长者，则要问“他赛拜努”（您好）。

客来敬茶是蒙古族的一种传统礼仪。当家中来客人时，不管是常客还是陌生的客人，主人首先要为客人斟上香气宜人的奶茶，然后摆上奶食和糕点。

斟酒敬客也是蒙古族的传统美德，通常主人将斟好的美酒，托在长长的哈达上，唱起动人、传统的敬酒歌，从客人中的长者开始，依次进行。不会喝酒者，可沾唇示意，表示接受主人纯洁的友谊。

献歌、敬酒是蒙古民族传统的待客方式，是欢迎远方客人的最高礼节。通常主人是将美酒斟在银碗里，托在长长的哈达之上，唱起蒙古族传统敬酒歌，敬献客人。客人若是互相推让不喝酒，就会被认为是瞧不起主人、不愿以诚相待。宾客应随即接住酒，左手捧杯用无名指蘸酒向天、地、眉头各点一下，表示先祭天、祭地、祭祖先，随后把酒一饮而尽。不会喝酒也不要勉强，可沾唇示意，表示接受了主人纯洁的情谊。

到蒙古族人家做客要注意敬重主人。进入蒙古包要从火炉左侧走，要盘腿围着炉灶坐下，东侧是主人起居处，尽量不坐。主人不让座时尽量不得随便坐。走进蒙古族人家，无论是蒙古包还是砖瓦房，都不可坐在门槛上或踩在门槛上，蒙古族人非常忌讳这一点。此外，还有一些经常碰到的情况，客人也需注意。若门前有火堆或挂有红布条，表示这家有病人或产妇，忌外人进入；忌在蒙古包里的火盆上烘烤脚、鞋、袜和裤子等；对迎面上来狂吠的牧羊犬可大声呵斥，但不要用东西去打。

献哈达是蒙古族迎送客人和日常交往中特有的习俗。献哈达时，献者躬身双手捧着，递给对方。接受哈达时，宾客应微向前躬身将哈达挂在脖子上或双手接过哈达，并双手合掌于胸前，以表谢意。

（四）回族

回族是中国少数民族中人口较多的民族之一。全国多数县、市都有回族居住，主要聚居于宁夏回族自治区，在甘肃、新疆、青海、河北以及河南、云南、山东也有不少聚居区。

回族是一个非常好客而热情的民族，有着“持家从俭、待客要丰”的优良传统，重视待客礼节。回族人见面时都要问候，问者说“色俩目”（平安，您好），回答者则说“安色俩目”（平安，您也好）。同时还握手，右手置抚胸前，腰微微前躬，表示从内心敬重对方，衷心地祝愿。当家里来客人时，主人立即起身相迎让座，献上香茶。当男主人与客人愉快交谈时，女主人则到厨房准备丰盛饭菜款待客人。就餐前，要先洗手。入席，谦让年长者入座上席。上饭菜之前，主人要先上盖碗茶。到茶时要当客人的面将碗盖揭开，然后盛水加盖，双手捧递。这样做，一方面表示这盅茶不是别人喝过的余茶，另一方面表示对客人的尊敬。若遇上老年客人，还要烧热炕请老人坐，并敬“五香茶”或“八宝茶”。进餐时，上席长者先动筷子，其他人才能进食。就餐时，长辈要坐正席，晚辈不能同长辈同坐在炕上，须坐在炕沿或地上的凳子上。进餐时，不说污言秽语，不挑剔食物，不要像碗里吹气，也不要用筷子在碗里乱搅动，要小口进食。饮水时，不连接吞咽，不能对着杯盏喘气饮允，要一口一口慢慢饮。陪客吃饭也有讲究，男客人由男主人陪同，女客人由女主人陪同，晚辈不能陪客吃饭。当客人道别时，主人总是满脸微笑，并一再挽留。送客时，全家人都要一一与客人道别、祝福，主人一直将客人送出自己家门口，如果是贵客还要送出村庄或城镇才分手。

回族饮食禁忌较多，忌食猪肉、狗肉、马肉、驴肉和骡肉，不吃未经信仰伊斯兰教者宰杀的和自死的畜禽肉，不吃动物的血等；忌讳别人在自己家里吸烟、喝酒；禁用食物开玩笑，也不能用禁食的东西作比喻，如不得形容辣椒的颜色像血一样红等；禁止在人前袒胸露臂；在社会活动方面，忌讳在背后诽谤和议论他人短处；凡供人饮用的水井、泉眼，一律不许牲畜饮水，也不许任何人在附近洗脸、洗澡或洗衣服。回族居民内部布局体现“以西为贵”，西房通常是老人居住，西墙是老年人在家做礼拜时面对的地方。当老年人做礼拜时，切忌旁人从老人面前走过。回族婚姻实行族内婚，但限制同乳兄弟姐妹结婚，少数与其他民族通婚者，但原则上要求对方随回族习俗。进入清真寺忌抽烟。在语言上，对食用的畜禽忌说“肥”，而说“壮”。

（五）维吾尔族

主要聚集在新疆维吾尔自治区。大部分聚居在天山以南，是中国北方的一个古老民族。

维吾尔族是一个重礼仪的民族；他们热情，好客，爽直，忠厚，因传统的沿袭和宗教的清规，在日常生活中，在人和人的交往中有严格的礼仪讲究。不同阶层的人，不同性别的人，不同年龄的人，关系亲与疏的人，信教与不信教者，见面时的礼节都有所不同。但总的原则是：小辈礼让长辈，男子礼让妇女，年轻的礼让年长的。

男性之间见面的礼节维吾尔族的礼节带有浓郁的地方色彩。见面时必道“萨拉姆”。“萨拉姆”是阿拉伯语，原意为“和平”、“平安”。一个人用手掌扶胸，身体微躬，两眼目视对方，一方先问道：“萨拉姆里空（愿真主赐福于你）。”对方也用同样动作回答“外艾来里萨拉姆（愿真主也赐福于你）。”然后双方握手，再行寒暄。如果一方是熟识的领导或是年长之辈，另一方在问候时，双臂下垂，两手相靠，表示对对方的尊崇。问候毕，开始互相询问家庭成员的身体、生活、子女等情况。如果一方说一切都如意时，对方要做出祝福性回答。

女性之间的礼节亦带有浓厚的感情色彩。年龄大的，或未受过文化教育的两名女性见面时，两个脸颊相贴，拥抱，然后互致问候。有文化的青年妇女见面时握手即可。经常见面的妇女不握手，只问候“您好”。晚辈见长辈时不握手；年龄大的主动问候年纪小的：“您好，孩子！”对方可回答：“您好，阿尼卡（类似汉族人的阿姨）！”或“您好，阿恰（姐姐）！。”

男人和女人见面时的礼节过去习俗规定，男女互相见面时，不准握手，只问候。如果家中只有女人时，男客不得轻易入内。现在参加工作的男女之间则不受这些旧俗约束。

维吾尔人晚辈对长辈异常尊重。子女十分敬重父母，更敬重爷爷、奶奶。家庭成员中，年长者最受尊崇。走路让长者先走，说话让长者先说，坐下时让长者坐上首。禁止在长辈面前说不敬、粗鲁和揶揄的语言。吃饭，先给老人端去，身下铺上好的褥子。铺褥子与不铺褥子，铺好褥子与铺差褥子，是对老人尊重或不尊重的标志之一。

维吾尔族对做客时的礼节是很有讲究的。比如家中来了男客，女人不直接给客人端饭，由自己的丈夫去端，女人一般不露脸。女客人不和男客同桌吃饭。男客由男主人接待，女客由女主人接待。

在家中待客，要推让长者或领导在靠近壁炉的首席就坐；当长者或领导进屋时，年幼的则起立致意后方可落座；上炕时，要求跪坐，禁忌双腿伸直，脚底朝人。接受礼品和捧茶请饮时，要双手去接，单手接受物品被视为缺乏礼貌。维吾尔人十分讲究邻居间的和睦相处，相互帮助。家里做了好饭，左邻右舍间常互相赠送品尝。一家来了亲朋或远方的贵客，各家邻居都要轮流请到自己家做客。

到维吾尔族家中做客，都很尊重民族习俗，讲究礼貌。吃饭时，不随便拨弄盘中食物，不随便到厨房或锅灶前面去，一般不把食物剩在碗中，同时注意不让饭屑落地，如不慎落地，要拾起来放在自己跟前的“饭单”上。共盘吃抓饭时，不将已抓起的饭粒再放进盘中。饭毕，如有长者领作“都瓦”，客人不能东张西望或立起。吃饭时长者坐在上席，全家共席而坐，饭前饭后必须洗手，洗后只能用手帕或布擦干，忌讳顺手甩水，认为那样不礼貌。在屋内和人交谈时，禁忌吐痰，擤鼻涕，打哈欠，喧哗。否则，被认为是对他人不尊重。在称呼对方时，必须用“您”，忌讳直呼“你”（除非对自己的妻子或挚友）。

维吾尔族对于禁忌要求非常严格，在饮食方面禁食猪肉，禁食血，禁食自死动物、猛兽、猛禽及狗肉、驴肉、骡子肉、骆驼肉。在社交方面受或奉送礼物、茶饭碗时要双手，单手接受或递送物品被视为缺乏礼貌，家里有客人时不能扫地；忌穿短裤、短小衣物外出；睡觉时禁头东脚西，禁四肢平伸仰卧。不能在长者就座之前入座；吃抓饭不要用手乱抓或抓了再放回去；吃剩残物不要乱扔；用餐时不要从餐布或主人面前跨过；不要当着主客的面吐痰、擤鼻涕等。

（六）藏族

藏族是中国古老的民族之一。主要分布在西藏自治区以及青海、甘肃、四川、云南等临近省。素有“世界屋脊”之称的西藏，美丽神奇，是藏族的主要聚居地，占当地人口的95%。藏族人民热情开朗、豪爽奔放，献哈达是藏族对客人最普通、最隆重的礼节，送接哈达有讲究：晚辈向长辈或高僧活佛敬献哈达，要微微躬身，双手捧至座前，献后后退数步方能转身离去，以示尊敬。长辈给晚辈赠送哈达可直接挂在对方颈上。平辈献哈达送到对方手上或手腕上。接受哈达者，身体要微微前倾，恭敬地用双手接过，然后举过头顶挂在自己颈上，以示谢意。

藏族人常用青稞酒、酥油茶招待客人。敬酒以满怀为敬，主人先喝，客人喝酒时，先用食指沾酒向天空弹三次，祝“扎西德勒”后再喝，若客人酒量不大，经主人同意，也可不喝，以表示礼节。一般敬酒，主人先请客人喝三口添三次再一满杯饮干，如此主人家会很高兴。敬酥油茶也是藏家的日常礼节。敬茶时讲究长幼有序、主客有序和尊卑有序。先长辈、父母、客人和尊者，再晚辈和主人。若有客来，主人要用清水将碗洗净，揩干，用火烘干，然后再斟茶用双手捧献于客人前，客人饮用后，主人会很快添上，除非客人以手盖碗表示不能再饮为止。起先斟茶时不能将碗倒满。客人喝过一口后，主人可斟满，以表示主人大方、不吝啬。客人告辞时，茶碗里的茶不能全喝完，表示对主人的尊敬和有礼貌。

藏族非常注意使用敬语，这种风气拉萨人更为讲究。藏语分为敬语和非敬语。在与人交往时，地位相同的人相互用敬语，地位低的人对地位高的人也用敬语，对地位悬殊的人用最敬语。不会敬语的人被认为缺少教养，而敬语用错了，便会闹出笑话。藏族人非常重视称谓，称谓不准确，往往被认为不懂礼貌。在对方名字后面加一个“拉”字，表示尊敬。例如称格桑为“格桑拉”，扎西为“扎西拉”；教师称为“格拉”，厨师称为“玛青拉”等等。

藏族最大的禁忌是杀生，受戒的教徒在这方面更是严格。虽吃牛羊肉，但不亲手宰杀。藏族人绝对禁食驴、马、和狗肉。在社交方面，忌在别人背后吐唾沫，拍手掌。进入寺庙时，忌讳用手抚摸佛像、经书等圣物，认为是触犯禁规。忌在寺院附近大声喧哗。

（七）壮族

壮族是中国少数民族中人口最多的一个民族，主要聚居在广西，云南省文山，广东连山、贵州从江、湖南江华等地也有分布。

尊老爱幼是壮族的传统美德。路遇老人要主动打招呼、让路，在老人面前不翘二郎腿，不说污言秽语，不从老人面前跨来跨去。杀鸡时，鸡翅必须敬给老人。用餐时须等最年长的老人入席后才能开饭；长辈未动的菜，晚辈不得先吃；给长辈和客人端茶、盛饭，必须双手捧给，而且不能从客人面前递，也不能从背后递给长辈；先吃完的要逐个对长辈、客人说“慢吃”再离席；晚辈不能落在全桌人之后吃饭。路遇老人，男的要称“公公”，女的则称“奶奶”或老太太；路遇客人或负重者，要主动让路，若遇负重的长者同行，要主动帮助其代负并送到分手处。

壮族是个好客的民族，过去到壮族村寨任何一家做客的客人都被认为是全寨的客人，往往几家轮流请吃饭，有时一餐饭吃五、六家。不管远亲近邻来家做客，都要以礼相迎，热情接待。平时即有相互做客的习惯，比如一家杀猪，必定请全村各户每家来一人，共吃一餐。招待客人的餐桌上务必备酒，方显隆重。敬酒的习俗为“喝交杯”，其实并不用杯，而是用白瓷汤匙。两人从酒碗中各舀一匙，相互交饮，眼睛真诚地望着对方。婚丧嫁娶、盖房造屋以及小孩满月、周岁等红白喜事，都要置席痛饮。实行男女分席，但一般不排座次，不论辈分大小，均可同桌。并且按规矩，即便是吃奶的婴儿，凡入席即算一座，有其一份菜，由家长代为收存，用干净的阔叶片包好带回家，意为平等相待。

壮族青年结婚，忌讳怀孕妇女参加，怀孕妇女尤其不能看新娘。壮族妇女生小孩期间，谢绝外人进入，特别是怀孕妇女不能进入产妇家。家有产妇，要在门上悬挂柚子枝条或插一把刀，以示禁忌。不慎闯入产妇家者，必须给婴儿取一个名字，送婴儿一套衣服、一只鸡或相应的礼物，做孩子的干爹、干妈。到壮族地区旅游，如果碰到壮族村寨有丧事，在征得主人的同意后，可以带上两只鸡、两只鸭或相应的钱物，前往参加葬礼，但严禁触摸死者的灵房。壮族的住房有干栏式竹楼和地居式平房两种。登上壮族人家的竹楼，一般都要脱鞋。壮族忌讳戴着斗笠和扛着锄头或其他农具的人进入自己家中，所以到了壮家门外要放下农具，脱掉斗笠、帽子。

思考题

1. 求职礼仪的具体要求？
2. 面试过程中要注意什么？
3. 人际交往要注意什么？
4. 中国部分传统节日礼仪？
5. 参加会议要注意哪些礼仪？

CHAPTER 第十章

形体训练

第一节 形体训练概述

形体，是指人在先前遗传产生变异和后天获得的基础上所表现出的身体形态上的相对稳定的特征。是包括人的表情、姿态和体型在内的人的外在形象的总和。

形体训练是以人体科学理论为基础，通过各种身体练习以增进健康、增强体质、塑造体型、训练仪态、陶冶情操，它是一个有目的、有计划、有组织的教育过程。

一、形体训练的内容

（一）身体基本形态训练

身体基本姿势练习，是形体训练的重要内容之一，人的基本姿势是指人体的坐、立、行等身体姿势。良好的身体姿势给人以赏心悦目的感觉，在护理工作中，护理人员应依良好的身体姿势给病人留下良好的影响。

身体姿势练习的主要内容包括站姿、坐姿、走姿基本动作的控制性练习。目的在于进一步改变身体形态原始状态，逐步形成正确的站姿、坐姿、走姿和优雅的举止，提高形体动作的灵活性和表达能力。

（二）形体素质训练

形体素质练习是形体训练中的基础练习，也是形体训练的重要内容之一。其主要内容包括力量素质、柔韧性、控制能力、人体的协调性、灵活性等素质练习，其中以力量素质练习和柔韧性素质练习为最重要的。

（三）形体综合练习

以有节奏的形体动作作为主要练习手段，采用基本舞步、舞蹈组合、韵律操、健美操、体育舞蹈等多种项目。从而提高练习者有氧代谢能力，促进身体全面均衡的发展，提高其节奏感、音乐表现能力和形体表达能力，增强练习者的兴趣，陶冶情操，培养高雅的气质和风度，提高美的感觉及欣赏能力，丰富学生的想象力和创造力，保持健美的体形，促进优美体态的形成。

二、形体训练的特点

（一）具有强烈的艺术性

形体训练的内容涉及体操、舞蹈、音乐等，是一门综合性艺术，丰富多彩的练习内容及形体美的表达形式、舒展优美的姿态和矫健匀称的体型、集体练习中巧妙变换的队形展示了其强烈的艺术表现力和感染力。

（二）具有科学性

形体训练的科学性主要体现在练习内容、运动负荷、练习方法等方面确定必须符合人体发展的客观规律。

（三）具有针对性

形体训练是内外结合的全身运动，动作可难可易，体力上也可自由调节。同时，形体训练也可以针对身体的每一个部位，每一块肌肉进行锻炼，对体态的每一个动作进行纠正，以达到强化体型和体态的效果。

（四）具有系统性

人体是一个完整统一的有机体，只有全面系统进行形体训练，才能使全身肌肉均匀、线条清晰，使身体各部分比例均匀而优美。

三、形体训练的目的和意义

（一）通过形体训练提高体能素质，为学生的发展奠定基础

俗话说“生命在于运动”，采用何种运动方式来促进健康一直是我们需要解决的问题。而形体训练是以身体练习为基本手段，运用各种健美动作和组合动作，增强体质，促进人体形态美一种体育运动。它可根据学生的实际情况选择不同的运动形式，对人体诸器官和系统有良好的影响，同时还能培养优美的体形，使学生能朝着喜爱的健美方面发展。

（二）塑造学生完美的外在素质，提高审美能力

形体美是世界上一种永远新鲜、永远洋溢着生命力的最动人的美。人的外在素质主要体现在形体美。一般来说影响人体形态的因素有遗传因素和环境因素（营养、劳动、生活条件、体育锻炼）。遗传因素虽然生成了人的基本体型，但后天塑造却是完全可能的。通过科学的形体训练，不但可以得到一个健康的身体，也可以改变和改善不良体型，而且会获得令人羡慕的好仪态和优美的体态，也可以说形体训练是一种特殊的人体雕塑艺术。

（三）塑造良好个人形象，提高学生的职业素质

形象是当今社会的核心概念之一，人们对形象的依赖已经成为一种生存状态。在激烈竞争的当今社会，第一印象在个人的求职、社交活动中会起到非常关键的作用。大学生是未来社会的主要力量，应通过形体训练获取将来所需的悦目的仪表和得体的举止，为今后的工作奠定良好的形体基础和知识基础。

第二节 基本姿态训练

一、基本姿态练习

人的基本姿态是指：坐、立、行。当这些基本姿态呈现在人们眼前时会给人一种感觉，如：身体形态所显示的端庄、挺拔与高雅，给人的印象是赏心悦目的美感（包括日常活动的全部）。由于一个人的姿态具有较强的可塑性，也可具有一定的稳定性，通过一定的训练，可以改变诸多不良体态，如：斜肩、含胸、松垮、行走时屈膝晃体，步伐拖沓等。

二、社交活动中几种常见姿态的训练

（一）站姿训练

1. 五点一线法（靠墙法） 练习者保持站立的基本姿势，面带微笑，双目平视，下颌微收，双手自然下垂，手指并拢，呼吸均匀。把身体背靠墙站立，尽量使后脑、肩、臀、小腿肚、脚跟五点呈一直线紧靠墙面，收腹挺胸，脚掌并拢，大腿夹紧，按照训练要领保持一段时间，直到达到训练要求。

2. 背靠背法 练习者身高相近的两人为一组，背靠背站立，尽量使后脑、肩、臀、小腿肚、脚跟均彼此紧密相贴，按上述的站姿要求进行站姿训练，每次 15 分钟。

3. 顶书法 在训练时头顶平放一本书，按标准站姿进行站立训练。为了塑造腿部的美感，两腿之间最好夹一张纸片，在练习的过程中书和纸片均不能落地，联系身体平衡感于挺拔感，每天练习 10 分钟。

（二）坐姿训练

良好的坐姿给人以自信、友好、成熟、稳重之感，同时对其保持健康也有好处。

1. 就坐训练 练习者保持站立的基本姿势，立于椅子前面，目视前方，面带微笑。左脚退后半步，女生右手捋裙（用右手沿臀向下整体裙子），坐下。女子坐椅的 2/3，不可坐满椅，也不可坐 1/3，男子可坐满椅。坐好后，上体要端直，女子双膝并拢，双手交叉与腹前，男子双膝可略分开以拳头的距离，双手分别置于左右腿上或左右扶手上，最后收回右脚，与左脚相并。

2. 起立姿势训练 在就座姿势的基础上，练习者右脚向前移动半步，左脚蹬地起身，随即重心移至右脚，最后收回左脚，成规范的站立姿势。在整个过程中，注意重心得移动，始终保持上体端直。

3. 正身侧坐姿势练习 练习者标准坐姿，上身向左侧身，保持端直，双脚向右斜伸出内收，双足尖点地，足尖要绷紧，右脚置于左脚掌处，力求使斜放后的腿部与地面呈 45 度角。手的姿势不变，控制动作，双脚收回并拢，双脚垂直于地面，身体转正，然后换方向反复练习。

4. 双腿重叠就坐姿势训练

在标准坐姿的基础上，练习者左腿垂直于地面，右腿重叠于左腿上，右小腿向里收，紧贴左小腿，脚尖绷直（图 10－1）。控制此动作，然后换右腿。反复练习，到熟练掌握为止。在练习过程中手的姿势不变。

5. 单腿侧挂坐姿训练

练习者按就座训练自入座后，身体向左侧身 45°，右小腿，右侧脚尖点地，左腿稍稍提起，左脚挂在右脚踝关节处，双腿并拢（图 10－2）。控制动作，然后放下左腿，右侧身成正坐姿势。换方向反复练习。在练习过程中脚的位置要准确，要挂在脚踝处，脚尖要绷紧，身体侧身时，脚反向伸出，要注意姿势的协调和美感。

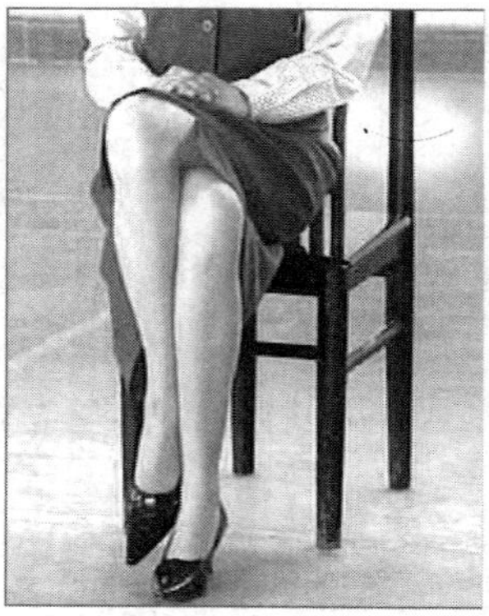

图 10－1　双腿重叠坐姿

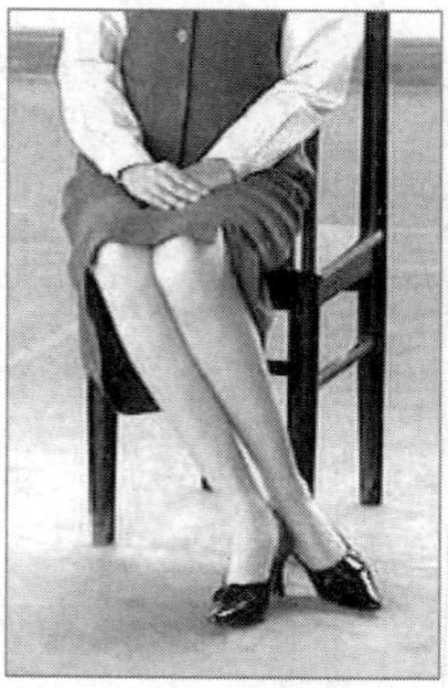

图 10－2　单腿侧挂坐姿

（三）走姿的训练

1. 走姿分解动作一

练习者标准站姿，收腹挺胸，开肩梗颈，目视前方，面带微笑。双手叉腰，左脚擦地前点地，右脚蹬地，重心前移至左脚，成右脚后点地，然后换右脚擦地前点地，左脚蹬地，重心前移至右脚，成左脚后点地。反复练习。在练习时注意重心得移动，蹬地要用力。

2. 走姿分解动作二

练习者在上述动作基础上，当右脚擦地前点地，左臂前下斜举，右臂后下斜举，左脚蹬地，重心前移，成左脚后点地，手臂位置不变，然后换脚反复练习。注意左右下斜举臂与前移重心动作要协调。

3. 步度的控制练习

练习者标准行姿，只是在行走时步度进行控制，男生每步 40cm，女生每步 30cm，反复练习，在练习过程中始终保持上体端直，收腹挺胸，开肩梗颈，目视前方。

4. 步位控制

在正确走姿的基础上，对步位进行控制，女生走一条线，男生走两点，即左右脚行走时不再一条线上，女生“一条线”在行走时，左右脚位置应在一条线上。反复练习。并注意行走时手臂的摆动，双脚移动和步位控制之间的协调。

5. 持物

（1）持病例夹：病例夹是把记录患者病情的病例本很好的保持并随书写的夹子。正确持病例夹的姿势：头、肩、上身、两腿同行走要求。手持病例夹的边缘中部，放在前臂内侧，持物的手紧靠腰部，病例夹的上边边缘略内收，或左手持病历卡 1/3 或 1/2 处，右手轻托病历卡右下角（图 10－3）。

（2）端治疗盘：治疗盘时护理工作中最常见的使用性最强的物品。护理人员在使用治疗盘时，正确的端盘姿势，得体的行为举止，会给病人以精神安慰和安全感。

正确的姿势：头、肩、上身、两腿同行走要求。双手持治疗盘两侧 1/3 或 1/2 处，拇指在治疗盘的边缘，其余四指称扇形打开拖住底部。肘关节成 90°，双肘尽量靠近身体腰部。双手端盘平腰，治疗盘距胸前方约 5cm，治疗盘不触及上体（图 10－4）。

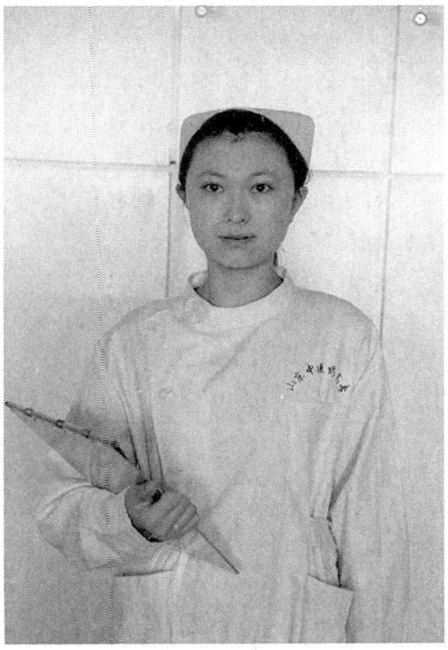

图 10－3　持病例夹

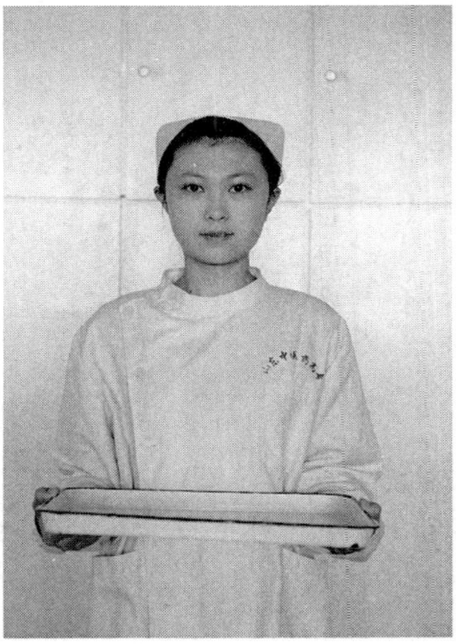

图 10－4　端治疗盘

6. 推治疗车

治疗车是护理工作中常用的运输工具。

推车的正确姿势：护士位于无护栏一侧，肩、上身、两腿同行走要求。两手扶治疗车左右两侧扶手，身体略向前倾，中心集中于前臂，治疗车距身体前侧约 30cm，肘部自然放松，约成 135～160°角，向前轻轻推动治疗车，尽量减少治疗车推行过程中发出的声响。

（四）蹲姿

1. 基本蹲姿

蹲姿的运用要优美、典雅。基本要求：一脚在前，一脚在后，两腿向下蹲，前脚全着地，小腿基本垂直于地面后腿跟提起，脚掌着地，臀部向下。男士两腿间可留有适当的缝隙，女士则要两腿并紧，穿旗袍或短裙时需更加留意，以免尴尬。

2. 两种常用的蹲姿训练

（1）交叉式蹲姿（图 10－5）

下蹲时左脚在前，右脚在后，左小腿垂直于地面，全脚着地。右腿在后与左腿交叉重叠，右膝由后面伸向右侧，右脚跟抬起，脚掌着地。两腿前后靠紧，合力支撑身体。臀部向下，上身稍前倾。

（2）高低式蹲姿（图 10－6）

下蹲时左脚在前，右脚稍后（不重叠），两腿靠紧向下蹲。左脚全脚着地，小腿基本垂直于地面，右脚脚跟提起，脚掌着地。右膝低于左膝，右膝内侧靠于左小腿内侧，形成左膝高右膝低的姿式，臀部向下，基本上以右腿支撑身体。男士选用这种蹲姿时，两腿之间可有适当距离。

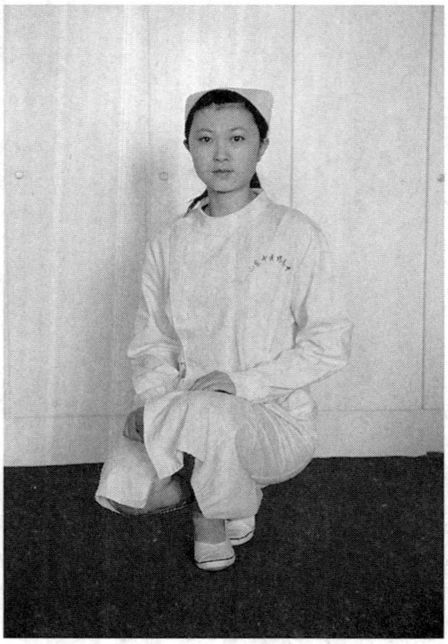

图 10－5　交叉式蹲姿

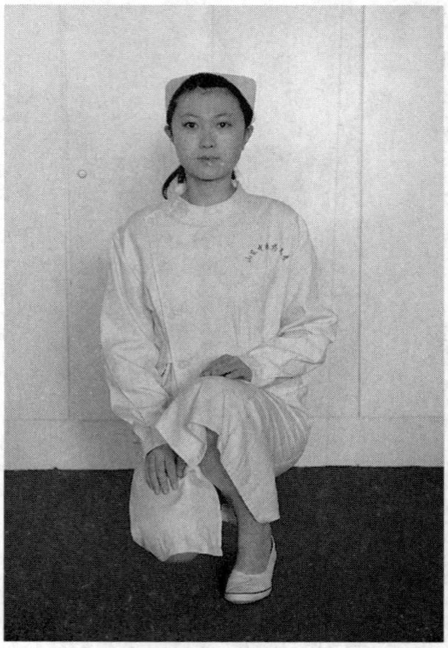

图 10－6　高低式蹲姿

3. 拾物蹲姿

若用右手捡东西，可以先走到东西的左边，右脚向后退半步后再蹲下来。脊背保持挺直，臀部一定要蹲下来，避免弯腰翘臀的姿势（图 10－7）。

4. 蹲姿禁忌

（1）弯腰捡拾物品时，两腿叉开，臀部向后撅起，是不雅观的姿态。

（2）下蹲时低头，弯背或弯上身、翘臀部，特别是女性穿短裙时，这种姿势十分不雅。

（五）行礼与手势

1. 鞠躬礼

鞠躬礼是人们在生活中对别人表示恭敬的一种礼节，既适用于庄严肃穆、喜庆欢乐的仪式，也适用于一般的社交场合。

练习方法：取站立姿势，双目平视，以髋为轴，身体上部挺直向前倾斜 15 ~ 30°，目光落在前方 1 ~ 2m 处，双手交叠或相握，虽身体的前倾自然下垂，随即恢复原位（图 10 – 8）。

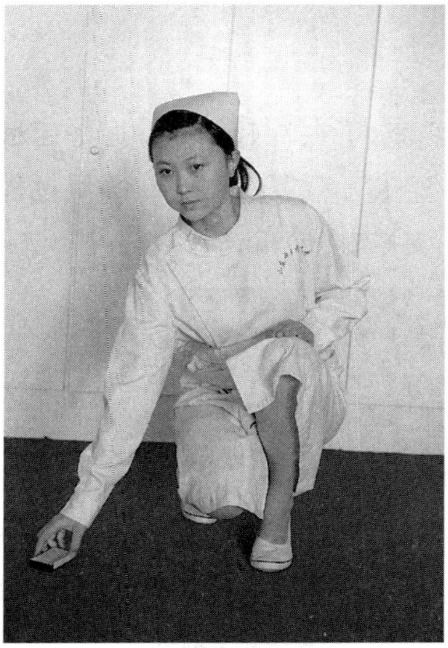

图 10 – 7　正确拾物姿势

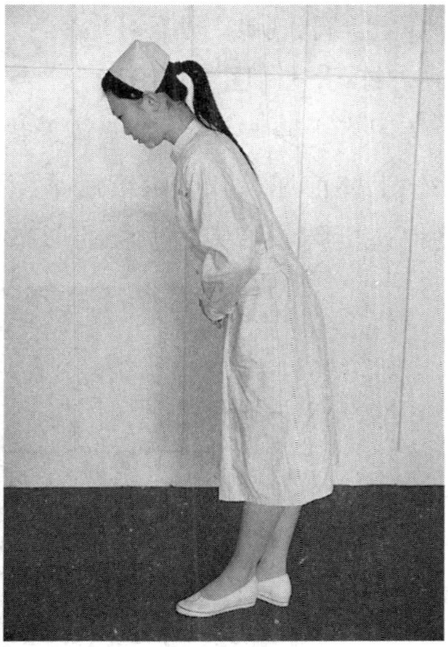

图 10 – 8　30°鞠躬礼

注意在行鞠躬礼时，避免出现低头含胸、仰首观望，目光游移等不良姿态。并注意双手不可按在腹部，或扶在双腿，否则有损行礼者的风度与形象。

2. 握手礼训练

练习者两人一组，双方相距 1m，相互注视对方，面带微笑，双腿立正，上身稍微前倾，伸出右手，四指并拢，拇指张开，与对方相握。

3. 指引手势训练

手势作为信息传递的方式，在日常交际中使用较频率，范围较广。通过正确优美的手势引领客人，可以表达一个人的礼仪素养。

训练基本要领：左手或右手抬高至腰部，四指并拢，拇指微张，掌心向上，为“尊敬”和“请”的敬意语态，以肘部为轴，可以右手单臂或双臂横摆式，朝一定的方向伸出手臂。当请他人坐下时，手臂伸向前左、右侧，正前方，手臂摆动幅度不要太大。

第三节　形体素质训练

一、柔韧素质练习

（一）肩、胸柔韧练习

1. 练习一（图 10－9）

练习者上身与腿呈直角坐于垫上，双臂直伸撑地。双手在背后互撑，握好后尽力高抬，上体前屈，双臂继续后举，至最大限度，控制 15 秒。反复练习。在练习过程中始终保持挺胸、抬头、立腰的形态，双臂在体后伸直，再做体前屈。

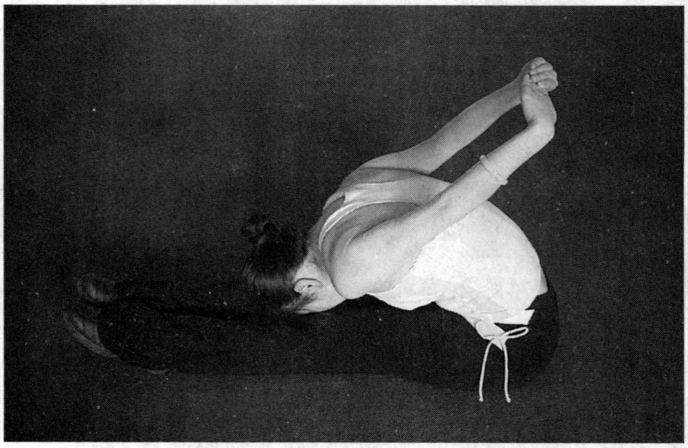

图 10－9　练习一

2. 练习二（图 10－10）

站立姿势，双臂向后伸直，双手互握。双手握好后，体前屈至最大限度，双臂继续后举保持不动。

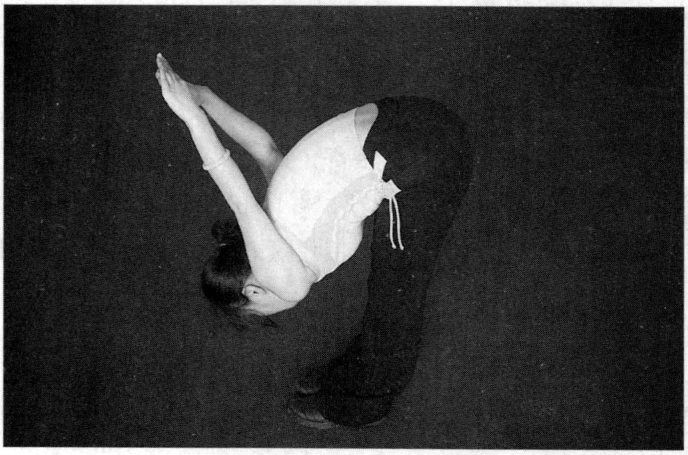

图 10－10　练习二

（二）腰部柔韧练习

1. 练习一（图10－11）

练习者左右分腿坐于垫上，上体正直，双手与头后交叉相握抱头。上身挺胸、立腰，最大限度向右侧屈，两肘关节打开成一平面，在侧屈时肘关节尽量触膝。然后控制动作5秒，反复练习。

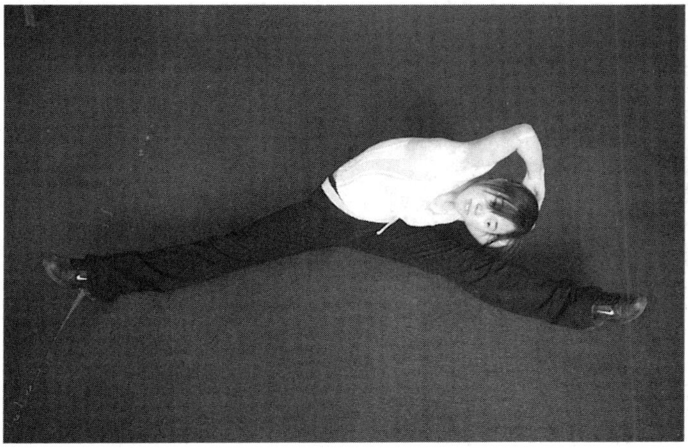

图10－11　练习一

2. 练习二（图10－12）

练习者两腿跪立于垫上，两臂上举，掌心向前。身体由右开始，向前、向右、向后环绕一周，在环绕时要以腰为轴，最大限度做环绕动作，然后反方向练习。

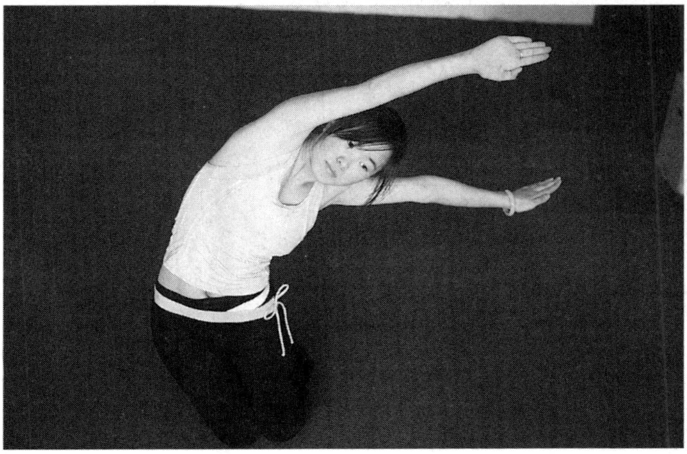

图10－12　练习二

3. 练习三（图10－13）

练习者两腿跪于垫上，两臂前平举。上体向左拧转腰部，双臂侧平举，以最大幅度作拧转动作，保持抬头、挺胸、立腰、立背的身体姿势，控制 5 秒，然后向右拧转，手臂动作方向相反，反复练习。

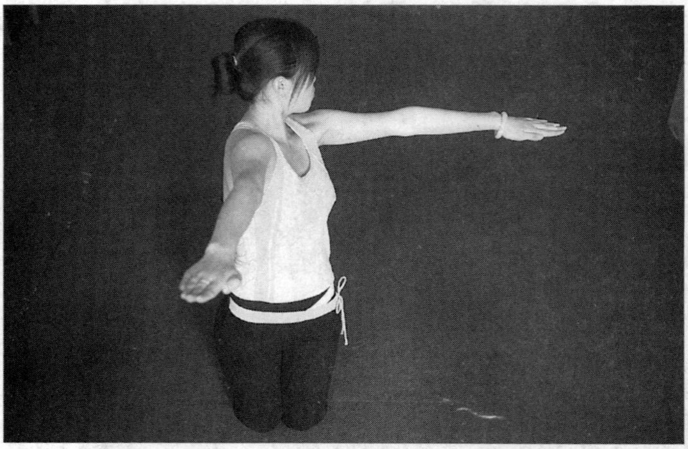

图 10－13　练习三

（三）胯、腿柔韧练习

1. 练习一（图 10－14）

练习者双腿并拢坐于垫上。上体前压贴于双脚，稍抬头，向前下方施力并有节奏地拉伸，控制 15s，反复练习。上身前屈时双膝紧贴地面，身体尽力伸展。

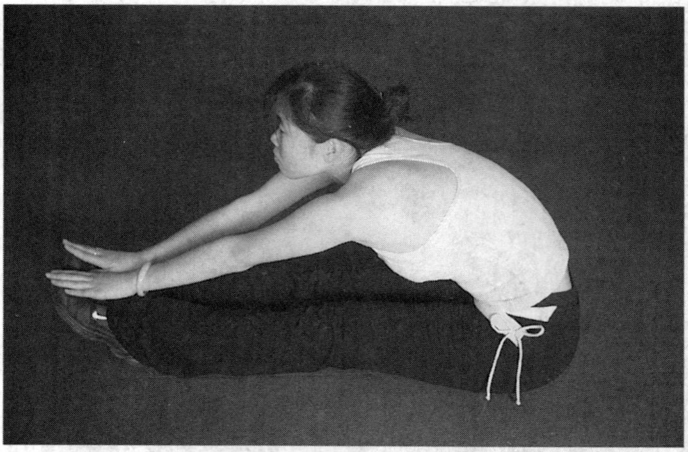

图 10－14　练习一

2. 练习二（图 10－15）

练习者上身保持直立，双膝侧屈，脚心相对，坐于垫上，双手扶膝关节。双手用力下压向膝关节，至最大限度。反复练习。在练习时控制好身体形态，大小腿折叠，双膝尽量用力下压。

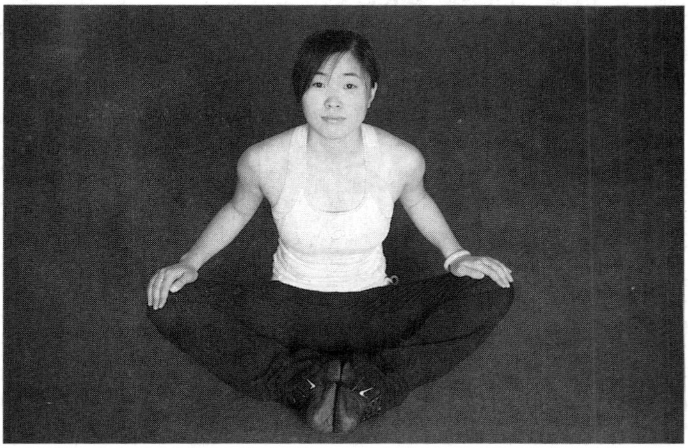

图 10－15 练习二

二、力量素质练习

（一）手臂、肩背力量

1. 练习一（图 10－16）

练习者俯卧，双手直臂撑地，双膝并拢撑地，两小腿并拢后举，屈双臂，然后撑直双臂，反复练习。练习时双臂应垂直撑地。屈臂时，胸、腹部尽量靠近地面。直臂时，立腰、立背，控制好上体姿势，使头至撑地点呈一直线。

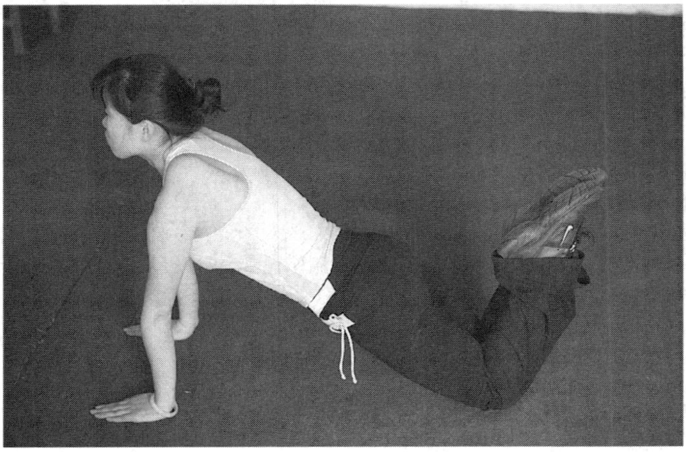

图 10－16 练习一

2. 练习二（图 10－17）

俯卧垫上，身体放松，两臂前伸，然后双臂连同上体抬起并抬头，双臂尽量向前伸，同时双腿上抬，脚尖绷直，控制几秒钟，然后还原放松，反复练习。

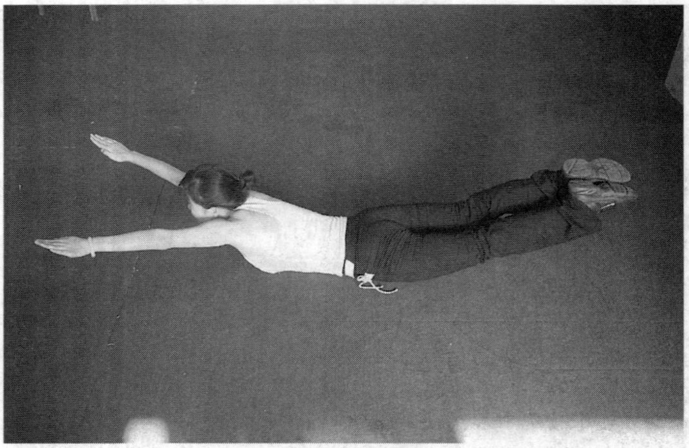

图 10－17　练习二

3. 练习三（图 10－18）

两腿前后分开坐于垫上，两臂置于体后，直臂撑地，身体重心先移至右臂，右臂用力支撑全身，挺胯挺胸，使脊柱呈反弓形，左臂上举，静止几秒，然后还原，身体中心移至左胯做相同动作。反复练习。当单臂支撑身体时，臀肌要收紧，上挺胯，绷脚面。

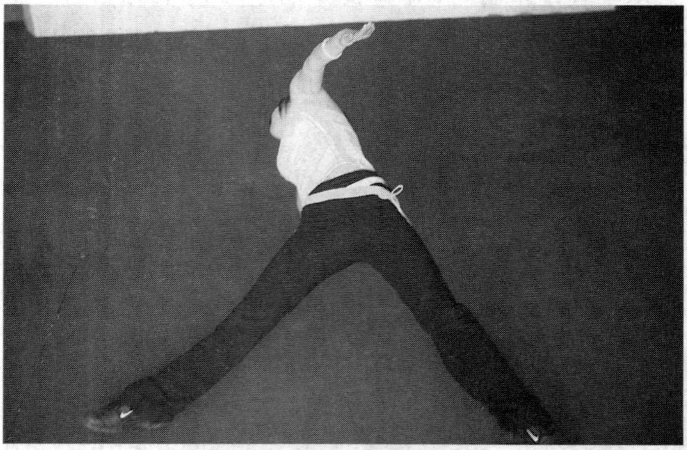

图 10－18　练习三

（二）腰、腹力量练习

1. 练习一（图 10－19）

练习者俯卧于垫子上，双脚略分开，小腿带动大腿尽量向上抬起，绷脚尖，双臂于身体后方抱住两脚脚面向前下方压，使身体抬高呈最大反背弓。静止 15 秒，反复练习。此训练能增强腰部肌肉的力量。

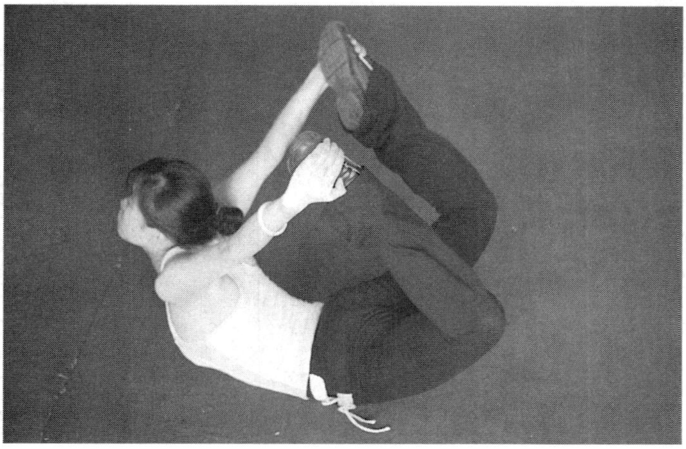

图 10－19 练习一

2. 练习二（图 10－20）

取屈膝仰卧，两臂侧平举，胸、腰部向上举起，同时腿部伸直，肩部向外展开，肩外展时，要尽量做到抬头挺胸，背部肌肉收紧，两脚尖有力支撑。两手撑地，接着腹部挺起呈仰撑姿势。

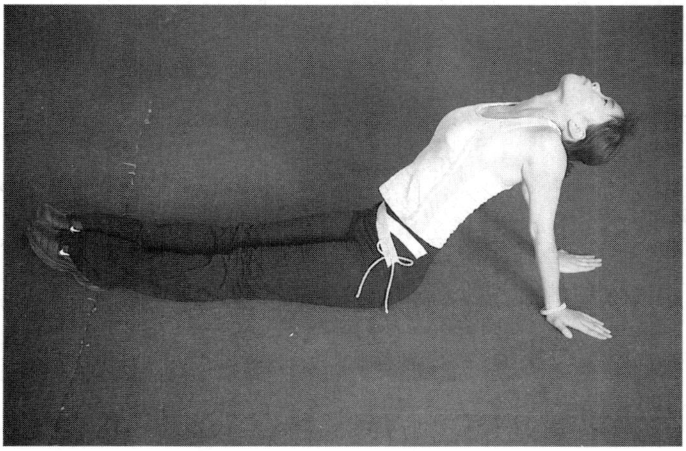

图 10－20 练习二

（三）臂部力量练习

1. 练习一（图 10－21）

练习者仰卧于垫上，两腿屈膝，两脚分开与肩同宽，两臂自然放于身体两侧。两脚蹬地，收紧臀部肌肉，慢慢抬起臀部挺胯，直到由肩和两脚支撑身体，控制动作，然后还原，反复练习。

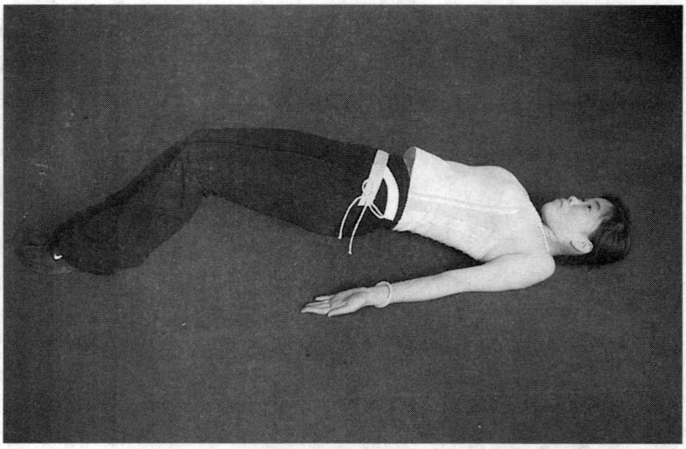

图 10－21　练习一

2. 练习二（图 10－22）

取俯卧位，两脚绷直，两腿伸直并拢，脚尖绷直，两臂弯曲撑地。左腿伸直，紧臀，慢慢抬起离地 20cm，抬头挺胸，保持 15 秒，然后放下，换右腿，反复练习。

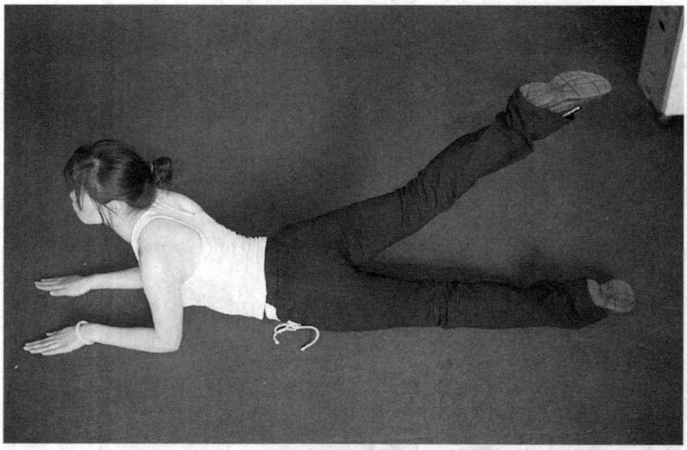

图 10－22　练习二

3. 练习三（图 10－23）

双腿跪地，双臂弯曲，双肘撑地，后背平直放松。左腿伸直上举，臀部收紧，脚尖绷紧，至最大限度，上体保持不动，静止 15 秒，换右腿，反复练习。

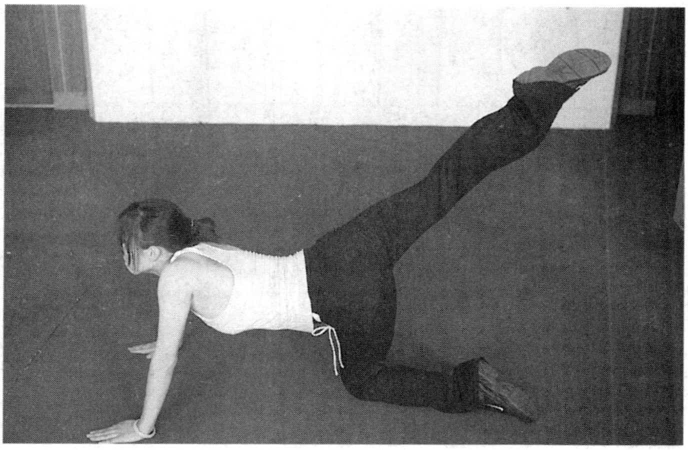

图 10－23　练习三

（四）腿部力量练习

1. 练习一（图 10－24）

身体呈侧卧，双臂屈肘撑地，双腿伸直绷紧脚面，左脚面外翻。右腿直腿向上踢，至最大限度，整个动作过程中要保持立腰，立背的体态。还原时尽量控腿，速度缓慢，然后换左腿，反复练习。

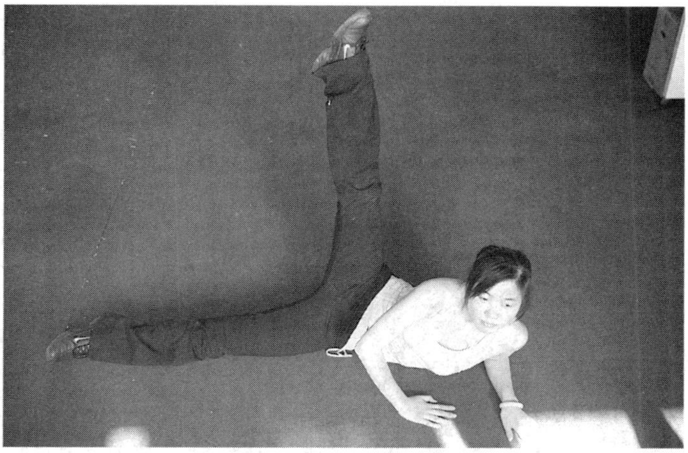

图 10－24　练习一

2. 练习二（图 10－25）

取仰卧位，双脚并拢伸直，绷脚面，双手放于体侧。左腿向上踢起，上踢迅速用力，幅度大，腿伸直，双臂抱腿，尽量下压，控制动作，然后还原，换右腿，反复练习。

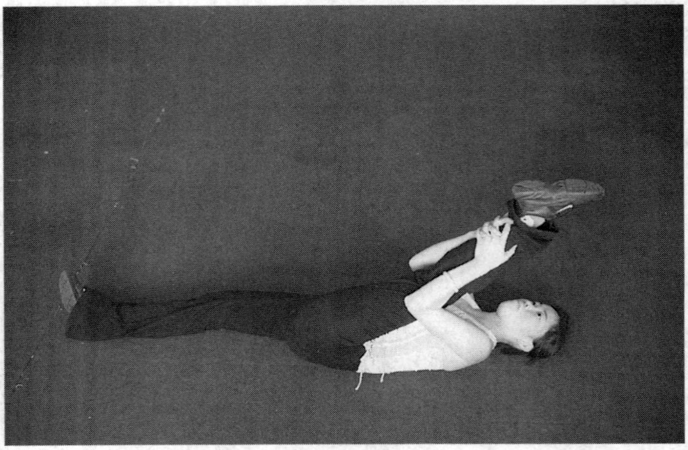

图 10－25　练习二

三、发展平衡能力的练习

（一）燕式平衡练习一（图 10－26）

练习者呈站姿，右脚站立，上体保持挺胸抬头并向前倾，同时左腿尽量向后上举起，尽量后举高于头，至最大限度，两臂侧平举。保持 2 秒，然后换左腿，反复练习。

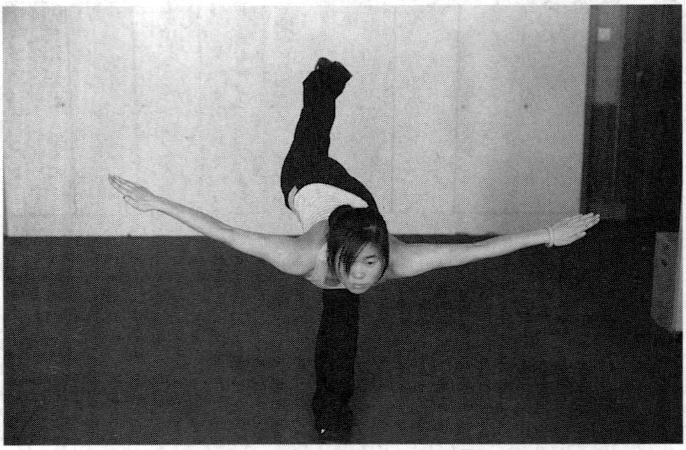

图 10－26　练习一

（二）侧推平衡（图 10－27）

练习者呈站姿。由站立开始，左腿站立，右腿侧举，身体向左侧倒，右臂上举，左臂扶左膝。呈侧平衡姿势。动作保持 2 秒，静止不动，使身体重心垂直投影位于支撑面内，同时对身体各部位的姿势和动作幅度要应要求标准，以保证平衡姿势。

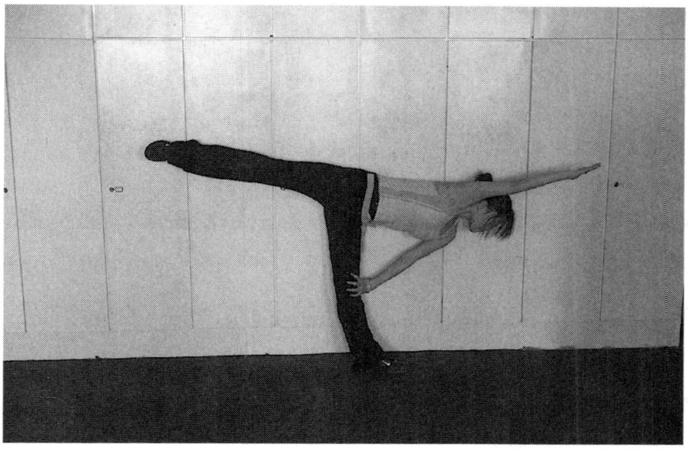

图 10－27 练习二

（三）跪撑平衡（图 10－28）

跪于地面，双臂支撑，右腿最大幅度后踢，踢至最高点时控制，上身挺直，抬头，动作保持 2 秒，注意身体的左右平衡，还原，然后变换方向进行练习。

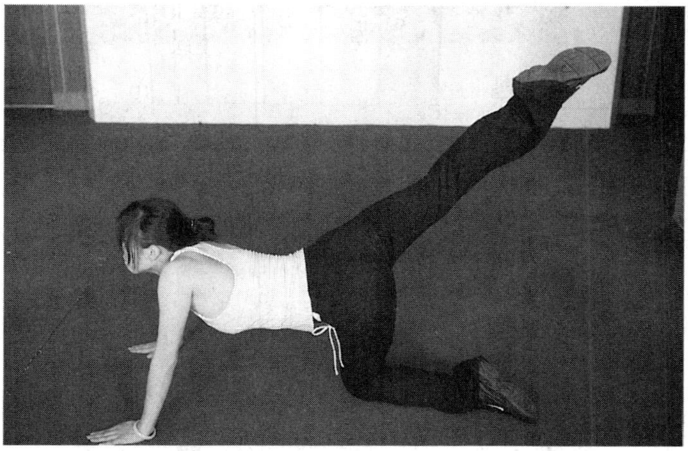

图 10－28 练习三

四、芭蕾的脚位与手位练习

芭蕾中脚的 5 种基本位置，是学生最早要学习的动作。不只是因为简单，而是芭蕾课堂上大部分动作都是以这 5 种位置之一作为开始和结束姿态。外开并非易事，但也并非可怕，它需要时间和坚持不懈的刻苦锻炼。有些人的自然开度好，以下的动作他就能很轻易地完成。有些人开度较差些，但多练习就会逐渐达到要求。

（一）芭蕾的脚位

一位脚（图 10－29）：两脚完全外开，两脚跟相接形成一横线。

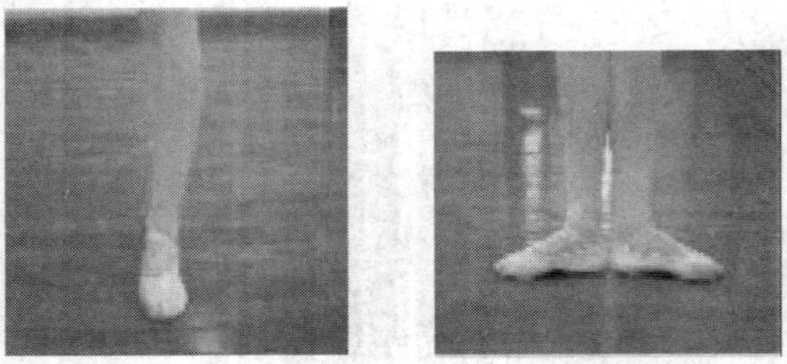

图 10－29　一位脚

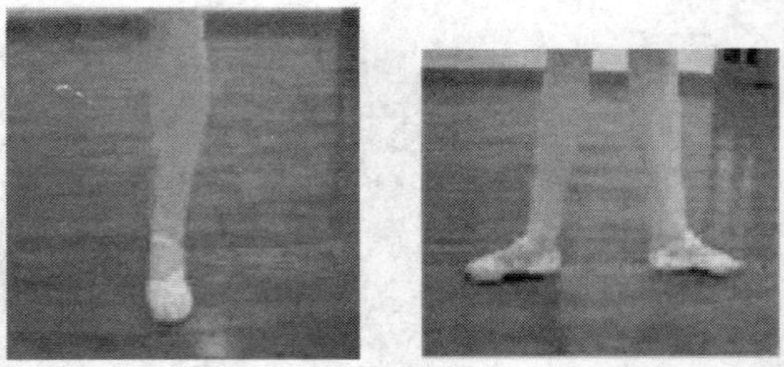

图 10－30　二位脚

二位脚（图 10－30）：两脚根在一位基础，向旁打开一脚的距离。（根据自己脚的大小）

三位脚（图 10－31）：一脚位于另一脚之前，前脚跟紧贴后脚心，前脚盖住后脚的一半。

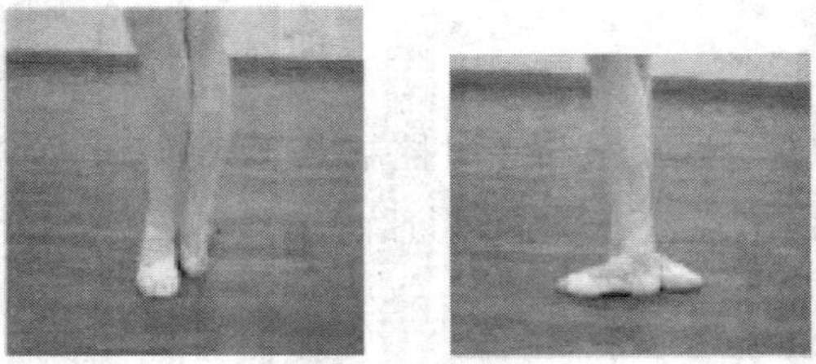

图 10－31　三位脚

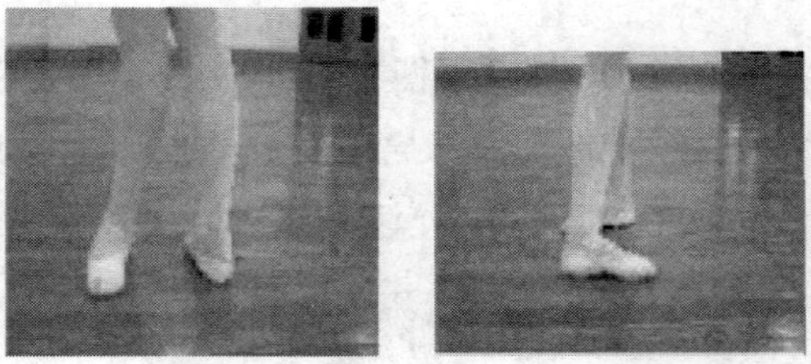

图 10－32　四位脚

四位脚（图 10－32）：一脚从五位向前打开，两脚相距一脚的距离。前脚跟与后脚趾关节成一条线。

五位脚（图 10－33）：两只脚紧贴在一起，一脚的后跟紧挨着另一只脚的脚尖，前脚完全遮盖住后脚。

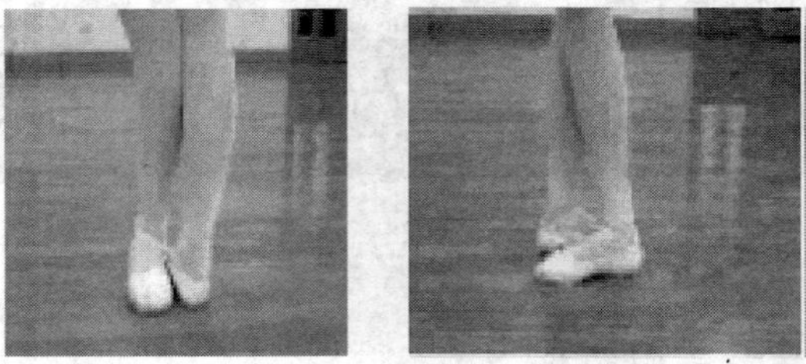

图 10－33　五位脚

（二）芭蕾的手位

学习手的位置之前必须学好手的形态：大拇指尖要轻轻地碰到中指的指根处，其它的手指稍弯一些挨在一起放好，这种形态只是在初学时才要求这样做。因为那时学生还不能有意识地支配、控制自己的动作，因而手指容易紧张。以后，手的形态变得比较自然，大拇指不必碰中指，而是朝向手心既可。我国至今延用的是下面介绍的七个手位。

一位手（图 10－34）：手自然下垂，胳膊肘和手腕处稍圆一些。手臂与手成椭圆形，放在身体的前面，手的中指相对，并留有一拳的距离。

二位手（图10－35）：手保持椭圆型，抬到横隔膜的高度（上半身的中部，腰以上，胸以下的位置）。但在动作过程中，要注意保持胳膊肘和手指这两个支撑点的稳定。

三位手（图10－36）：在二位的基础继续上抬，放在额头的前上方，不要过分的向后摆，三位手就象是把头放在椭圆形的框子里。

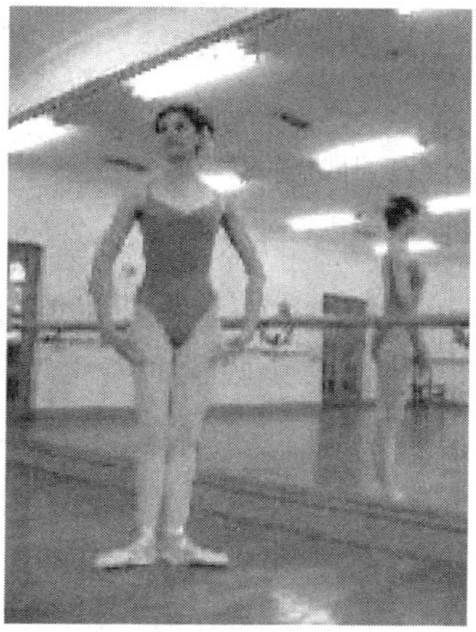

图10－34 一位手

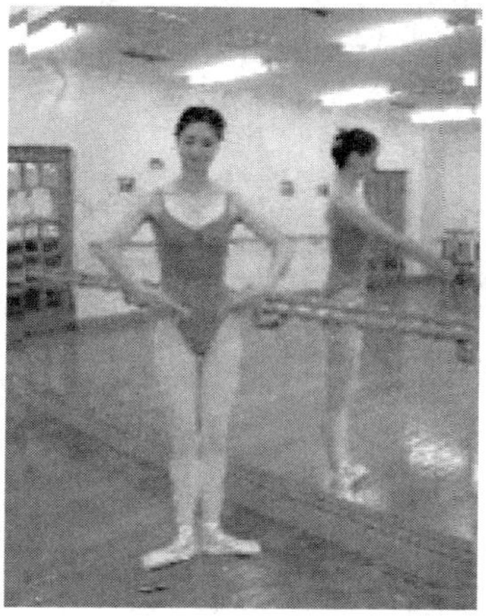

图10－35 二位手

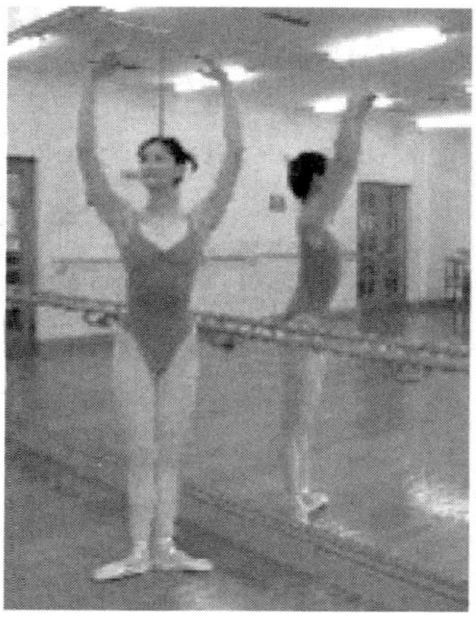

图10－36 三位手

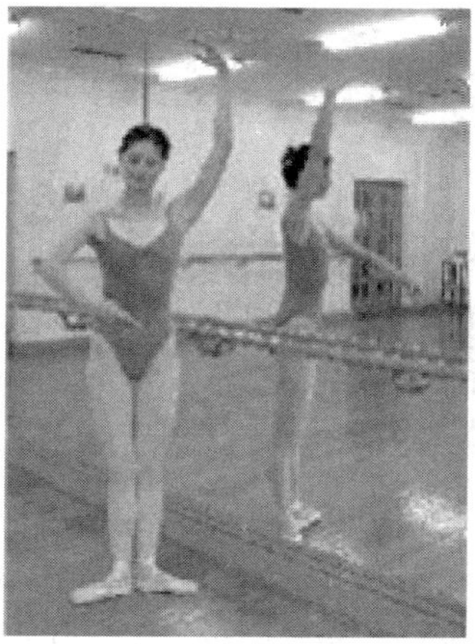

图10－37 四位手

四位手（图10－37）：左手不动，右手切回到二位，组成四位。它已是舞姿了。

五位手（图10－38）：左手不动，右手保持弯度成椭圆形。从手指尖开始慢慢向旁打开。在过程中胳膊肘和手指两个支撑点要保持在一个水平面上。手要放在身体的前面一点，不要过分向后打开，起到一个延续双肩线条的作用。

六位手（图10－39）：右手不动，左手从三位手切回到二位，组成六位，形成舞姿。

七位手（图10－40）：右手不动，左手打开到旁边，双手相同地放在身体的两边。

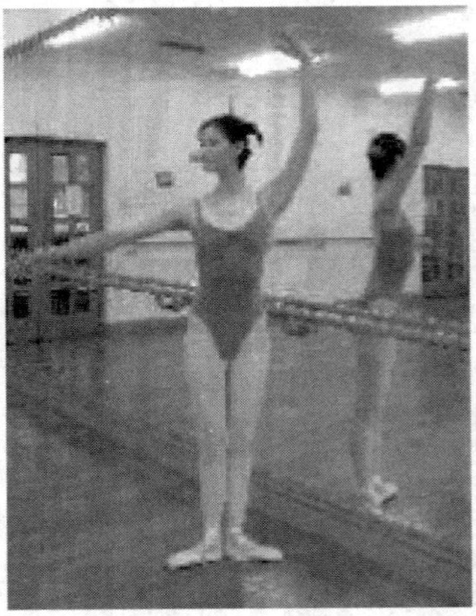

图10－38　五位手

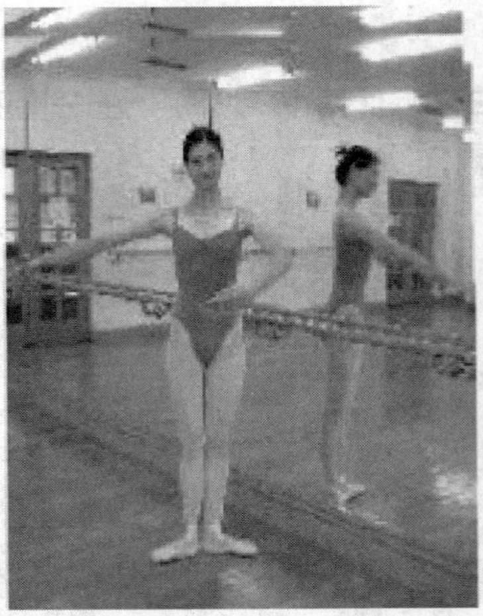

图10－39　六位手

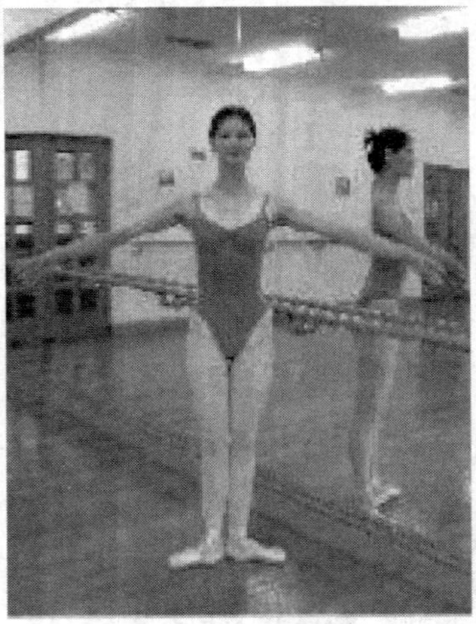

图10－40　七位手

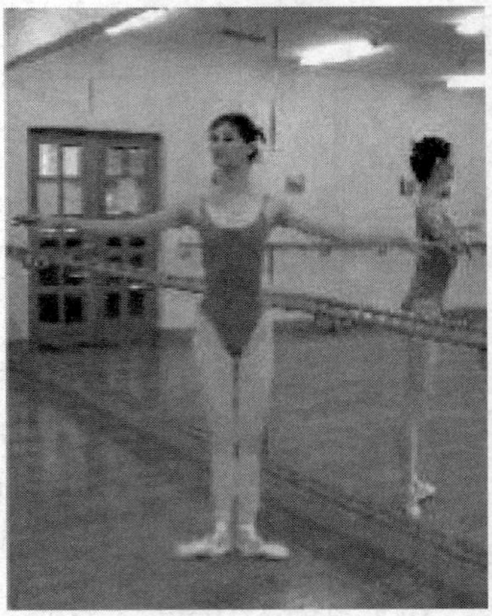

图10－41　结束

结束（图10－41）：双手从七位（手心朝前）划一个小半圈，手心朝下，向两边伸长后，胳膊肘先弯曲下垂，逐渐收回到一位，结束。

第四节　有氧健美操

是在音乐的伴奏下，以身体练习为基本手段，以有氧运动为基础，达到增进健康、塑造形体、改善气质的一项运动。

一、头部运动

（一）头颈前屈后伸动作

练习者双腿侧分与肩同宽、收腹、收臀、挺胸，两臂自然下垂，数 1、2 时，头部最大限度前屈，身体姿态不变，数 3、4 时，头部最大限度后伸，使颈部胸锁乳突肌得到锻炼，反复做 2 个 8 拍。

（二）头颈左右侧屈动作

两腿侧分与肩同宽，收腹、挺胸，两臂自然下垂，数 1、2 时，头部向左侧屈，至最大限度，使颈部右侧的肌肉得到活动。身体姿态不变，数 3、4 时，头部向右侧屈，使颈部左侧的肌肉得到活动。反复练习。

（三）头颈绕环动作

双腿开立与肩同宽，两臂自然下垂，头部从左下方开始向前、右、后、左方向做最大限度绕环 2 周，反方向做绕环 2 周，动作要缓慢，幅度稍大些，使颈椎和颈部肌肉得到活动。

（四）头颈侧屈静止用力

两腿分开与肩同宽，上身直立，用左手中指按压右侧太阳穴，同时用力把头部向左侧下拉，右肩下沉，伸拉颈右侧肌群，静止用力 5 ~ 10 秒。反方向再做一遍，使颈左侧肌群也得到拉伸。

（五）头颈前屈静止用力

双腿分开与肩宽，双手在交叉于头后，抱住头后部用力向前下方拉，这时后背注意立直，不要前倾，有意识伸展颈后侧，静止用力 5 ~ 10 秒。

二、肩部运动

（一）上耸肩

练习者两腿侧分，与肩同宽。上身挺胸、收腹，均匀呼吸。数 1 时，双肩上耸至耳垂处，数 2 时，双肩最大限度下沉，注意上耸肩时，不要缩颈，而是正直向上耸肩，使肩关节和斜方肌得到锻炼，动作反复 2 个 8 拍。

（二）左右斜肩

两腿侧分，与肩同宽，数 1 时，左肩上耸，右肩下沉，数 2 时，右肩上耸，左肩下沉，斜肩动作反复 2 个 8 拍。注意动作幅度要大，使肩关节，斜方肌和肩肿提肌得到活动，还可以加强身体的协调性。

（三）屈臂肩环绕

两腿侧分，与肩同宽，两臂侧屈，肘关节向下，肘关节从下方经前、上、向后做肩绕环 2 周，幅度要大但动作要缓，肘关节环绕时上体保持挺立，不要出现缩脖，然后换方向再绕环 2 周。

（四）体前屈后夹肩

练习者双腿屈膝下蹲呈90°，上体前倾，双手在体后相握，用力后夹肩，静止用力10秒。要挺胸抬头，两肩尽量向前倒，使肩前侧的韧带和肌肉得到伸展。

三、手臂运动

（一）上举推掌

双腿侧分与肩同宽，数1时，两臂向前平举，手心向上托起，眼睛平视前方，数2时，两臂做上举动作，感觉到手臂和肩部的肌肉发酸为止，手心向上，好像双手托一重物，眼睛上看。此动作反复4个8拍。

（二）上举交叉

两腿侧分与肩同宽，数1时，两臂侧平展开，手心向上。眼睛平视前方。数2时，两臂上举尽量在耳朵后伸直交叉，至肩部有发酸的感觉。两臂上举时保持上体的挺立、梗颈。此动作反复4个8拍。

（三）屈臂握拳

两腿与肩同宽站立，数1时，两臂侧平举，手心向上，使手臂肌肉充分舒展，数2时，前臂向上弯屈至90°。握拳，掌心向内，反复做4个8拍。屈臂握拳时，要用力，有意识收缩肱二头肌，使其得到锻炼。

（四）体前屈，小臂向后屈伸

双腿开立与肩同宽，屈膝下蹲，上身前倾，挺胸抬头，双臂向后抬高夹紧固定，握拳。数1时，大臂不动，小臂向前弯曲，肘关节尽量后夹，拳心向上。数2时，小臂打开尽量向后方用力伸直，掌心向下，反复4个8拍，在整个过程中要有意识收缩上臂肌肉直到酸痛发热。

四、胸部运动

（一）屈臂扩胸

身体直立，两腿侧分与肩同宽，数1时，两臂在胸前交叉，上身尽量含胸低头，数2时，两臂弯曲尽量用力向后振肘扩胸，要注意同时向前挺胸。反复做2个8拍。

（二）直臂扩胸

身体直立，双腿侧分，数1时，两臂向前平举于胸前交叉，五指做最大限度伸开，手心向下，数2时，两臂用力向后伸直振臂，手心向上，使胸部和上臂的肌群得到锻炼。

（三）挺胸仰背

双腿侧分与肩同宽，双手在体后相握，双肩用力后夹，上身用力向前挺胸，同时抬头，静止用力5～10秒。此动作可使胸、肩、颈部肌肉得到伸展。

五、腰部运动

（一）手触臀转腰

腿侧分与肩同宽，数 1、2 时，上体向右后转腰，右手触摸左侧臀部，左手触摸右侧臀部，眼睛向下看，数 3、4 时，反方向再做一次。反复 2 个 8 拍，注意上体转腰时臀部以下不要转动，而上体要最大限度后转。

（二）单臂屈肘转腰

双腿侧分与肩同宽，左手插腰，右手触摸耳朵，数 1、2 时，右臂带动身体用力向左后最大限度转腰，数 3、4 时，向反方向再转腰。反复做 2 个 8 拍。

（三）双臂屈肘转腰

双腿开立与肩同宽，双手在头后相交，两臂尽量向后打开，形成一个平面，上体挺胸，目视前方。数 1、2 时，两臂带动身体向左后转腰，至最大限度，数 3、4 时，反方向再转腰。反复做 2 个 8 拍。

（四）臂上举转腰

双腿开立与肩同宽，上身挺立，两臂尽量上举伸直，贴近耳朵，两手交叉相握，数 1、2 时，上身连同手臂一起向左后方转腰，至最大限度，数 3、4 时，再向右后方转动。反复做 2 个 8 拍，可以使肩、背、腰部的肌肉同时得到锻炼。

（五）前屈体接后转腰

双腿开立与肩同宽，数 1 时，上体前屈两手触地，双腿挺直，数 2 时，上身还原直立，同时两臂屈肘握拳于腰侧，数 3、4 时，上体左后转，双臂尽量后伸，然后反方向再做一遍。反复做 2 个 8 拍。注意上身由体前屈还原直立时．有意识后腰背肌用力。

（六）左右伸臂体侧屈

双腿开立与肩同宽，膝关节伸直，两臂侧平举，掌心向上，身体带动手臂向左侧屈，至最大限度，右臂保持侧平举，双手手心相对，右臀尽量向左远伸，静止用力伸展右侧腰部 10 秒，然后向反方向再做一遍。

第五节 交 谊 舞

交谊舞又称社交舞（Social Dance）或称舞会舞（Party Dance），是在一定面积和设施条件的场所中，在有音乐伴奏的环境下，随着节拍和韵律，以人体的动作、体态、姿势、仪表来表达人们的情感和心绪的活动。它是艺术与体育和谐地结合在一起的一种人体文化。

常见的社交舞有：慢三、快三、慢四、快四、探戈、吉特巴（水兵舞）、伦巴等。

一、交谊舞的基本知识

（一）舞程线

舞程线是指舞蹈运行的动向，必须沿逆时针方向围绕着舞池中央作连续发展式运动。在习惯中，把靠近主席台一侧的那条线称为A线，依次是B线人线、C线、D线，再回到A线，如此往复循环。按此规定的行进路线来跳交谊舞，可以避免互相碰撞，从而维持舞池秩序。

（二）站姿

基本要求形体垂直，全身放松。男士双足并步右脚承重，骨盆平行于地面，大腿闭合，双膝微屈，重心向前，收腹展胸，腰胯向上拉起，后背支撑身体，脊骨伸直。双臂沿肩向两侧展开，左臂向上，虎口向上，右臂向内折回，肩部下沉，头颈向上顶直。

女士双足并步左脚承重，自然站立，大腿闭合，双膝微屈，身体前倾，重心在脚掌，挺胸收腹，双臂沿肩向外展开，右臂向上，左臂向内折回。

（三）握持

标准的手姿在舞蹈中发挥着不可忽视的作用。它不仅关系到造型的优美，而且影响着信息的传递、重心的稳定、用力方法的正确与统一，以及特殊技巧的运用等一系列问题。理想的标准握持，应当产生这样一种效应——共舞双方是融为一体的。

男伴左手向上平举与女伴右手相握，左上臂与背部保持平行。肘略低于肩；左上臂与小臂的弯度在110～120°左右。男伴右手五指合拢，轻轻地扶在女伴的左肩胛骨的下缘。手指不能越过女伴背中线，运步时右手轻轻托住女伴，手指不可用力，男伴右臂高度与肩平。

女伴右手要自然弯曲成圆弧形，男伴将女伴的手指（大拇指除外）握在自己的拇指与食指指尖。女伴左手虎口张开，轻放在男伴的右大臂上。拇指在男伴右上臂三角肌的内侧，其他四指在男伴右上臂三角肌的外侧。

（四）体位

体位，是指男女舞伴在跳舞时身体所处的相关位置，又合对位、侧行位、外侧位三种体位。

1. 合对位 又叫闭合位或者基本位。合对位的“对”，指男女面对面，“合”指男女交手握抱，没有分开。基本要领是：双方肩横线必须保持平行，不可一边宽一边窄地侧向张开。

2. 侧行位 又叫V字型位、半对合位。是在合对位舞姿的基础上，男伴上体连同头部稍向左转45°，女伴向右转45°，男伴右腰胯部与女伴左腰胯部紧密相贴，二人身体的另一侧相对张开，双方肩横线因而形成“V”字型变化，双方眼睛通过相握的双手向同一方向看。

3. 外侧位 又叫交叉位，分为右外侧位和左外侧位。在合对位的基础上发展形成的一种特殊体位。男、女舞伴头部、上体姿势保持合对位不变，男伴、女伴均左侧身或右侧身。

二、交谊舞的基本舞姿

（一）闭式舞姿

是交谊舞中最基本的舞姿，许多步法从它演化来的。闭式舞姿要求男伴标准站姿，女伴走向男伴，约位于男士斜右侧一半为止，呈标准站姿。男士的右侧身体与女伴的左侧身体接触，呈标准持握，男女舞伴视线越过对方的右肩，平视前方。

（二）开式舞姿

男女舞伴同站在一条横向直线上，两人身体呈平行状，男伴右肩与女伴左肩相靠，目光向前远视。分为左开式舞姿、右开式舞姿和拉手式舞姿。

（三）行步舞姿

是由闭式舞姿起步行走时的舞姿。即从男女舞伴站位和静止状态，进入到行步的移动状态，男伴向女伴左前斜 15°，女伴向男伴右后斜 45°，男伴先出左脚，女伴先出右脚。

（四）侧行舞姿

是行步舞姿的变化舞姿。分为右外侧前进舞姿、左外侧前进舞姿、右外侧后退舞姿、左外侧后退舞姿。

（五）敞开舞姿

分为敞开式行步舞姿和敞式分离舞姿。

三、交谊舞的礼仪

交谊舞是娱乐表演观赏健身和社交等融为一体的活动，具有很高的文化品味。交谊舞举办地也是培养礼貌、礼仪和文明习惯的场所。有助于参加者陶冶情操。因此，交谊舞的参加者，进入这高雅的公共场所，应当给人一种气质、风度、修养的感觉。具体要求（见第八章第二节）。

四、华尔兹

（一）概述

华尔兹是舞厅舞中最早的、也是迄今为止生命力最强的自娱舞。“华尔兹”一词最初来自古德文 Walzer，意思是“滚动”、“旋转”或“滑动”。

华尔兹起源于奥地利北部速度较快的农民舞，十七世纪末进入维也纳皇宫成为宫舞，进而发展成为历史最悠久的社交舞。华尔兹根据速度分化为快慢两种。

快慢两种华尔兹都以旋转为主，因而有“圆舞”之称。华尔兹因速度慢，除多用旋转外，还演变出多种复杂多姿的舞步，其中有不少舞步在步法上与探戈、狐步舞和快步舞的同名舞步基本相同，只是节奏和风格不同。再加四大技巧在华尔兹中得到全面和充分的体现，所以它被列为学习国标舞的第一舞种。

华尔兹舞步在速度缓慢的三拍子舞曲中流畅地运行，因有明显的升降动作而如一起一伏连绵不断的波涛，加上轻柔灵巧的倾斜、摆荡、反身和旋转动作以及各种优美的造型，使其具有既庄重典雅、舒展大方、又华丽多姿、飘逸欲仙的独特风韵。它因此而享有“舞中之后”的美称。

（二）华尔兹的基本舞步

1. 前进方步和后退方步

方步是由一个前进基本步和一个后退基本步在运动中构成的。由于约定俗成的男左女右起步习惯，进左退右和迟左进右将造成完全不同的运动轨迹发展方向。为了加以区别，我们将进左退右的形式，叫做前进方步，而将退左进右的方式，叫作后退方步，现在以前进方步为例，进行讲解。

（1）前进方步

第 1 拍　男进左，女退右。注意男女舞伴有侧身动作。

第 2 拍　男右脚擦过左脚内侧，向左横移一小步，身体向同侧倾斜。

注意右脚不可直接跨出。女左脚擦过右脚内侧，向右横移一步，身体向同侧倾斜。

第 3 拍　男女同时收脚并拢。男左足向右足并步，女右足向左足并步。在并步时注意身体的倾斜和上升运动的保持，并注意身体重心和下降的转化。

第 4 拍　男退右，女进左。有侧身动作。

第 5 拍　男左脚擦过右脚内侧，向右横移一步，身体向右倾斜。注意左脚不可直接跨出退。女右脚擦过左脚内侧，向左横移一步，身体向左倾斜。左足不可斜向直接跨出。

第 6 拍　男女同时收脚并拢。男右足向左足并步，女左足向右足并步。在并步时注意身体的倾斜和上升运动的保持，并注意身体重心和下降的转化。

（2）前进左转 90°和后退左转 90°。

根据 4 个 90°等于 1 个 360°的数学原理，这里按方步的结构原理进行转身步的练习。在练习转身步时，应注意两个问题：第一是第一步的移动步必须保持正直；第二是第二步的横移必须与第一步的运动方向成一直线。在练习时无论是进步还是退步都要保持脚形的正直，而且在重心完成转移后，必须将脚跟微微抬起，让重心落在脚掌上。具体步法如下：

第 1 拍　男进左，女退右。男女舞伴有侧身动作。

第 2 拍　男伴的左脚和女伴的右脚在第一拍的后半拍就开始辗动，并开始左转；在第二拍开始时，男右脚和女左脚向外横移，并伴随着第 3 拍双方收脚并拢，注意身体的倾斜及重心交替和下降的转化。

第 4 拍　男退右，女进左。

第 5 拍　在前一拍的后半拍就开始辗动脚掌（男右女左），开始左转；在第二拍开始时，男左脚和女右脚向外横移，并伴随着肩部引导的男右倾斜和女左倾斜。

第 6 拍　双方收脚并拢，注意重心交替和下降的转化。

（3）后退右转 90°和前进右转 90°。

第 1 拍　男退左，女进右。

第 2 拍　男横右，女横左。

第 3 拍　双方并脚。

第 4 拍　男进右，女退左。

第 5 拍　男横左，女横右。

第 6 拍　双方并脚。

第六节　哑铃、杠铃练习

一、臂部肌肉练习

（一）上臂三头肌

1. 臂屈伸

起始姿势：两手正握或反握杠铃或两手合握一个哑铃。将其高举过顶后，屈肘，让前臂向后下垂。全身直立或坐在凳上。

动作过程：两上臂贴近两耳，保持竖直，不摇动。收缩三头肌，逐渐伸展肘关节，把前臂向上挺伸，直到臂部完全伸直，三头肌彻底收紧。静止一秒钟，再屈肘，让前臂徐徐下垂到开始位置，使三头肌尽量伸展。

呼吸方法：挺伸前臂时吸气，屈降时呼气。

注意要点：挺伸前臂时切勿摆动上臂。

2. 俯身臂屈伸

起始姿势：向前屈体，单手握哑铃，另一手撑开或一手扶膝后腿上，让握铃的上臂贴靠身侧，与上体平行。屈肘，让前臂自然下垂。

动作过程：上体和上臂保持不动，收缩三头肌，把前臂向后上方挺伸，直到臂部完全伸直，同时彻底收缩三头肌。静止一秒钟，再屈肘，让前臂徐徐下垂到开始位置。

呼吸方法：挺伸前臂时吸气，下垂时呼气。

注意要点：挺伸前臂时尽可能勿使上臂上下摆动，臂部完全挺直后，还要把手腕往上抬，使三头肌收缩更彻底。

3. 卧式臂屈伸

起始姿势：平卧长凳上，两手反握或正握杠铃，向上举起，两臂和地面垂直后，屈肘下垂前臂。

动作过程：保持上臂不摆动，收缩三头肌，把前臂向上挺伸，直到臂部完全伸直。静止一秒钟，彻底收缩三头肌，然后屈肘有控制地让前臂徐徐下垂到开始位置，充分伸展三头肌。

呼吸方法：挺伸前臂时吸气，下垂时呼气。

注意要点：挺伸和下垂前臂时，上臂要保持原位不摆动。

4. 直臂后抬

起始姿势：身体直立，两手反握或正握杠铃，置于身后。

动作过程：保持两臂伸直，将杠铃尽量向后上方抬起。最后，向上屈转手腕，并尽力收缩三头肌，静止一秒钟，下降杠铃到原位。放松三头肌。

呼吸方法：臂部后抬时吸气，回降时呼气。

注意要点：抬臂时，身体不可晃动，抬到可能的最高点屈转手腕，才能使三头肌彻底收缩。

5. 双臂胸前屈伸

起始姿势：两手在胸前握一根连接拉力条的弯把，握距与肩同宽或稍窄或合紧。上臂贴靠两肋。屈肘，弯起前臂。

动作过程：保持上臂不动，收缩三头肌和前臂的肌肉，将弯把用力下压到臂部完全伸直。静止一秒钟，尽力收缩三头肌，屈肘，让弯把徐徐回到原位。

呼吸方法：弯把下压时吸气，缩回时呼气。

注意要点：弯把下压时，务必低到两臂完全伸直。上臂要固定不动。虽然前臂也需用力，但意念要注意三头肌的伸缩。

（二）上臂二头肌

1. 两臂弯举

起始姿势：全身直立，两手仰握杠铃，两臂下垂。

动作过程：上臂尽量保持不摆动，屈肘，弯起前臂到可能的最高点，同时收缩二头肌，静止一秒钟。松展肘关节，让前臂徐徐下落到两臂完全伸直。

呼吸方法：弯起前臂时吸气，回落时呼气。

注意要点：要依靠二头肌的力量使前臂向上弯起，在前臂弯起到最高点时，彻底收缩二头肌一秒钟，而不是立即放松它。不要在弯起前臂时让两肘随之向前上方摆动来使前臂上弯得更高。

2. 单臂蹲坐弯举

起始姿势：蹲在地上或坐在凳上，一手握哑铃，让上臂贴在大腿内侧，前臂向下直垂。另一只手扶压在另一大腿上。

动作过程：收缩握铃一臂的二头肌将前臂向上弯起，到可能的最高点时，彻底收缩二头肌一秒钟，然后伸展肘关节，让哑铃徐徐下落到开始位置。练完一侧，换练另一侧。

呼吸方法：弯起前臂时吸气，下垂时呼气。

注意要点：让上臂贴靠大腿是为了确保不在弯起前臂时移动肘部。

3. 两臂斜板弯举

起始姿势：立在斜板后，两手握杠铃，手心向上，将整个臂部或是上臂平贴在斜板上。

动作过程：收缩二头肌，将前臂向上弯起，直到可能的最高点时，彻底收缩二头肌一秒钟，然后慢慢松展肘关节，让杠铃徐徐回落到板上。

呼吸方法：弯起前臂时吸气，落下时呼气。

注意要点：平贴在斜板上的臂，先要尽量向下伸直。上弯前臂时，肩部丝毫不可上缩。

（三）前臂

1. 腕弯举

起始姿势：两手反握杠铃，蹲坐下来。将前臂贴放在大腿上，把手腕向前伸出，垂于膝盖前，两手也可正握杠。反握主练前臂内侧肌肉。正握主练前臂外侧肌肉。也可把上臂贴靠在平板或斜板上做或用哑铃左右轮流做。

动作过程：前臂平贴大腿，只把手腕尽力向上、向内屈转（收缩屈指肌），直到不能再屈转时，静止一秒钟。放松前臂肌肉，让手腕向前回落。

呼吸方法：屈转手腕时吸气，回落时呼气。

注意要点：屈转到最后时，一定要尽力收缩前臂肌肉（屈指肌）一秒钟，再逐渐放松。

（四）三角肌前部

1. 前平举

起始姿势：两腿直立，挺胸收腹。两手正握哑玲或杠铃，两臂下垂于腿前。

动作过程：直臂持铃向上举起，至稍高于肩。静止一秒钟，再直臂徐徐放下，还原至腿前。如用哑铃，可左右手各一次，连续交替做。

呼吸方法：上举时吸气，下落时呼气。

注意要点：上举和下落时全身保持直立，两臂保持直伸，意念集中在三角肌。三角肌中部

2. 侧平举

起始姿势：两脚自然开立，两手握哑铃，下垂于身体两侧。

动作过程：收缩三角肌，直臂向侧上方举起，直到略高于肩，静止一秒钟，再让两臂徐徐放下到下垂位置。

呼吸方法：上举时吸气，静止时呼气。下降时吸气，完全落下时呼气。

注意要点：上举和下落时，全身保持直立，不要摇摆弯曲，臂部保持直伸。

3. 单臂侧平拉

起始姿势：全身直立，一脚踩套住拉力器的一个握柄或胶皮条的一端。另一手插按在腰间。

动作过程：收缩三角肌，一手将拉力器或胶皮条向侧上方拉到与肩齐高。另一手用力插按腰间以保持平衡。上拉到最高点后，静止一秒钟，然后，在三角肌继续用力控制下，让拉簧或胶皮条徐徐松缩到开始位置。重复练一肩已无力上拉后，换练另

一肩。

呼吸方法：上拉时吸气，到达顶点后呼气。下落时吸气，落到底点后呼气。

注意要点：上拉时，身体不要摇摆借劲。这一动作也可用哑铃，侧卧来做

（五）三角肌后部

1. 俯身侧平举

起始姿势：两足开立，向前屈体90度，两手握哑铃，两臂直垂肩下。

动作过程：收缩三角肌后部，直臂从两侧平举起哑铃，直到与地面平行。静止一秒钟，再让两臂徐徐放下。

呼吸方法：上举时吸气，下落时呼气。

注意要点：上举和下放哑铃时，全身保持稳定，不要摇摆。意念集中在三角肌后部。上举前，要彻底放松，到达最高点时，要彻底收缩。这一动作也可俯卧在长条凳上做。

2. 直立推举

起始姿势：把杠铃从地面上拉到胸上，全身直立。

动作过程：两臂向上直推至完全伸直，静止一秒钟，让杠铃慢慢下落到胸上。

呼吸方法：上举时吸气，下落时呼气。

注意要点：上举和下放杠铃时，身体不要摆动。该动作对上臂三头肌也有较大锻炼作用。如将杠铃下落到颈后肩上，则对三角肌后部有更大的锻炼作用，称为颈后推举。胸前和颈后的推举，也可坐在凳上做。还可用哑铃，左右两臂同时作交替的上推和下落，如此做，则可在上推和下落时吸气，静止时呼气。

二、胸部肌肉练习

（一）胸大肌

1. 平卧举

起始姿势：仰卧长凳　将杠铃放在乳头上方。

动作过程：将杠铃垂直上举至两臂完全伸直，胸肌彻底收缩，静止一秒钟，慢慢下落。

呼吸方法：上举时吸气，下落时呼气。

注意要点：上举时背部、臀部要平贴凳面，两脚用劲下踏 。

2. 上斜卧举

起始姿势：头朝上斜卧长凳30～45°，两手正握杠铃置于胸部上方。

动作过程：把杠铃垂直上举至两臂完全伸直，静止一秒钟，慢慢下落徐徐至原位。

呼吸方法：上举时吸气，静止时呼气。徐徐下落时吸气，落到原位时呼气。

3. 下斜卧举

起始姿势：头朝下斜卧长凳，两手正握杠铃置于胸部下方。

动作过程：把杠铃垂直上举至两臂完全伸直，静止一秒钟，慢慢下落徐徐至原位。

呼吸方法：上举时吸气，静止时呼气。徐徐下落时吸气，落到原位时呼气。

4. 仰卧飞鸟

起始姿势：仰卧长凳上，两手拳心相对，持哑铃；两臂向上直伸与地面垂直，两脚平踏地面。

动作过程：两手向两侧分开下落，两肘微屈，直到不能更低时止。静止一秒钟，让胸大肌完全伸展，然后将两臂从两侧向上，回合到开始位置。

呼吸方法：两臂拉开时吸气，回复时呼气。

注意要点：两手不要紧握。分臂时，背部肌肉要收紧。意念集中在胸大肌的收缩和伸展上。

5. 卧式两臂上拉

起始姿势：仰卧长凳上 ，两手正握哑铃或杠铃，两臂直伸，与地面平行。两脚平踏在地面或长凳上。

动作过程：两臂保持平伸，将把哑铃或杠铃向上向后拉，并下落到可能的最低点。静止一秒钟，让胸大肌尽量拉伸。然后，收缩胸大肌，把两臂拉向上，拉向前，直至下落到腿侧开始位置。

呼吸方法：向上向后拉时吸气，向上向前回复时呼气。

注意要点：后拉时，让两臂充分向后直伸，前拉时，让两臂充分向前直伸。该动作也可两手并握一较重的哑铃来做，因两手握距较狭，重量集中在杠中央，对发展胸大肌靠人体中线的边沿部分有较大作用。

三、腿部肌肉练习

（一）股四头肌

1. 后蹲

该动作不仅锻炼股四头肌和臀大肌，还可使下半身得到全面锻炼。

起始姿势：站在深蹲架前，屈膝，两手握住深蹲架上的杠铃并担负在颈后肩上。向前走两步，两脚开立，略宽于肩，足趾稍向外撇，身体伸直。

动作过程：屈膝下蹲到大腿上面和地面平行或稍低，静止 1 秒，大腿和臀部用力使两脚蹬地，使身体回复到直立。按规定次数和组数重复再做。完成后，退回几步，把杠铃放回深蹲架上。

呼吸方法：下蹲时呼气，起立时吸气。

注意要点：在做整个动作的过程中，背部要平直，上体勿前倾，臀部不要后突，后腰要下塌，动作要稳定。腿部快伸直时，用力挺直膝关节。

2. 前蹲

起始姿势：站在深蹲架前，屈膝，两手握住深蹲架上的杠铃托在胸前肩上。向前走两步，两脚开立，略宽于肩，足趾稍向外撇，身体伸直。

动作过程：屈膝下蹲到大腿上面和地面平行或稍低，静止 1 秒，大腿和臀部用力使两脚蹬地，使身体回复到直立。按规定次数和组数重复再做。完成后，退回几步，把杠铃放回深蹲架上。

呼吸方法：下蹲时呼气，起立时吸气。

注意要点：在做整个动作的过程中，背部要平直，上体勿前倾，臀部不要后突，后腰要下塌，动作要稳定。腿部快伸直时，用力挺直膝关节。

3. 腿举

起始姿势：仰卧在“腿举架”的底板上，蜷缩双腿让整个脚底顶住加重板的底面。

动作过程：两腿用力向上蹬板，到两腿完全伸直，同时尽力收缩股四头肌。静止一秒钟，屈膝，让加重板慢慢下降到先卡定的高度。重复再做。

呼吸方法：用力蹬板时吸气，回降时呼气。

注意要点：仰卧时，臀部正对加重板的中心下方。蹬板时，整个脚底平贴住板底。

（二）股二头肌

1. 坐式腿屈伸

起始姿势：坐在专制长凳上，在滚轴的另一边加上所要重量的杠铃片，两脚勾住滚轴，小腿与大腿成90°。

动作过程：两腿用力收缩股四头肌，伸直膝关节，使小腿向上挺直。静止1秒，垂下小腿，重复再做。

呼吸方法：用力蹬板时吸气，回降时呼气。

2. 立式腿弯举

起始姿势：站在一高木块或矮凳上，一脚系一哑铃，自然直悬在木块外，另一腿支撑体重，一手或两手扶墙或木条。

动作过程：屈膝，把小腿用力尽量向后弯起，静止一秒钟，同时尽力收缩二头肌。自然垂下小腿到原来位置，重复再做。

呼吸方法：弯起小腿时吸气，下垂时呼气。

注意要点：弯起小腿时，不要让大腿前后摆动。

（三）小腿肌肉群

1. 俯卧腿弯举

起始姿势：俯卧在专用长凳上，两脚踝伸钩在滚轴下面，滚轴另一面加上所要重量的杠铃片。

动作过程：屈膝，把小腿向后弯起，到最高点时尽力收缩二头肌。静止1秒，伸直下小腿到原来位置，重复再做。

呼吸方法：弯起小腿时吸气，放下时呼气。

注意要点：弯起小腿时，大腿平贴凳面。如没有专用的腿弯举凳，可俯卧在普通的长凳上，脚系哑铃、杠铃片做。

2. 站立提踵

起始姿势：将杠铃放在颈后肩上，两脚开立，脚尖稍向里扣或外撇，脚掌站在垫木上，脚跟露在垫木外。

动作过程：收缩小腿肌肉群，使脚跟尽量提高，使腓肠肌彻底收紧。静止 1 秒，放下脚跟，还原。重复再做。

呼吸方法：提起脚跟时吸气，放下时呼气。

注意要点：脚跟上提和下降时要注意保持重心稳定，身体踮高时，前额要领先上提。下降时，要让脚跟低于垫木面。

四、背部肌肉练习

（一）腹直肌

1. 仰卧起腿

起始姿势：仰卧平垫上或头朝上仰卧斜板上。两手握住头后方的固定物件，全身伸直。

动作过程：收缩腹肌，将保持伸直的两腿向上弯起，直到可能的最大程度。保持一秒钟，再让两腿徐徐回落。

呼吸方法：向上弯起两腿时吸气，回落时呼气。

注意要点：下落两腿时，仍要控制腹肌，勿使下落过快。

2. 仰卧抬腿卷缩上体

起始姿势：平卧床上或地上。两膝弯屈，抬起小腿，勿使下降，两手抱头。

动作过程：在保持小腿不下放的姿势中，尽力把上体向前卷缩，身体实际上不会上抬很高。

呼吸方法：向前卷缩时吸气，回落时呼气。

注意要点：向前卷缩时，腰要下沉贴床或地面，腹肌尽量收缩。

3. 悬杠屈膝缩腿

起始姿势：两手正握单杠，全身直垂杠下。

动作过程：屈膝，把小腿尽力向上缩起，到最高点时，彻底收缩腹直肌一秒钟。然后徐徐下垂小腿，直到完全伸直。

呼吸方法：缩起小腿时吸气，降落时呼气。

注意要点：缩起小腿时要尽力把两膝向上提升。

4. 坐式缩腿

起始姿势：坐在凳边，两手向后撑在凳上。两腿向前直伸。

动作过程：屈膝缩起小腿到可能的最高点。彻底收缩腹直肌一秒钟，然后徐徐降落小腿，直到完全伸直。

呼吸方法：缩起小腿时吸气，降落时呼气。

注意要点：本动作较简易，其作用大小全在膝部上提的高低和动作的快慢上。愈高愈慢愈大，反之愈小。

（二）上背部

1. 立式耸肩

起始姿势：身体直立，两手用正（俯）握法握杠铃或哑铃，握距稍宽于肩。

动作过程：先让肩部尽量下倾，两臂完全不使劲，然后耸起两肩（主要是收缩斜方肌），静止一秒钟，松下肩，重复再做。

呼吸方法：耸起肩部时吸气，松下时呼气。

注意要点：耸起肩部把杠铃稍稍上提要完全靠收缩斜方肌所产生的力量，两肘不能丝毫弯曲。

2. 直立划船

起始姿势：两脚自然开立，两手握杠，用上握法握距比肩狭（可窄到两拳在杠中央相接）。

动作过程：把杠铃徐徐向上拉起，直到横杠几乎触及颏部。静止一秒钟，让杠铃徐徐下垂到两臂完全伸直，重复再做。

呼吸方法：杠铃上拉时吸气，下垂时呼气。

注意要点：上拉时要让横杠尽量贴近身体。如握把较宽，杠铃上提时让两肘尖向上。上拉时身体不要摆动。下垂杠铃要徐徐而行，最后要让杠铃尽量下垂到可能的最低点。

（三）中背部

1. 引体向上

起始姿势：两手用宽握距正握（掌心向前）单杠，两脚离地，两臂身体自然下垂伸直。

动作过程：用背阔肌的收缩力量将身体往上拉起，直到单杠触及或接近胸部。静止一秒钟，使背阔肌彻底收缩。然后逐渐放松背阔肌，让身体徐徐下降，直到回复完全下垂，重复再做。

呼吸方法：将身体往上拉时吸气，下垂时呼气。

注意要点：上拉时意念集中在背阔肌，把身体尽可能的拉高，上拉时不要让身体摆动。下垂时脚不能触及地面。可在腰上钩挂杠铃片来加重。

2. 坐式下拉吊棍

起始姿势：坐在凳上，两手用宽握距向上伸直，正握（掌心向前）吊棍。

动作过程：收缩背阔肌，将吊棍尽力往下拉，直到触及颈后肩背部或是触及前胸。然后慢慢放松背阔肌，让吊棍缩回到两臂伸直拉住的高度。

呼吸方法：将吊棍下拉时吸气，松回时呼气。

注意要点：应将意念集中在背阔肌收缩和放松的控制上。若坐着的高度不合适，可立着做或跪着做。

3. 俯身划船

该动作是锻炼背阔肌的基本动作之一，可用杠铃、哑铃等来做。用杠铃时，握距宽时，并上拉到触及腹部时，对背阔肌下端有较大锻炼作用。握距窄，并直接上拉到触及胸部时，对背阔肌上部影响较大。若用哑铃，可左右手交替做或用单个先练一边，再练另一边。

起始姿势：屈膝，上体前倾，两臂直垂握杠，应使杠铃稍离地面。头不要低垂。

动作过程：收缩背阔肌，将上臂上拉，把杠铃尽量拉高，静止一秒钟，让杠铃徐徐下降到两臂完全伸直下垂。

呼吸方法：上拉杠铃时吸气，放下时呼气。

注意要点：上拉时要想着让主要力量来自背阔肌的收缩，而不是臀部。上拉时，腰要收紧，上体尽量不摇动，腿部用力，臀部后移，以保持平衡。如做单臂划船，另一手可撑扶在膝上或凳上。

（四）下背部

1. 直腿硬拉

起始姿势：两脚开立，比肩稍狭。向前屈体，不要屈膝。两手用正、反握握杠，握距稍宽于肩。勿低头。

动作过程：收缩下背部肌肉，把上体向上向后挺起，两肩尽量后移。最后，尽力收缩骶棘肌，静止一秒钟，再慢慢屈体向前，直到杠铃片几乎触及地面。如欲加大后背部的屈伸幅度来加大锻炼效果，两脚放在垫木上，杠铃放在地上。

呼吸方法：上拉时吸气，放下时呼气。

注意要点：两腿始终直立，膝部勿弯曲。意念要始终在后背部。动作平稳，用大重量，但又切勿过重。切勿突然用大重量。也可屈腿做这个动作，称为“屈腿硬拉”，对下背部的锻炼作用稍小，但有助于锻炼股四头肌。

2. 负重躬身

起始姿势：颈后肩负杠铃，两手用宽握距握杠，全身直立。

动作过程：慢慢向前屈体躬身，直到上体与地面平行，静止一秒钟，身体向上挺起，直到回复全身直立。

呼吸方法：向前屈体时吸气，挺起时呼气。

注意要点：屈伸上体时，应始终保持挺胸收腹紧腰和两脚伸直。两手紧握横杠，勿使在颈椎上滑动。挺起时有意识的彻底收缩骶脊肌。

3. 超度挺身

起始姿势：俯伏在长凳上，让上身前滑，直到小腹贴在凳边。向前屈体，让上体直向下垂。让一同伴压住或坐在小腿上。两手交叉放在胸前。若要增大抗力，还可抱一杠铃片在胸前。

动作过程：上体尽量向上挺，到最高点时，静止一秒钟。然后慢慢回复。

呼吸方法：上体挺起时吸气，前屈时呼气。

注意要点：向上挺伸时应尽力收缩骶脊肌，动作不要过快。

第七节 常见不良形体姿态的矫正

生活中每个人都具有自己的形态特征，如果不注意培养标准的形体姿态，久而久之就容易形成各种不标准姿态，即错误的“动力定型”。如探脖、斜肩、弓背、挺腹、撅臀等，其形成原因足多方面的。不管是哪一种不标准的姿态，从形态上看都是不美的，影响人的举止风度。所以矫形方面的训练具有重要的意义。

矫正不标准的形体姿态，一方面可以从纠正姿势入手，一方面可以利用器械，哑铃、沙袋等，还可以做徒手操，通过改善肌肉力量间接达到矫正的目的。要想矫正不良形体姿态，首先必须清楚其形成的原因。下面列举几例，并介绍几种简便易行的矫正方法。

一、斜肩的形成原因及矫正方法

在日常生活中，斜肩表现为两种形态：一种是双肩向一侧倾斜，另一种是一肩高一肩低。造成双肩发展不平衡的主要原因是肩部长期用力不均，两肩得不到同步的发展，使双侧肩部的肌肉力量以及发展程度不一致，从而形成斜肩。如，长期习惯于单肩负重（如持背包、书包，或肩扛、手提重物等），工作需要单手用力等，长期不正确的姿势习惯会造成一侧肩带肌和另一侧腰肌的力量强，牵引力大，腰两侧的肌肉力量不平衡，久而久之使腰椎侧弯，严重者可形成脊柱的侧弯。

训练方法：

1. **双肩环绕** 练习者站立姿势，双腿侧分与肩同宽，两臂侧平举。首先做双臂向内侧、外侧交替环绕的动作。双臂尽量伸展，环绕幅度要逐渐增大。然后做双臂向前、向后绕环。反复练习。

2. **展臂耸肩** 练习者站立姿势，双腿侧分与肩同宽，两肩交替，有节奏地完成肩部最大限度的上提和下沉动作，肩低侧可手握哑铃反复耸肩，完成上提和下沉的动作，以提高左肩带肌的力量。

3. **俯撑移动** 练习者俯卧支撑，身体保持平直，脚背触地。腰、腹部控制用力，双臂伸直交替向前移动，带动身体前行。主要发展三角肌及肩部肌群的力量。

二、溜肩的形成原因及矫正方法

溜肩又叫“垂肩”，是指肩部与颈部的角度较大。正常情况颈部与肩部的角度为：男子95～100°；女子100～200°。如果角度大于此范围，就属于溜肩。造成溜肩的原因一方面是遗传，另一方面主要是因此日常生活中各种不良姿势导致肩部锁骨和肩胛骨周围附着的各种肌肉群无力，从而导致溜肩的形成。

训练方法：

1. **双手持物耸肩** 练习者呈站姿或坐姿，上身保持直立。双手握有一定重量的物品，两肩同时尽量上提并保持一段时间，上举时上身保持挺胸，然后放松，反复练习。每日重复 10～15 次左右。

2. 双臂负重提拉、推举动作 练习者站姿或坐姿，上身保持正直，双手持物于体侧。双肩做上提、下沉动作，10 次为 1 组。随即吸气双手持物做直臂侧平举，至与肩齐平时稍停 2～3s，直臂持铃举起时，手肘不要弯曲，上体不准前后摆动借力，随即呼气，动作还原，10 次为 1 组。然后两脚开立，与肩同宽，双臂在体前屈肘，两臂伸直向上推举呈头上举，接着还原为体前屈位，10 次为 1 组。

三、弓背的形成的原因及矫正方法

弓背是指胸椎后凸所引起的形态改变，不是脊柱本身有病变而是因为低头、窝胸，背部肌肉薄弱、松弛无力所致。

弓背的人，平时要注意纠正自己的姿势，强调挺胸立腰，经常做扩胸动作，提高后背肌群力量，使后背平直，胸挺起。还可通过以下几组练习来改善肌肉力量，进行矫正。

训练方法：

1. 肩胸部位的伸展拉伸

（1）俯卧两头起

练习者俯卧在垫上，两臂伸直放于体侧，然后吸气，头胸部和腿部同时向上抬起，使身体呈最大限度背弓形，稍停 3～4 秒。再呼气，还原放松。重复 10～15 次，共练习 4 组。

（2）头胸挺身

两腿开立与肩同宽，双手在体后交叉相握，头后仰，梗颈，尽量挺胸展肩，用力伸展躯干，拉伸控制 10 秒左右，随后放松，反复练习。

2. 肩胸部位力量练习

（1）站姿直臂扩胸

自然站立，两脚开立与肩同宽，挺胸收腹紧腰，两手握哑铃，掌心相对两臂伸直置胸前，随即吸气，两手平稳而均匀地将哑铃向两侧拉开，呈两臂与两肩成一直线，稍停 2～3 秒。然后呼气，缓慢还原。重复 10～12 次，共练习 4 组。

（2）俯卧飞鸟

练习者俯卧在高脚长凳上，两手握哑铃直臂垂悬（要求高于地面），随即吸气，双臂用力提起，向两侧分开，当握哑铃的双手高出肩背水平部位后，稍停 2～3 秒。然后呼气，再慢慢下落，成还原姿势。重复 10～12 次，共练习 4 组。

四、“O”型腿的形成原因及矫正方法

“O”形腿又称“罗圈腿”，是指膝关节外翻，双脚踝部并拢，双膝不能靠拢，并形成“O”字型，是儿童期骨骼发育畸形造成的。其主要原因是幼儿时期站立过早，行

走时间过长，缺乏营养和锻炼，导致大小腿内外两侧肌群及韧带的收缩力量与伸展力量发展不平衡。

训练方法：

1. 蹲起屈伸 两脚及两腿并拢，俯身站立，双手扶膝，做往里推夹的动作（两腿不要分开），做蹲下起立1次，然后半蹲，再做向左与向右做膝关节回转运动的练习1次，如此反复，每15次为1组，共做3组。

2. 杠铃夹腿深蹲 肩负中等重量的杠铃，两腿分开与肩同宽，慢慢下蹲至全蹲（膝角小于90°），然后快速夹腿直立，反复练习。

3. 提踵转脚 两脚开立。先以脚跟为轴，做脚尖外展、内收动作，作8～16次，然后以脚尖为轴，左脚跟的外展、内收动作。两脚始终并拢。

4. 夹球蹲跳 练习者站姿，两脚踝内侧夹一排球，两膝内侧夹紧，两脚跟提起，半蹲，两手扶在两膝上做向前连续蹲跳，20～30次为1组，做2～3组。

五、"X"型腿的形成原因及矫正方法

训练方法：

1. 盘坐压腿练习 练习者坐与垫上，上体保持直立，左腿体前伸直，右腿屈膝外展，右脚放于左脚的膝关节处，左手扶右踝部，右手扶右膝内侧。右手掌向下用力，将右膝向下压，至最大限度，控制15～20秒，然后慢慢放开还原。再换右腿重复练习。

2. 直腿夹物 坐在椅子上，两臂后撑，上体挺立，两踝关节处夹紧一件软物，开始时物体尽量厚实，膝关节并拢，脚跟着地。用脚带动腿做最大限度前伸，控制4～5秒，然后放松，反复练习。

六、"鸡胸"的形成原因及矫正方法

"鸡胸"是一种软骨病，由于先天或后天患佝偻病使得肋骨后侧向内凹陷，胸骨部分抬高、突出而形成。因胸前壁呈楔状凸起，状如禽类的胸骨故而得名。

1. 平卧扭臂飞鸟 练习者仰卧在凳上，身体保持平直，两手掌心相对持铃，两臂伸直持铃置于胸部上方。随即呼气，两臂同时分别向身体两侧放下，两肘稍屈。当两臂分别向两侧下落时，两臂要外旋，两肘最大限度内侧翻转朝上，使胸肌外侧部拉得更开，然后吸气，持铃呈两臂抱树状举起，直至两臂伸直，然后还原成预备姿势。

2. 平卧扩胸 练习者仰卧在长凳上，两手握拉力器，掌心相对，两臂伸直持器械置于胸部上方。然后吸气，两臂向两侧慢慢将弹簧拉力器向两侧及下方拉开到两手略低于两肩，控制几秒钟，接着呼气，缓慢还原。

3. 含胸抱腿 练习者自然站立，两腿侧分与肩同宽，两臂做最大限度向外环绕一周，双腿下蹲，同时含胸低头，至最大限度，双手抱住小腿，静止几秒钟，然后还原。反复练习。

思考题

1. 正确的站姿如何训练？
2. 健美操训练应注意什么？
3. 自编一套健美操。
4. 怎样矫正“O”形腿和“X”形腿？
5. 何谓形体训练？简述形体训练的意义？
6. 形体美的标准？

参 考 文 献

1 刘宇．护理礼仪［M］．北京：人民卫生出版社，2006

2 刘桂英．护理礼仪［M］．北京：人民卫生出版社，2004

3 徐国庆．医学生礼仪［M］．北京：人民卫生出版社，1999

4 杨丽娜．社交礼仪［M］．武汉：华中科技出版社，2006

5 郭学贤．现代使用礼仪［M］．北京：首都师范大学出版社，2007

6 刘金同．实用社会礼貌礼仪教程［M］．北京：北京大学出版社，2007

7 付红梅．现代礼仪大全［M］．北京：中国华侨出版社，2008

8 金正昆．社交礼仪教程［M］．北京：中国人民大学出版社，2007

9 王　洪．健美操教程［M］．北京：人民体育出版社，2001

10 高达玲．护理礼仪与形体训练［M］．南京：东南大学出版社，2006

11 王益锵．护理美学［M］．北京：人民卫生出版社，2001

12 任小红．护理美学［M］．长沙：湖南科学技术出版社，2003